林超岱 编著

典藏版

"腹针"临床效案点评

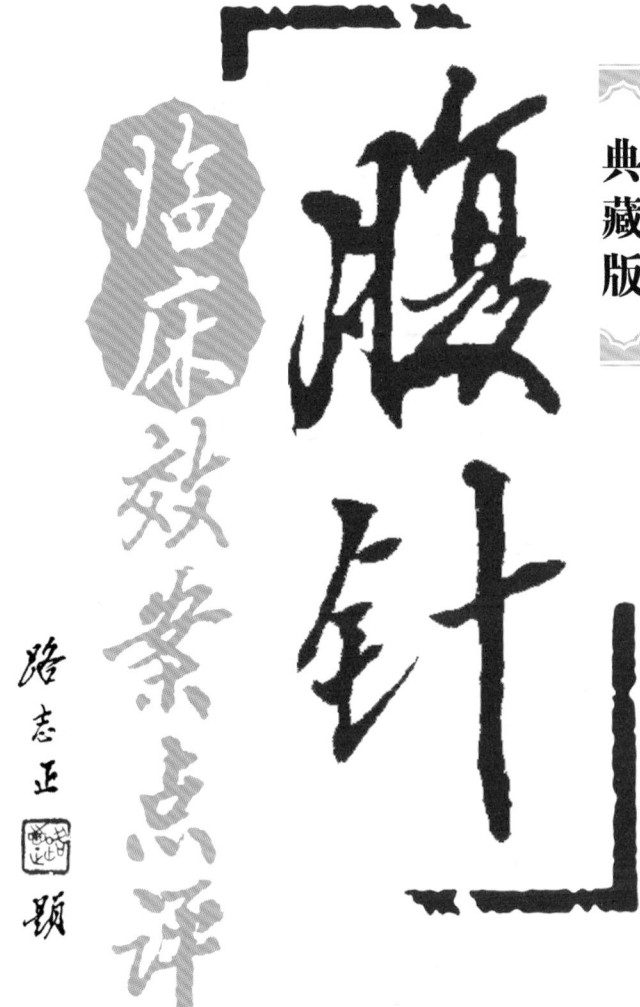

路志正 题

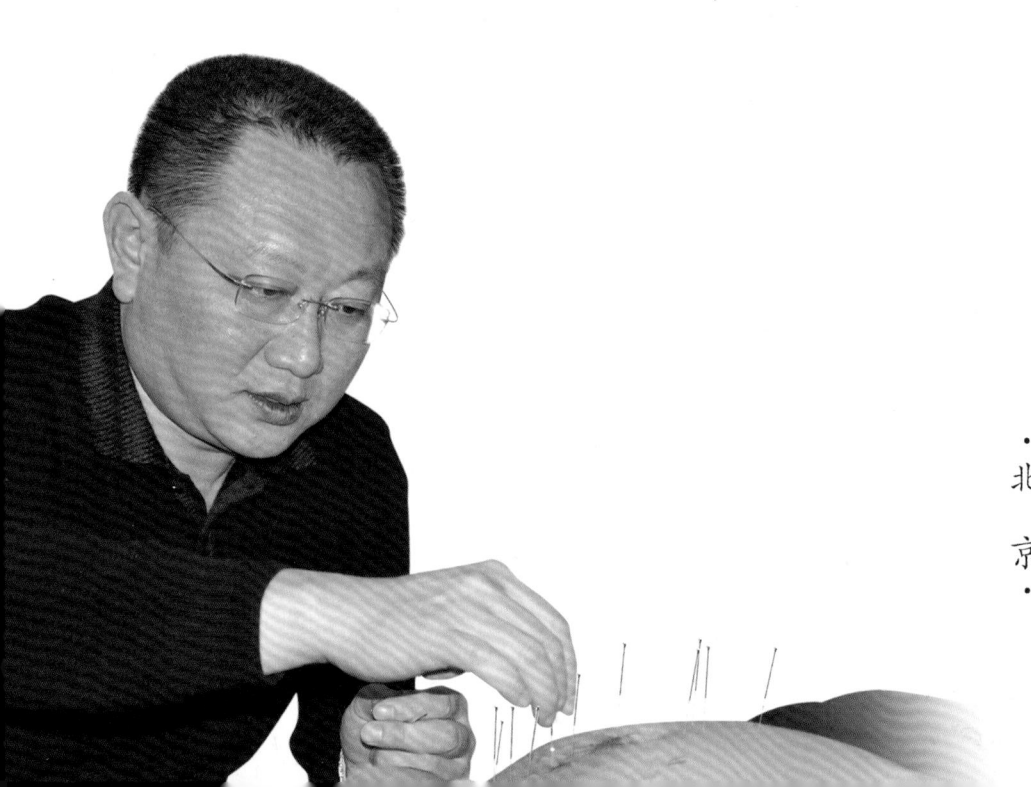

中国中医药出版社
·北京·

图书在版编目（CIP）数据

腹针临床效案点评（典藏版）/ 林超岱编著 . — 2 版 . —北京：中国中医药出版社，2017.9
（2025.5 重印）

ISBN 978-7-5132-3039-1

Ⅰ . ①腹… Ⅱ . ①林… Ⅲ . ①腹—针刺疗法 Ⅳ . ① R245.32

中国版本图书馆 CIP 数据核字（2015）第 316839 号

中国中医药出版社出版

北京经济技术开发区科创十三街 31 号院二区 8 号楼
邮政编码 100176
传真 010 64405721
北京盛通印刷股份有限公司印刷
各地新华书店经销

开本 787×1092 1/16 印张 22 字数 395 千字
2017 年 9 月第 2 版 2025 年 5 月第 3 次印刷
书号 ISBN 978 – 7 – 5132 – 3039 – 1

定价 198.00 元
网址 www.cptcm.com

服 务 热 线 010-64405510
购 书 热 线 010-89535836
维 权 打 假 010-64405753

微信服务号 zgzyycbs
微商城网址 https://kdt.im/LIdUGr
官 方 微 博 http://e.weibo.com/cptcm
天猫旗舰店网址 https://zgzyycbs.tmall.com

如有印装质量问题请与本社出版部联系（010 – 64405510）

作者简介

林超岱　主任医师、教授、研究员、编审。壮族，广西柳州人。中国中医药出版社副社长，国家中医药管理局中医药文化科普巡讲团巡讲专家，国家食品药品监督管理总局保健食品审评专家，中国针灸学会腹针专业委员会副主任委员兼秘书长、穴位贴敷专业委员会副主任委员，世界针灸学会联合会腹针传承委员会副主任委员兼秘书长，广西医科大学客座教授，广州中医药大学客座教授，广西中医药大学研究生导师。

1986年7月毕业于广州中医学院，至2008年9月在卫生部中医司、国家中医药管理局工作，历任国家中医药管理局科教司中医科技处副处长、中药科技处处长，局法监司监督处处长。2008年9月至今任中国中医药出版社副社长。

林超岱出身中医世家，腹针发明人、腹针疗法创始人薄智云教授亲传大弟子，腹针疗法第一传承人；中医大家樊正伦教授亲传弟子。医德高尚，20多年来运用腹针疗法和中药处方免费为患者义诊逾1万人，其健康养生讲座受众超过5万人，在行业内外产生了广泛的积极影响，得到各方好评。

2013年3月，首都精神文明建设委员会授予林超岱"身边雷锋·最美北京人"光荣称号。北京2000多万户籍居民中只授予500人。

林超岱擅长治疗癫痫、自闭症、过敏性体质和鼻炎、痛风、哮喘、湿疹、感冒、咳嗽、顽固性失眠、耳鸣耳聋、长期便秘、高血压、糖尿病、月经不调、脑卒中后遗症、干燥综合征、抑郁症、腺肌症、顽固性口腔溃疡、胆囊炎、胰腺炎、结肠炎、慢性咽炎、强直性脊柱炎、脑瘫等疾病，还可治疗癌痛、头痛（偏头痛）、三叉神经痛、面瘫、颈椎病、肩周炎、网球肘、腰椎病、椎管狭窄、坐骨神经痛、膝踝关节病变、胃痛、痛经、带状疱疹等疼痛性疾患。

2013年1月出版学术专著《腹针临床效案点评》，卫生部副部长、国家中医药管理局局长王国强教授亲自作序，国医大师路志正教授亲笔题写书名。

2014年1月出版科普著作《大道至简——有尊严地活过一百岁》，重印5次，销售超过2.3万册，系迄今为止唯一一本中医药类获6个方面奖项或特别推荐的科普图书：

1. 2014年9月荣获国家新闻出版广电总局、全国老龄工作委员会办公室公布的100种"首届向全国老年人推荐优秀出版物"养生保健类优秀图书15种之一，与钟南山、张伯礼院士，张大宁国医大师，洪昭光、于康教授作品共同入选；

2. 2014年12月获评科技部发布的"2014年全国优秀科普作品"，全国共50种作品获奖；

3. 2015年1月获评中国科学技术协会发布的"公众喜爱的科普作品"；

4. 2015年6月入选国家新闻出版广电总局发布的"农家书屋"重点出版物；

5. 2015年7月入选新疆新闻出版东风工程领导小组实施的"东风工程"，养生保健类优秀图书只有6种入选；

6. 2016年12月获2016年度"中华中医药学会科学技术奖"二等奖。

《大道至简——有尊严地活过一百岁》有四大亮点：两个重大健康观念、

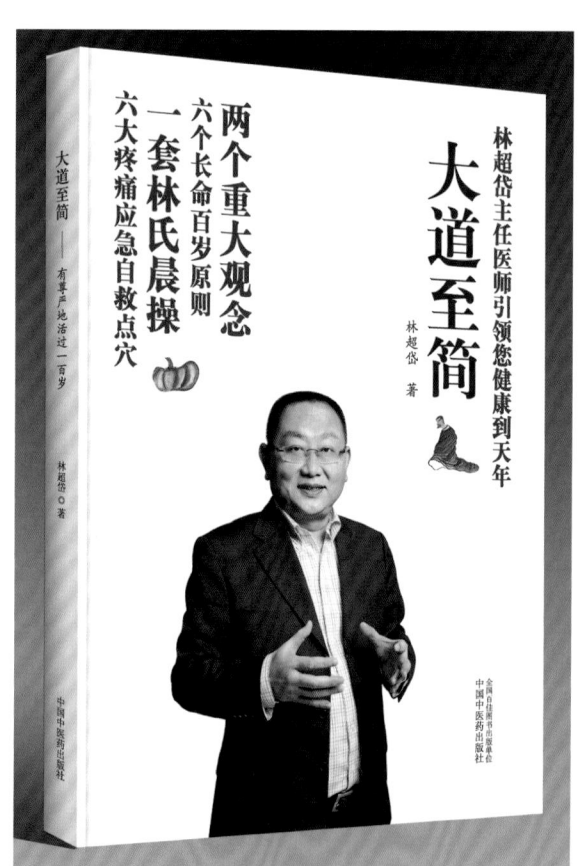

六个长命百岁原则、一套林氏晨操、六大疼痛应急自救点穴方法，使广大群众看得懂、学得会、用得上、有效果，引领您健康到天年。

该书第一段话就是："没有健康就没有小康！人民的健康、快乐、长寿既是实现中国梦的基础，更是中国梦的终极目标。"

林超岱始终认为防病比治病更重要，一个人在日常生活中养成良好规律和习惯对于健康更具意义，愿意将自己关乎健康长寿的"第一责任人、无疾而终、超岱长命百岁六原则、林氏晨操、疼痛应急自救点穴"等重要的理念和简便、有效、零费用的方法无私地、全盘地奉献给广大民众，为实现中国梦贡献自己一份力量。

林超岱提倡的健康生活理念和方式是：

首先，要明确谁是我们生命（身体）的第一责任人的重大问题，那就是无论未病还是已病，健康归根到底靠自己，只要改进我们的衣、食、住、行、娱，顺应大自然的规律去生活，谁都可以做到无疾而终；

其次，提出"良好心态、正确睡眠、每天大便、合理饮食、主动活动、终身学习"六个长命百岁原则；

第三，"林氏晨操"照顾全面，八个动作从头到脚环环相扣，简便易行，安全舒服，每天30分钟的操作即可使您周身通泰舒坦，精神抖擞；

第四，给出"六大疼痛应急自救点穴"操作方法，选取生活中最常发生的六大疼痛：头疼（偏头痛）、颈部疼痛、肩部疼痛、胃痛、痛经、膝关节疼痛，告诉您如何在家中或单位用筷子做无痛的腹部点穴来自救。

温长路先生语:《大道至简——有尊严地活过一百岁》在表现手法和形式上大胆创新，在中医药科普著作中第一个采取一种直观素描的全新表现范式，引领风气之先。正文用字不多，通过看图解谜的方式来与读者沟通：画里有话，越品越有意境；画外有音，愈嚼愈有滋味。全书简约朴实，提纲挈领，画龙点睛，通俗易懂，便于操作，虽然找不到说教类的辞藻，气场的穿透力却是极强的。科普著作不能等同于学术报告，必须采取受众能够接受的写法、讲法，通常达变，用既不脱离学术本质又最接近生活的语言、方法去感召受众的心灵，使传播的内容入脑入心，化成他们自己的知识。做到这一点并非易事，与作者坚持长期的文化修炼、扎实的学术功底和接近生活、了解受众需求正相关。作品出新出彩。

再版说明

　　尊敬的各位读者朋友，让大家久等了。《腹针临床效案点评》自 2013 年 1 月出版以来，两次重印，至 2015 年 10 月售罄，当时考虑修订就没有再加印。其间，许多读者来信来电催促尽快再版，然而延误至今，非常抱歉。

　　此次修订主要完善了以下几方面的内容：

　　1. 增加了 37 个典型病例，使全书达到 225 个典型病案、225 个腹针处方，系截至 2016 年 1 月前在刊物上公开发表文章中的以腹针疗法为主体的典型病案；

　　2. 增加 2016 年 11 月 10 日《中国中医药报》头版头条：行进中国·中医故事——"我用针灸让聋哑女儿开口说话"一文，置于文前；

　　3. 增加"现学现用腹针疗法，采用蜂疗手段，湖北一父亲治愈其女儿聋哑"一文，置于文前；

　　4. 湖北刘振华先生致我的两封感谢信誊清件及其原件照片归于附录；

　　5. 对新增典型病例中涉及的"新穴位"进行了整理，归于附录"本书穴位取穴部位及主治"，内容包括穴名、取穴部位、主治；

　　6. 完善了部分内容及点评（语）；

　　7. 增加了若干珍贵图片。

林超岱

二〇一七年五月十六日

序

　　中医针灸作为中医药的重要组成部分，是中华民族的一项重大发明，以其丰富的临床实践、显著的疗效和独特的理论体系得到了人民群众和社会各界的肯定。针灸方法种类丰富，临床安全、有效，具有明显的双向调节作用，成本低、操作简便，易于学习掌握，便于推广应用，适应范围广泛，可以用于治疗、康复、预防、养生保健等多个领域。大力发展中医针灸，是促进中医药事业发展的重要内容。

　　腹针作为一种新的针灸治疗方法，自产生以来受到中医针灸界的普遍关注。近年来腹针疗法发展迅速，在国内外得到了越来越多的运用。林超岱同志长期在中医药管理部门工作，在工作之余拜名家为师，系统学习掌握了腹针疗法。十几年来，林超岱同志坚持腹针临床，免费治疗，积累了丰富的临床经验。最近，林超岱同志认真总结其腹针临床实践，结合腹针治疗典型病案，编著成《腹针临床效案点评》一书。我认为，该书有利于增进对腹针疗法的了解和研究，推动腹针疗法的发展。

　　衷心希望广大针灸工作者认真总结经验，加紧继承，大力推动中医针灸创新发展，为维护人民健康、发展中医药事业、弘扬中医药文化做出更大的贡献。

王明辉

（卫生部副部长、国家中医药管理局局长）

二〇一二年九月三日

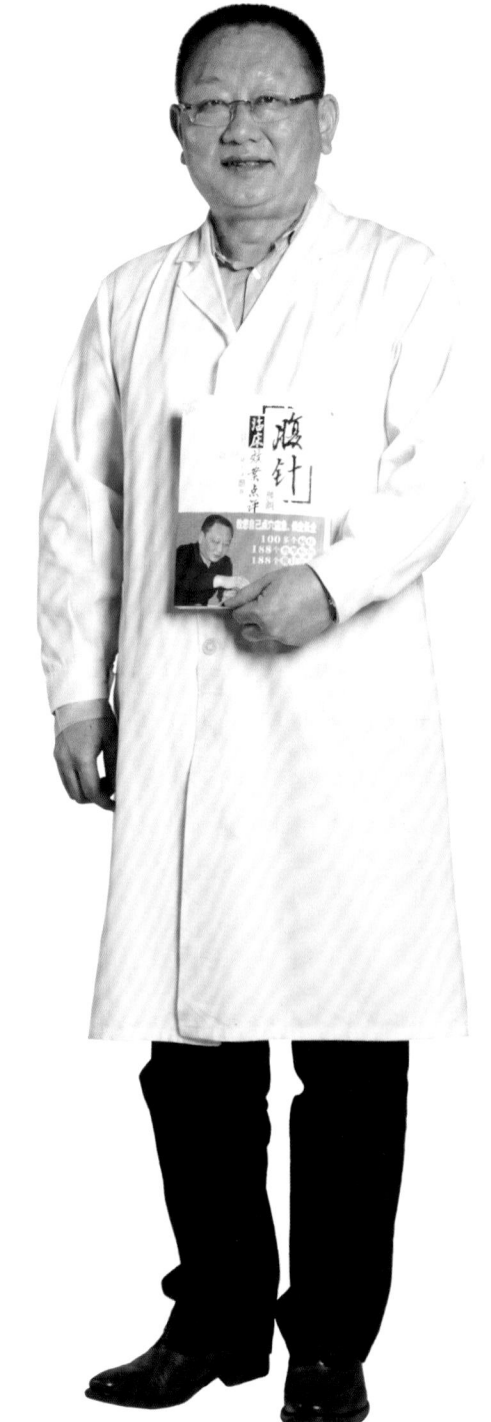

身边雷锋·最美北京人

学习雷锋为人民服务，
贵在不求回报，
重在持之以恒。

林超岱
中国中医药出版社副社长

2013 年 3 月 4 ～ 20 日由首都精神文明建设委员会
在中华世纪坛举办的"永远的雷锋"大型主题展览活动时的宣传图片

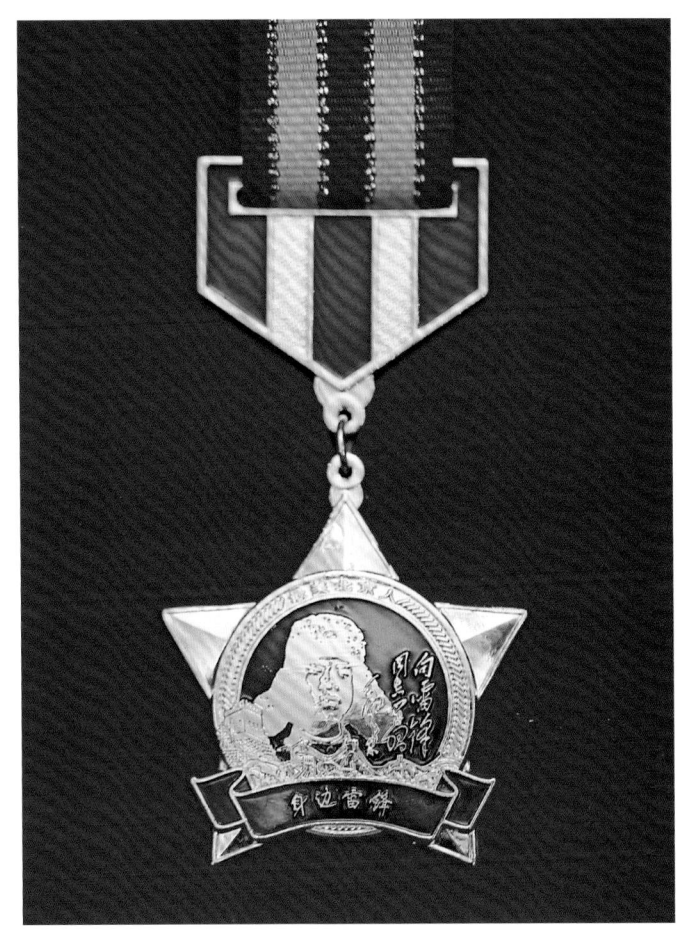

"身边雷锋·最美北京人"奖章

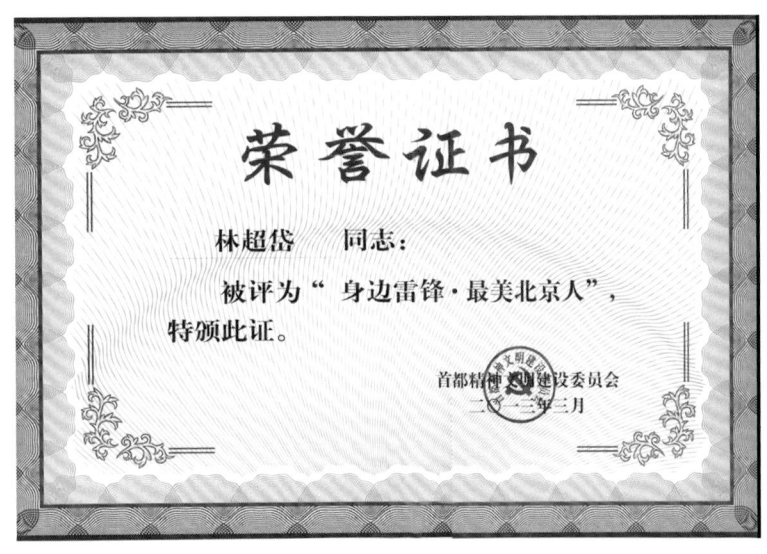

"身边雷锋·最美北京人"荣誉证书

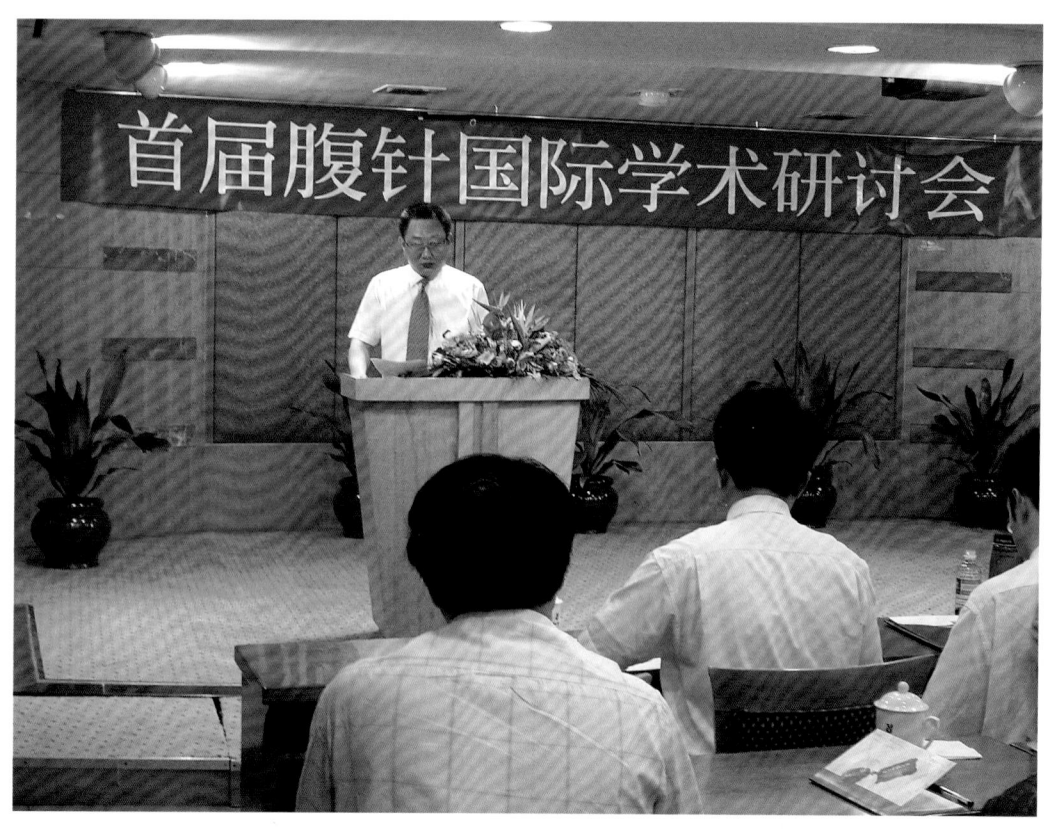

首届腹针国际学术研讨会上作者做"腹针疗法之我见"特邀专题报告
（2005 年 8 月 20 日于广州）

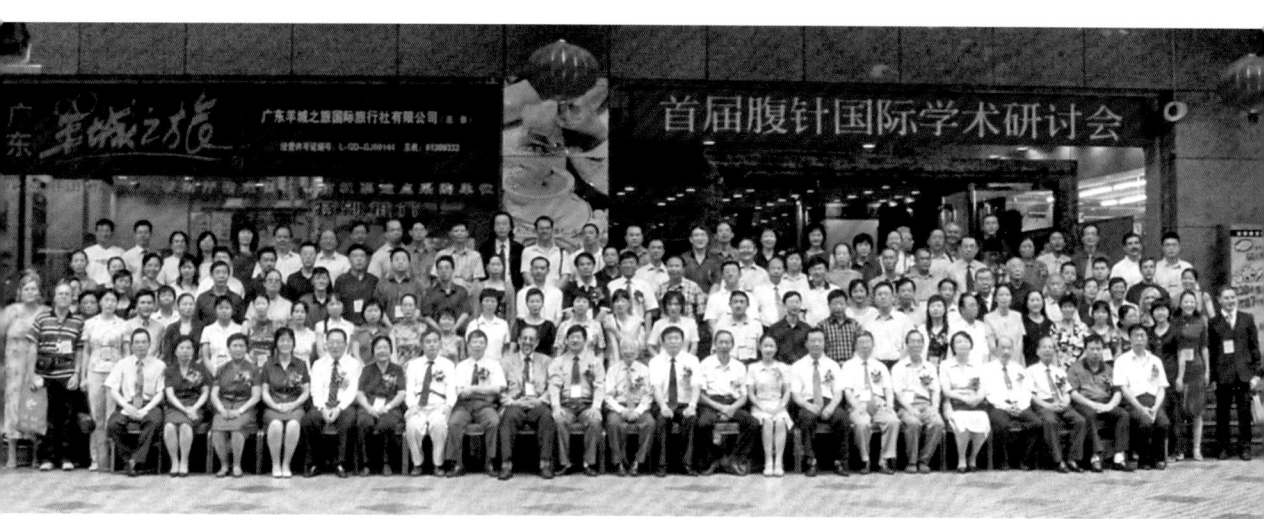

首届腹针国际学术研讨会合影（前排左五为作者，2005 年 8 月于广州）

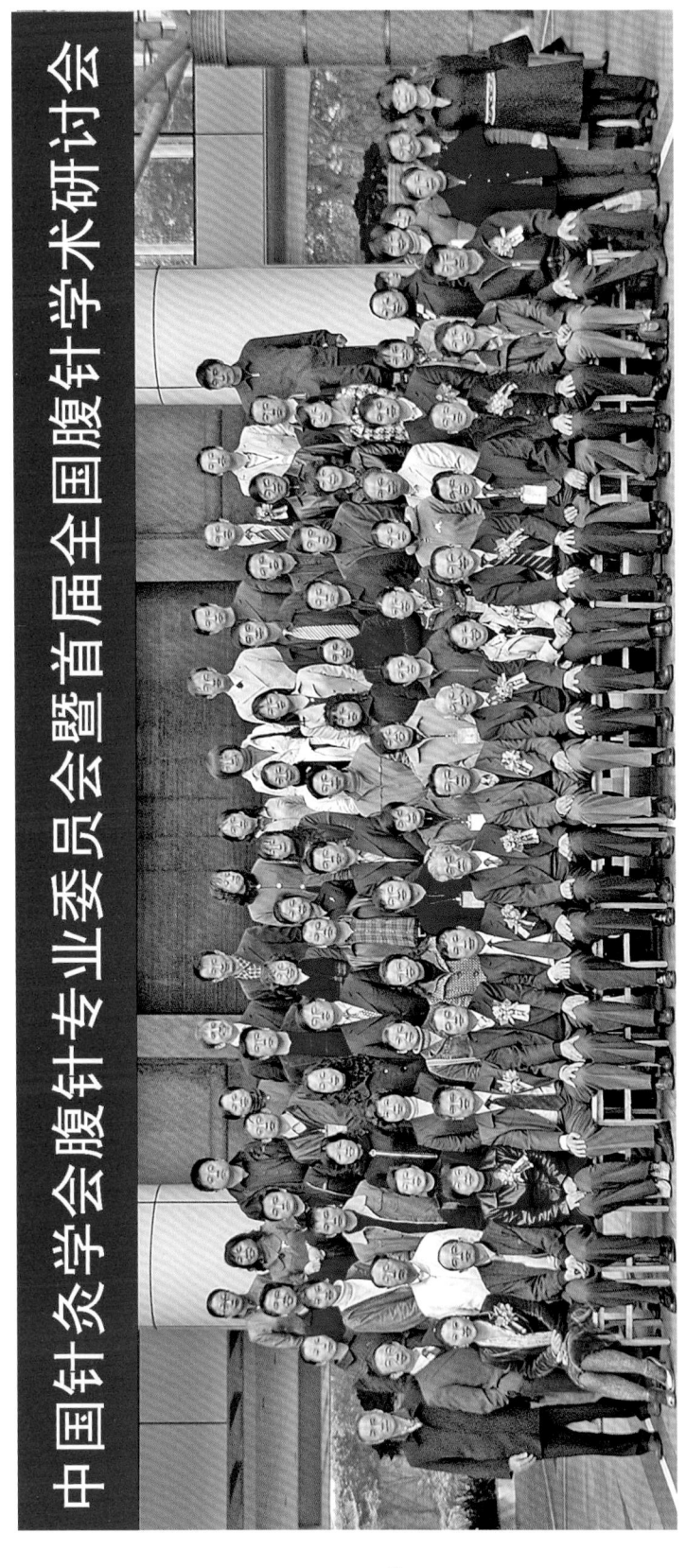

中国针灸学会腹针专业委员会暨首届全国腹针学术研讨会

中国针灸学会腹针专业委员会（成立大会）暨首届全国腹针学术研讨会合影（前排右五为作者，2007年3月于广州）

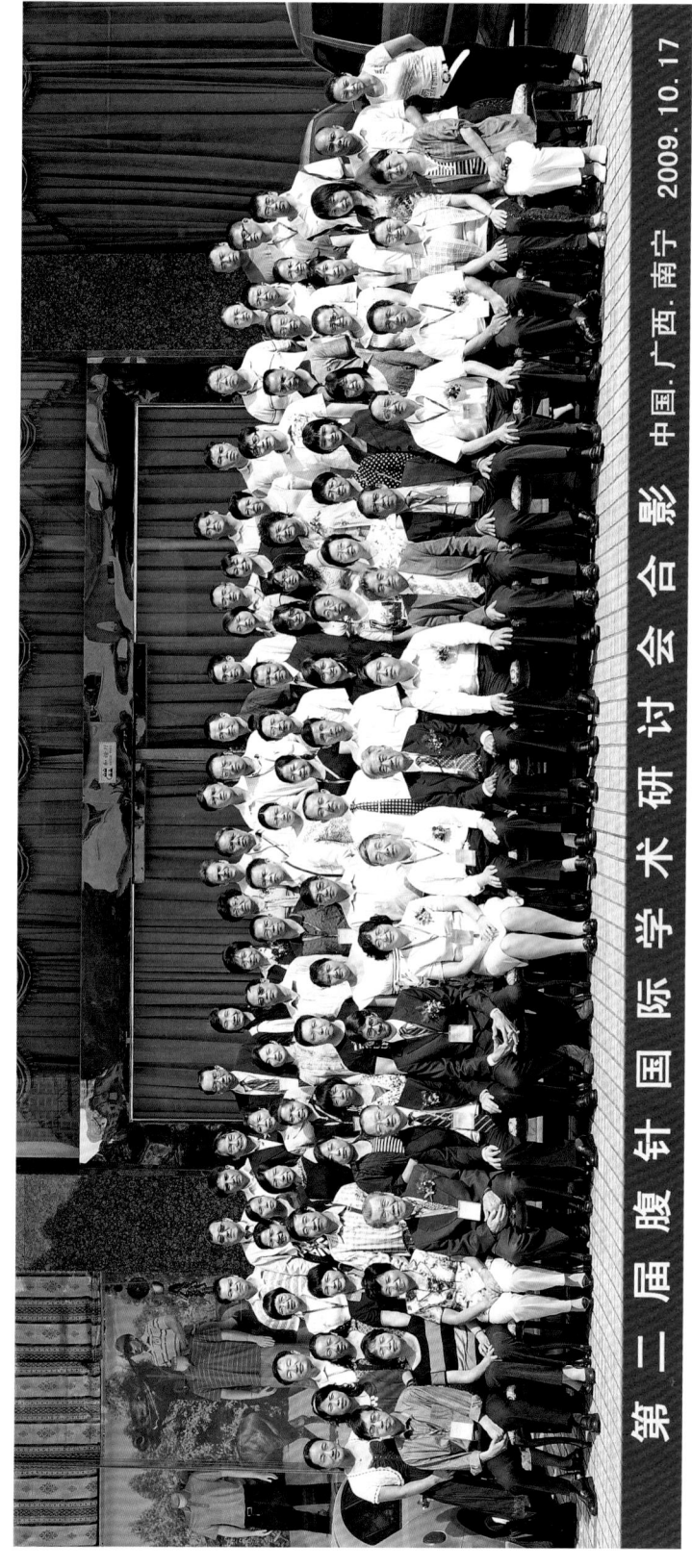

第二届腹针国际学术研讨会合影 中国.广西.南宁 2009.10.17

第二届腹针国际学术研讨会合影（前排左五为作者，2009年10月于南宁）

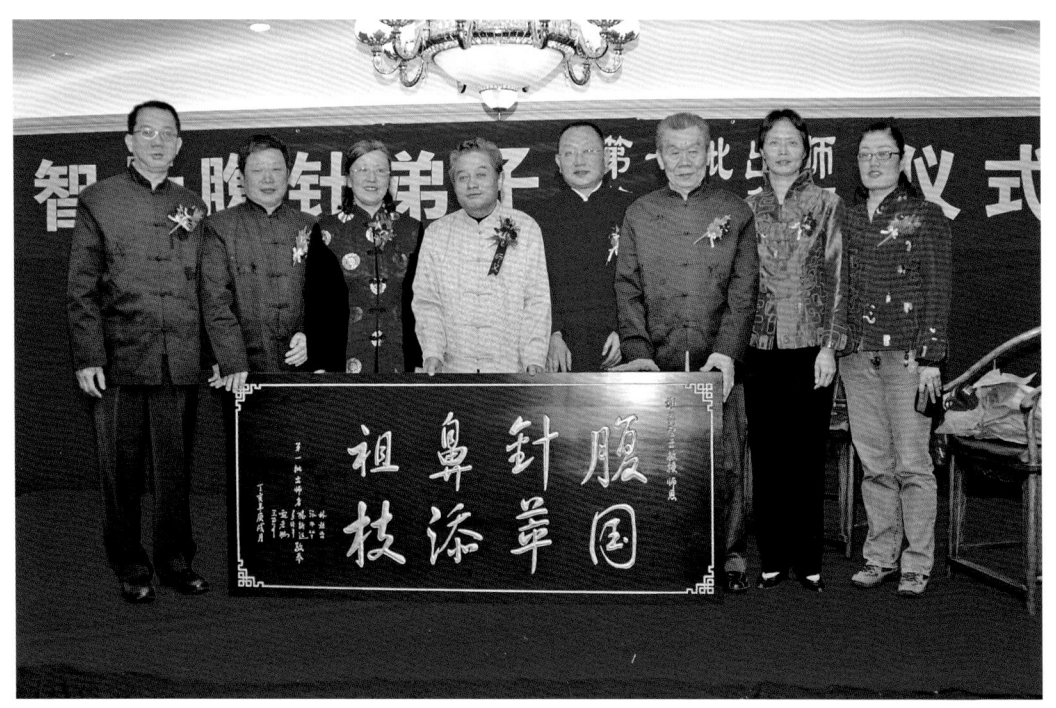

"薄智云腹针弟子第一批出师、第三批拜师仪式"上薄智云（左四）、曹焕娥（左三）老师与第一批出师的六位中外弟子合影（2007年10月22日于北京）

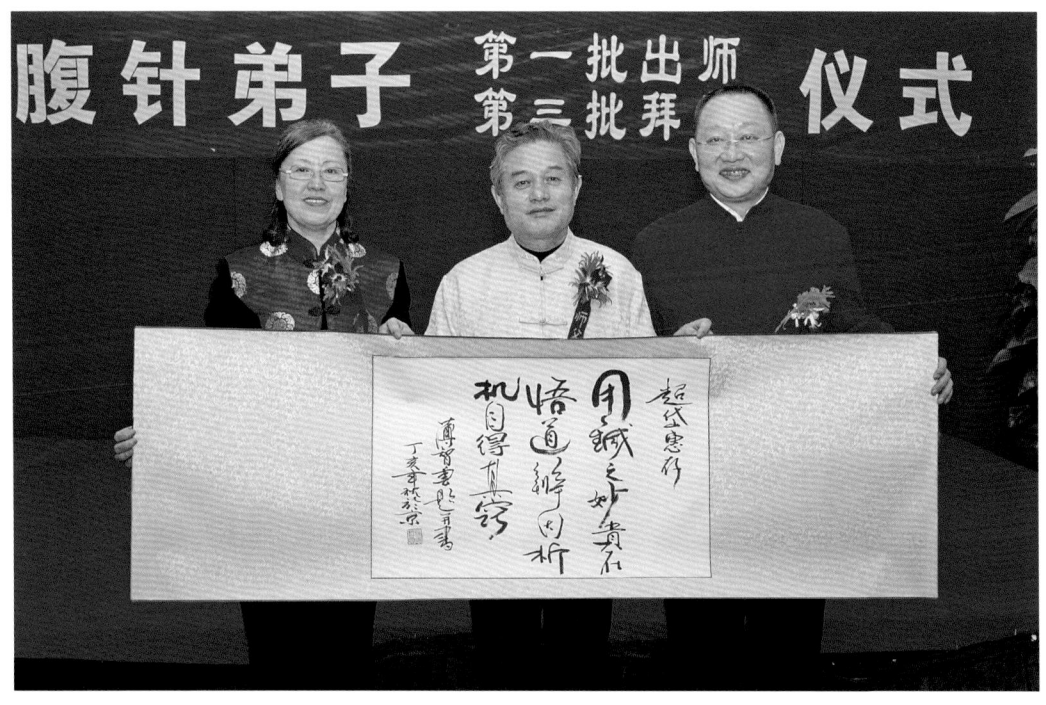

"薄智云腹针弟子第一批出师、第三批拜师仪式"上薄智云（中）、曹焕娥（左）老师向作者赠送勉语（2007年10月22日于北京）

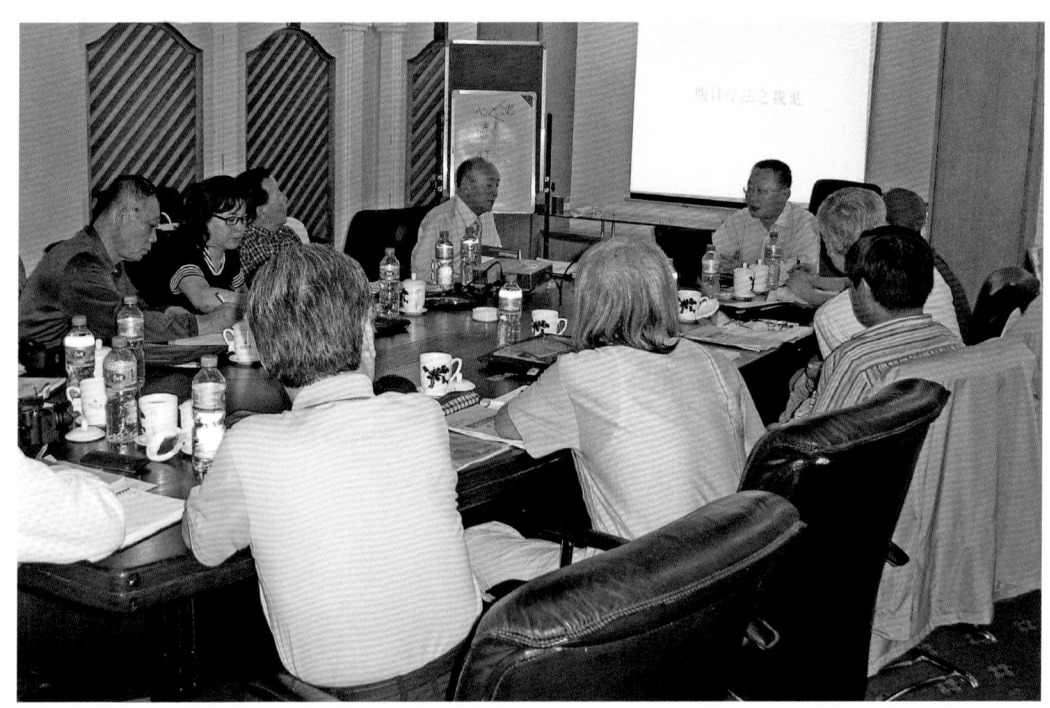

作者给韩国同仁讲课（2007 年 10 月 6 日于北京）

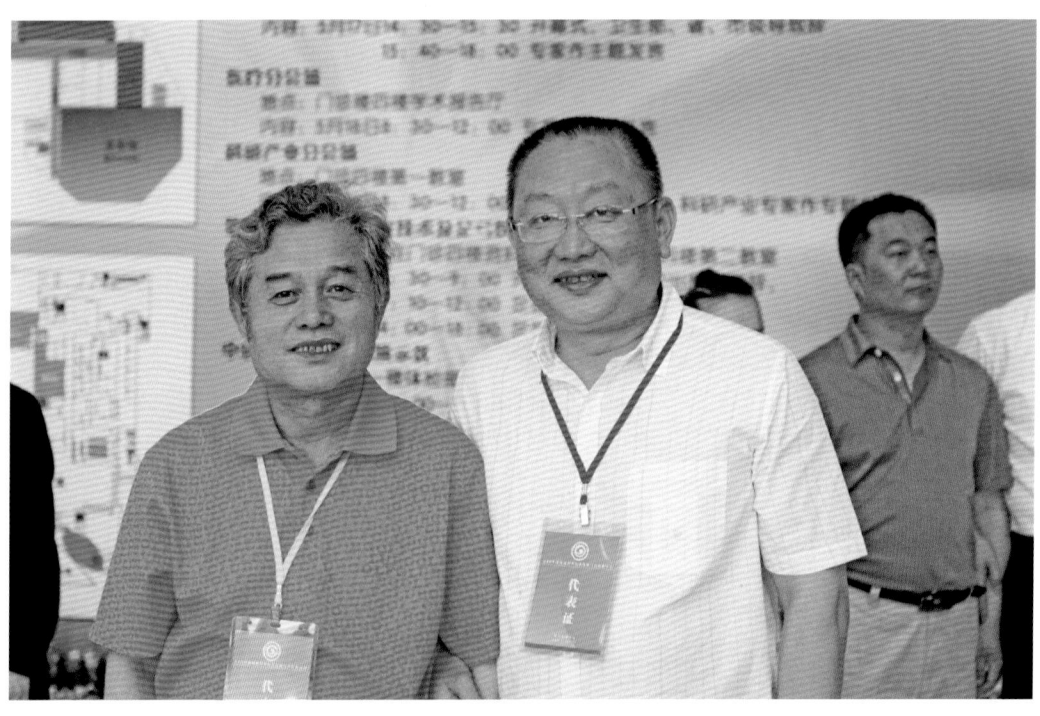

"2009 年海峡两岸发展与合作研讨会"上作者与恩师合影（2009 年 5 月 18 日于厦门）

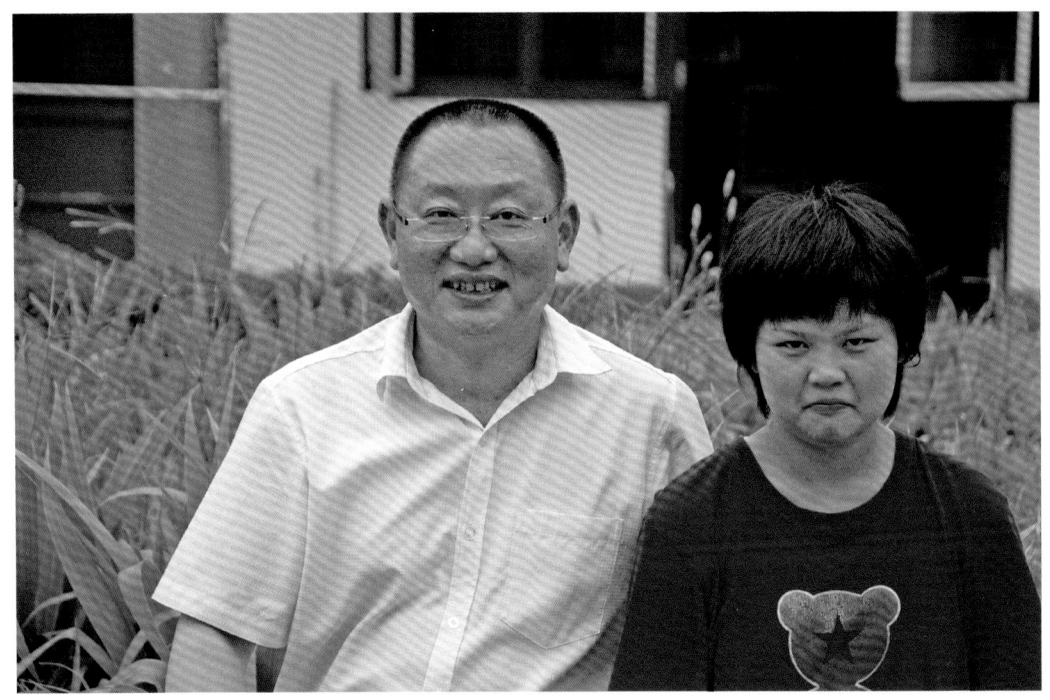

愉悦的笑（与患者婷婷在一起，2009年7月于北京）

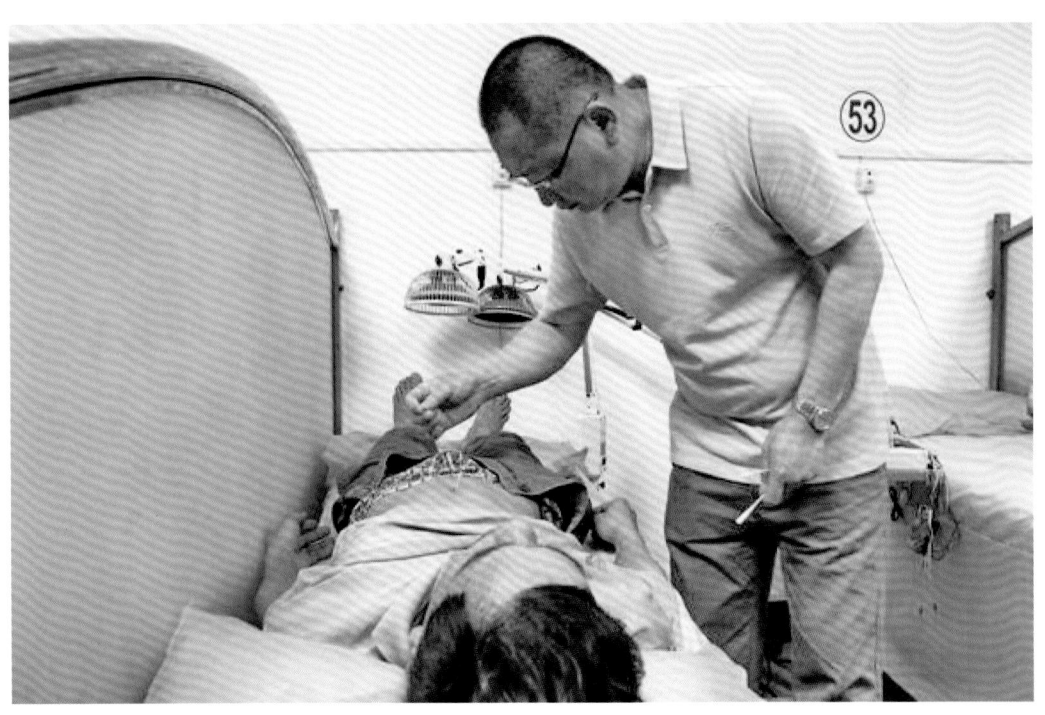

作者在广西防城港市中医院以腹针治疗腰椎间盘突出症患者，
为医院同仁做示范（2011年4月13日于防城港）

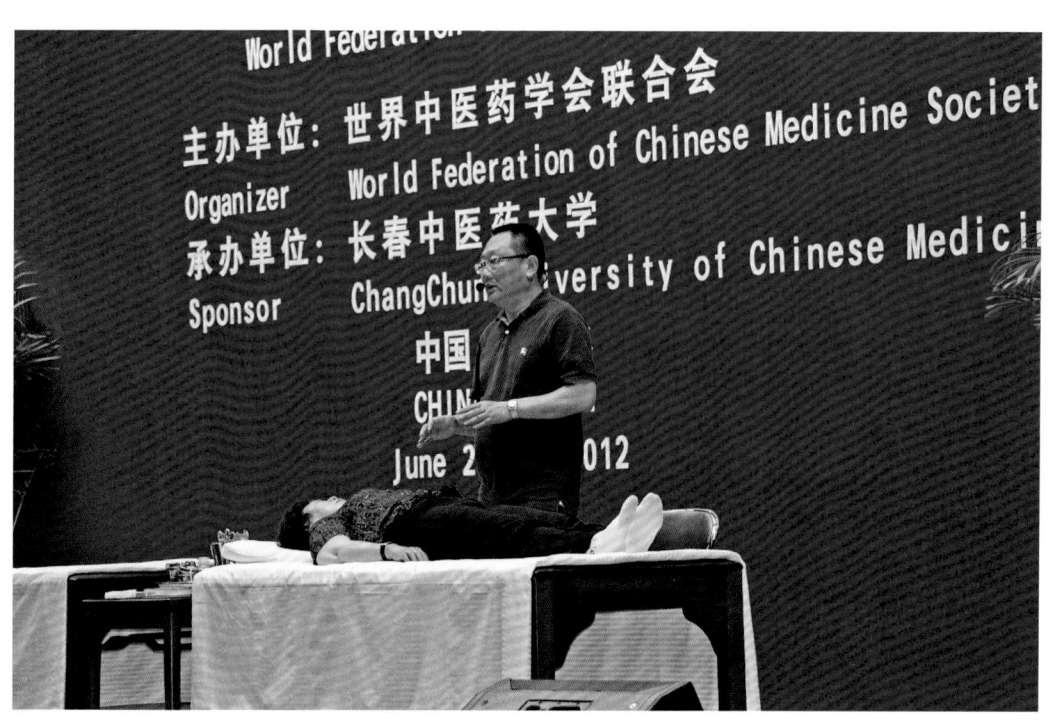

世界中医药学会联合会中医手法专业委员会成立大会
手法演示交流中作者做腹针治疗演示（2012 年 6 月 24 日于吉林市）

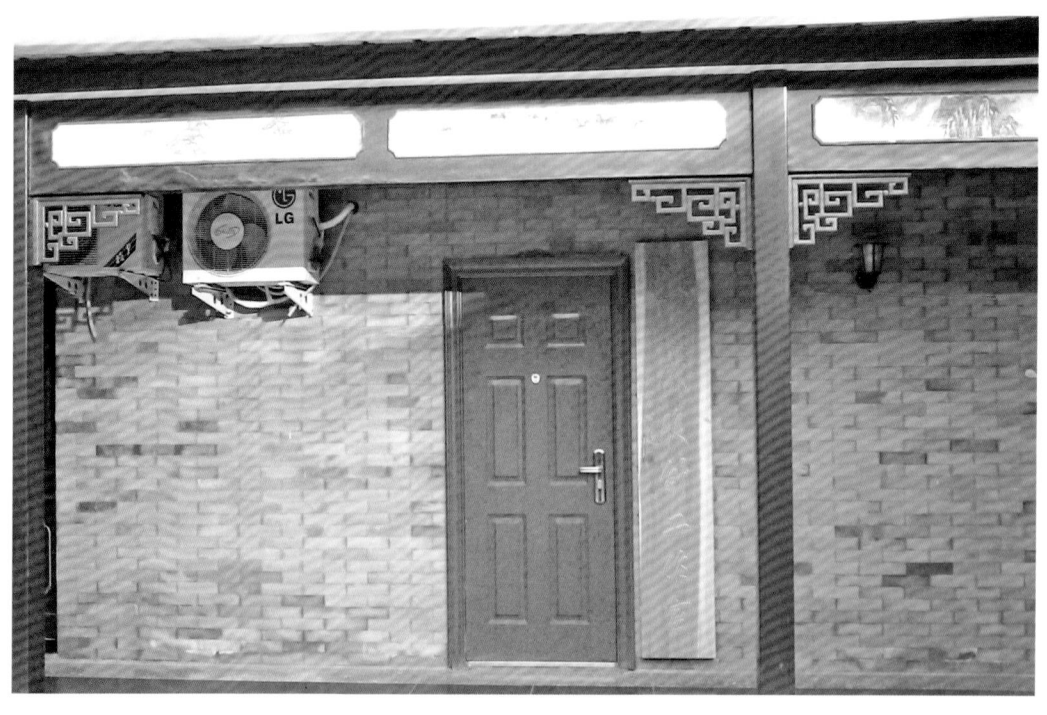

林超岱腹针工作室（北京）

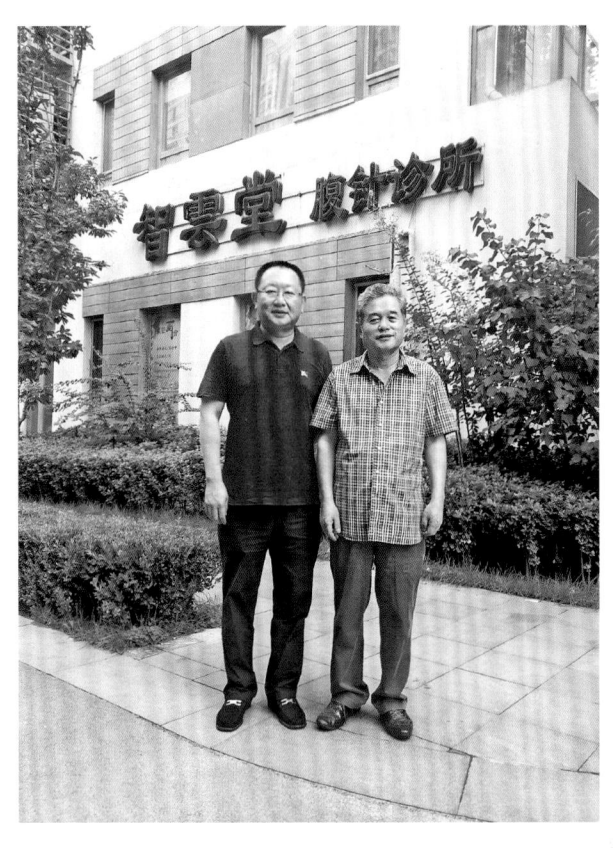

"智云堂腹针诊所"前与恩师合影
（2012 年 7 月于北京）

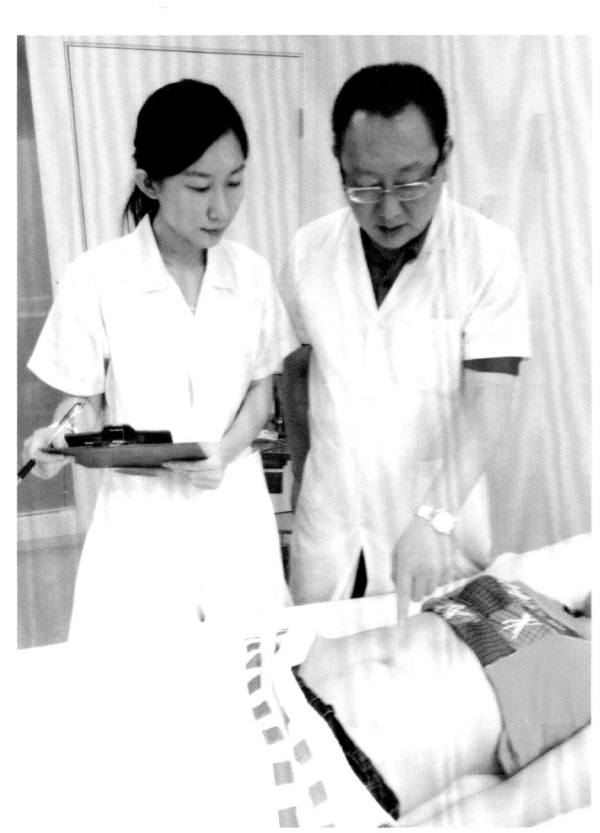

给女儿林泰骄讲解腹针治疗要点
（2012 年 7 月于北京）

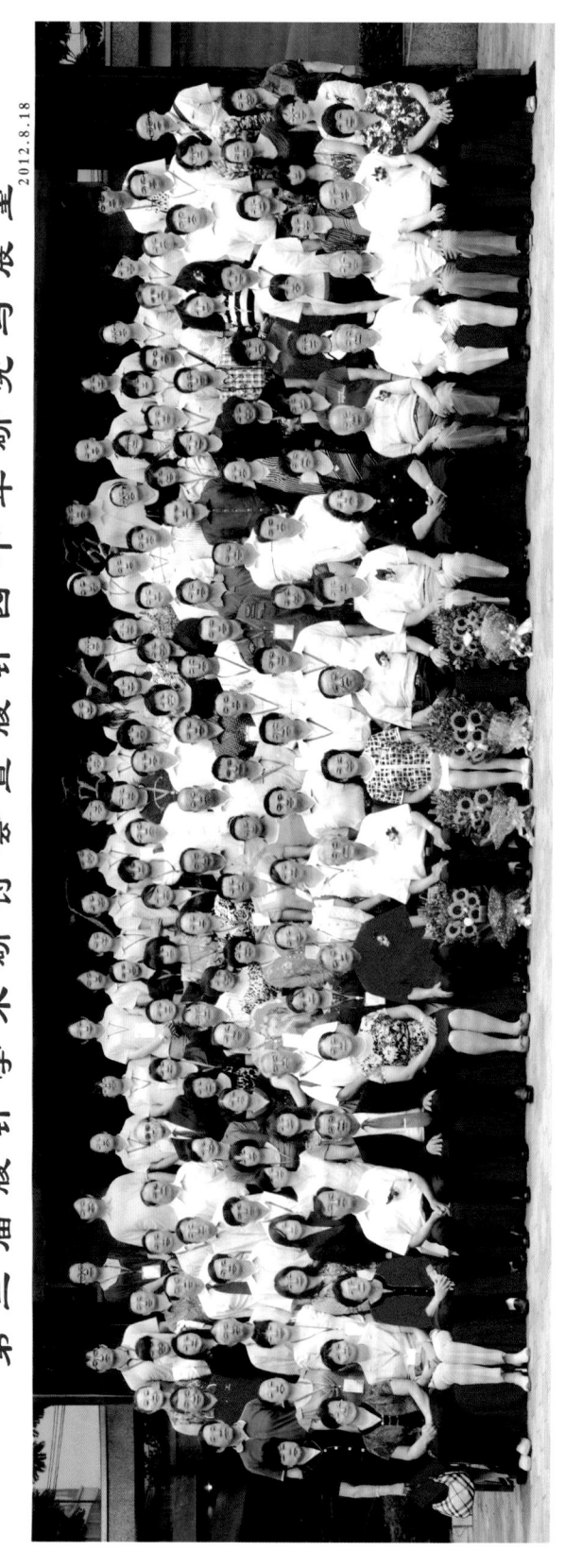

第三届腹针学术研讨会暨腹针四十年研究与展望大会合影（前排右二为作者，2012年8月于北京）

2012.8.18

第三届腹针学术研讨会暨腹针四十年研究与展望

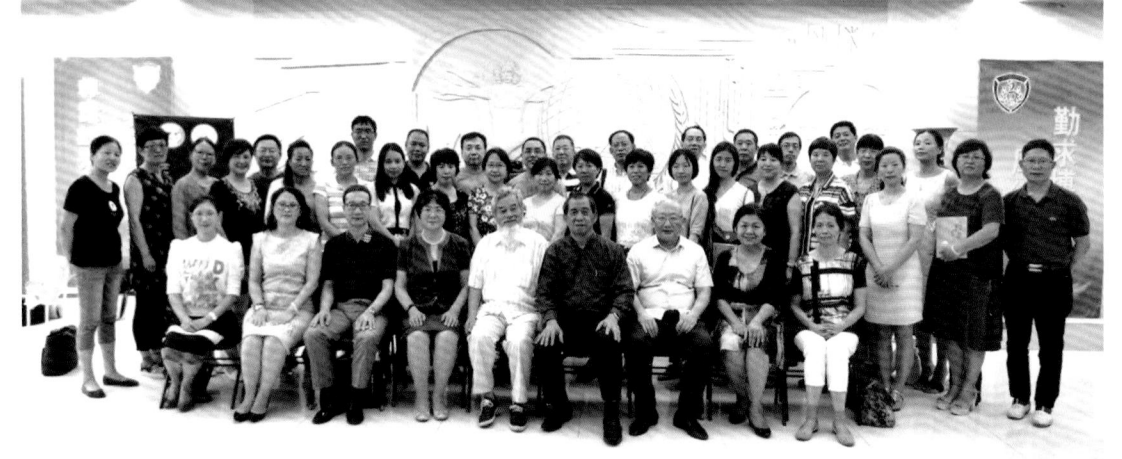

世界针灸学会联合会腹针传承委员会成立大会合影
（前排右三为作者，2016 年 8 月于北京）

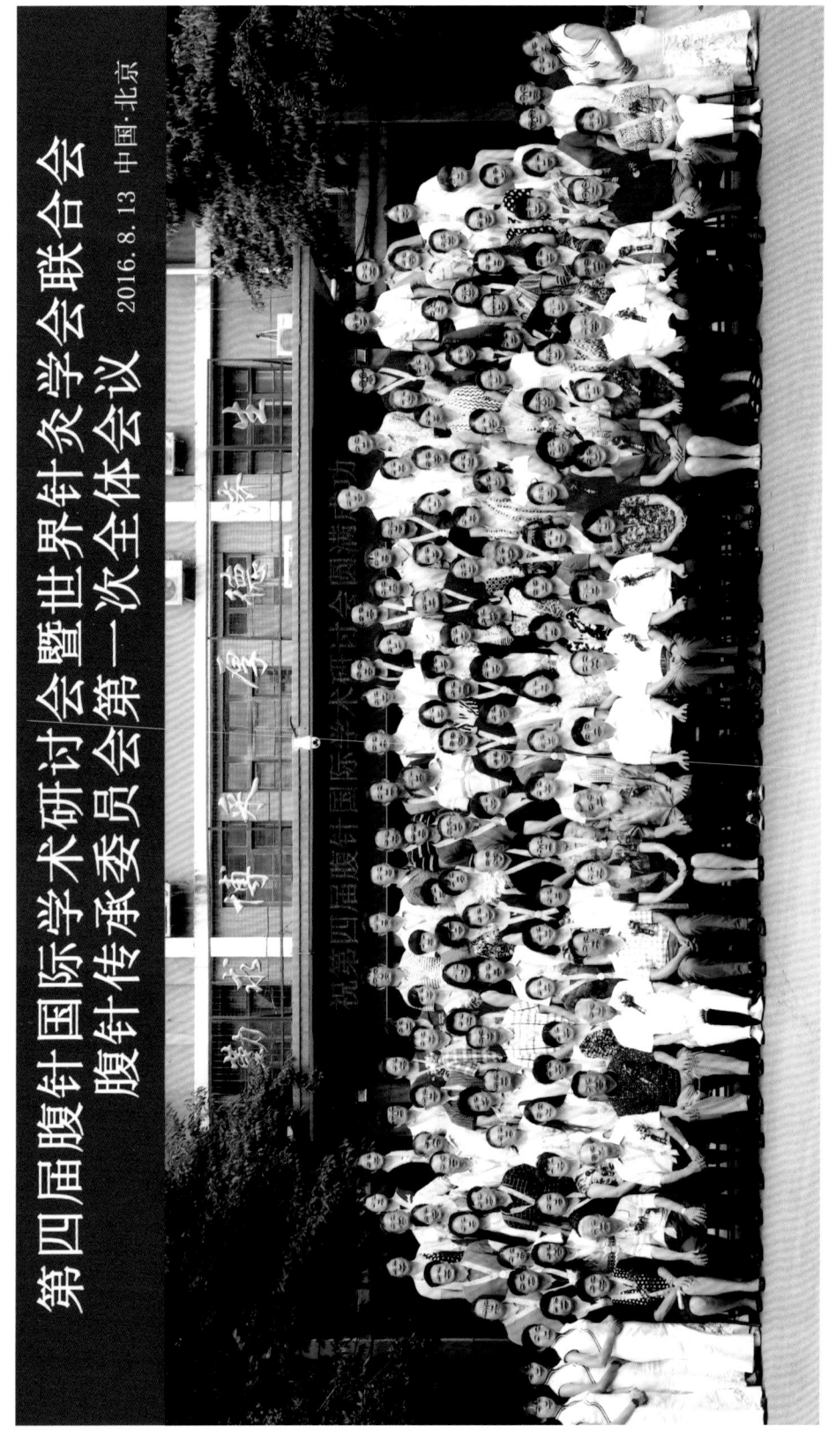

第四届腹针国际学术研讨会暨世界针灸学会联合会腹针传承委员会第一次全体会议合影（前排右四为作者，2016年8月于北京）

18

2016 年 11 月 10 日《中国中医药报》头版头条：行进中国·中医故事

湖北省仙桃市西流河镇村民刘振华将腹针与蜂针疗法相结合，亲手治好了聋哑女儿，从寻医问药到自学中医，彻底改写了这个农村家庭的命运——

"我用针灸让聋哑女儿开口说话"

本报记者　魏　敏

刘逸峰又能说话了！从她上一次牙牙学语叫出"爸爸妈妈"，到如今，已隔了 20 年。

为了让刘逸峰恢复听力，父亲刘振华带着女儿辗转全国各地求医问病，也阅览群书自学针灸亲身体验。在锲而不舍的寻找中，获得了一线希望，通过研习蜂针、腹针，刘振华治好了聋哑的女儿。治愈后的刘逸峰也立志要从事中医针灸，为更多人解决病痛。

走上漫漫寻医路

刘振华是湖北省仙桃市西流河镇的一位普通农民。1992 年，不满百天的女儿刘逸峰服用奶粉后，几天不能大便，浑身憋得通红，高烧不退。刘振华束手无策，只好抱着女儿到乡卫生院打针抢救。命是捡回来了，可直到两岁，小逸峰除了会发出类似"爸爸妈妈"的声音，一句话都不会说，甚至对声音都不再敏感。

1994 年 9 月，同济医科大学附属同济医院（现为华中科技大学同济医学院附属同济医院）耳鼻喉科专家确诊小逸峰患上了"感音性耳聋"。"世上没人能治愈你家小孩的耳朵，除非换脑壳。"医生的一句话让刘振华如遭晴天霹雳。他开始到处打听，漫无目的地寻医问药。

"攒起一点钱就赶紧想办法。"刘振华捋了捋满头白发回忆说，家里房子全部腾出来种蘑菇，白天上班、晚上打鱼，只要能赚钱给女儿治病，什么苦都吃得下。为让孩子学启蒙拼音，刘振华买来教学磁带，用大扩音器播放；为让孩子能说话，他亲手做了一个口腔模具，摸索自己发音的位置，指着模具的相应位置，让女儿体会如何发声。

当家里人都放弃的时候，刘振华丝毫没有动摇。他永不言弃和积极乐观的精神也深深影响着女儿。

自学针灸见成效

见小逸峰病情未有好转，刘振华改变方向，从寻医到"学医"，一门心思探究可行的方法。

有人说用蜜蜂针刺穴位法能治很多疾病，刘振华赶到江苏连云港参加中医蜂疗培训。学蜂疗离不开针灸，刘振华在书店、在网上到处查阅相关书籍和资料，拼命学习中医理论，又往返于仙桃、武汉两地跟师学医。

刘振华家里随处可见的是中医书籍，《中国蜂针疗法》早已翻烂，《圆运动的古中医学》上满是圈点、注释，《黄帝内经》、黄元御《四圣心源》等书上也密密麻麻地标注着重点，只有小学文化程度的刘振华，硬是借着字典"啃"完了这些书。

刘振华利用一切时间学针灸知识、中医理论，就连骑自行车时，他都在背诵穴位歌、中医理疗知识，还用粉笔把难记的内容写在墙上、门板上，不断加深印象。很多人都说他着魔了。

2000年，刘振华试着用中医针刺理论指导，采用蜂针给女儿治疗。蜜蜂尾针带有毒性，被扎后红肿、巨痒难忍，女儿疼得哇哇大哭，可他还是"狠心地"每天坚持。百会、哑门、听宫、听会、耳门、迎香、合谷……刘逸峰的身体逐渐适应了蜂毒，再扎针时，不肿也不很痛了，坚持了2年后，她竟有了极其微弱的听力，这令父亲刘振华兴奋不已。

父女俩再次回到同济医院测试听力，恰巧，接诊的是当年那位专家，他对小逸峰的好转颇为惊讶。他说，蜂针对穴位的刺激加上蜂毒的作用，能起到刺激神经的目的。虽然刘逸峰为感音性耳聋，但双耳鼓膜完整，所以刺激穴位会对听力有所改善，她这种情况属于极个别成功的案例。

只要有了听力，语言功能就有望恢复。刘振华逐渐强化女儿练习发音。一段时间后，小逸峰能够念出单字，但字音不准、不成句。

腹针带来新转机

2010年，刘振华花一万多元给小逸峰配了一个助听器，想提高女儿的听力。没想到，用了一个多月，听力却下降了很多，这让刘振华很苦恼，只得重新开始治疗。

2013年8月间，刘振华在新华书店翻阅中医理疗和针灸方面的书籍时，看

（上接第一版）

中国中医药报
CHINA NEWS OF TRADITIONAL CHINESE MEDICINE

国家中医药管理局主管　中国中医药报社主办

2016年11月10日　丙申年十月十一　星期四　总第4583期　统一刊号CN11—0153　邮发代号1—140

今日看点 KANDIAN

贵州:制定医疗服务能力提升计划…2版
丰富教学情境 培养优秀中医人才…3版
让南方产业走得更远…5版
发展"紫药"产业 助推精准扶贫…6版

[行进中国·中医故事]

"我用针灸让聋哑女儿开口说话"

湖北省仙桃市西流河镇村民刘振华将腹针与峰针疗法相结合,亲手治好了聋哑女儿,从寻医问药到自学中医,彻底改写了这个农村家庭的命运——

本报记者 魏敏

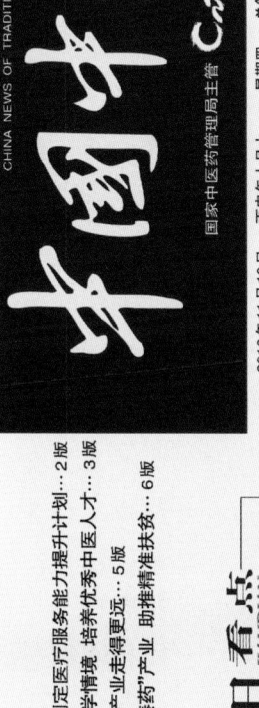

走上漫漫寻医路

自学针灸见成效

腹针带来新转机

为更多人解除病痛

2016年11月10日《中国中医药报》刊登的"我用针灸让聋哑女儿开口说话"一文

到中国中医药出版社副社长、腹针疗法传人林超岱撰写的《腹针临床效案点评》一书，其中就有专门治疗聋哑的案例。

刘振华如获至宝。回家后，他用蜜蜂尾针，按书上介绍的方法给女儿治疗。先标出整个腹针图穴，定好位置，取中脘、下脘、气海、关元、双滑肉门、双外陵等穴位，捻住蜜蜂将蜂针刺入。时间不长，小逸峰就一边打手语、一边囫囵地说："耳朵里面发热，还有颤动，听到的声音在变大。"

有了效果，让小逸峰自己也忍不住开始尝试。十几次治疗后，她的听力明显上升，从能说出单个字，再到词组，再到念出简单的句子。几年持续治疗，小逸峰的听力已与常人一样，语言能力进展也很快，尽管发音不够准确，还相对含混，但与人对话已无障碍。

一本书竟能带来如此惊喜，腹针疗法让小逸峰的病情有了直接改观。今年5月，刘振华带着女儿亲自到北京，拜访、感谢林超岱教授，并写了两封感谢信，感谢中医、感谢腹针救了他女儿。

林超岱没想到自己的书能给一个家庭带去转机。正是对这位父亲坚持不懈精神的敬佩，在随后的治疗中，林超岱时常致电刘振华详细询问情况，悉心讲解相关要领，并答应要收小逸峰为徒，培养她成才。

前不久，当林超岱来到湖北看望父女俩时，小逸峰紧紧抓住恩人的手，她脸上除了感激还有欣喜，她告诉林超岱："我现在在努力学习中医，希望将来有一天能用自己的力量帮助他人减轻痛苦。"

短短的相聚时间里，林超岱再次为父女俩亲自指导针法，对每一步骤都悉心说明。他还带来了包括中医四大经典在内的许多书籍送给父女俩，并且鼓励他们读好中医基本理论、基本知识，从而能学以致用。

为更多人解除病痛

20年"寻医学医"路，终究让女儿回归健康，如今，刘振华更希望看到女儿能学好中医，回报社会。

从2010年起，为让刘逸峰掌握一技之长，刘振华每年都带着女儿四处拜访名医。他们走过河南、安徽、江苏、新疆、北京等地，参加多次理疗、针灸研讨会。一路下来，刘逸峰相继学习了火针、体针、蜂针、腹针等中医疗法，还高分考取了反射疗法师执业资格证书。

如今，刘振华与女儿刘逸峰计划着参加一技之长资格考试，希望能成立一家理疗门诊，为更多人解除病痛。

现学现用腹针疗法，采用蜂疗手段，湖北一父亲治愈其女儿聋哑

一

2016年5月16日上午8点半，湖北省仙桃市西流河镇居民刘振华携其女儿刘逸峰到我办公室来感谢我，说是2013年七八月间，他在仙桃市新华书店购买到《腹针临床效案点评》一书，因受该书前言"奉献与分享"中我治愈的"先天性单纯哑巴、癫痫典型病例"的启发和鼓舞，"照单抓药"，应用腹针疗法的处方、穴位，采用蜂疗的手段治愈刘逸峰（女，24岁，听力、语言二级多重残疾，诊断为感音神经性耳聋）的聋哑。

"2013年，在一书店里，情不自禁翻开《腹针临床效案点评》。回家品读，照书行事，告诉女儿，这就是方案，我把大师搬来了……躺在床上便开始，定好位置，然后施针，中脘、下脘、气海、关元、滑肉门、外陵、大横、阴都、商曲、建里，针后，女儿流泪说，耳内发热并还颤动，声音在变大。就这样，没多少时间的工夫和以前不可同日而语，可谓效果非凡。"（刘振华2016年6月11日感谢信语）

了解到这些情况，我也颇为震惊，同时非常高兴。仔细查看了刘逸峰的"残疾人证"并拍照下来，然后较为详细地询问了来龙去脉，我为中医的伟大而深深叹服！一位城镇居民通过自学，应用对了中医疗法，即可安全治愈聋哑这种重大疾病，这是否为我国聋哑人的康复带来了一线希望？是否昭示了中医的博大精深和可重复性？彰显了中医的有效性和安全性？甚至可能涉及如何进一步认识中医理论和临床的问题了呢？

中国有中医、世界有中医，患者幸甚！

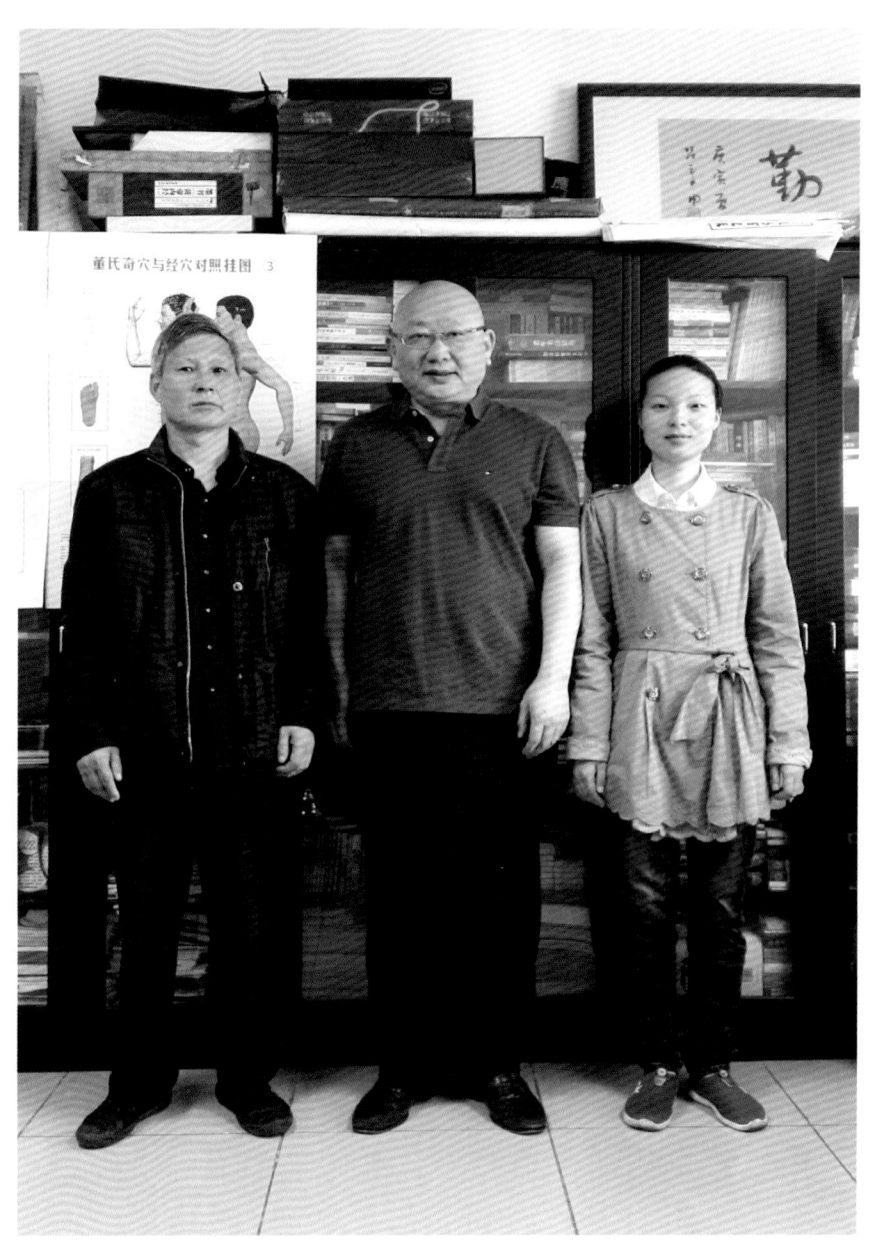

2016 年 5 月 16 日作者（中）在办公室与刘振华（左）、刘逸峰（右）合影

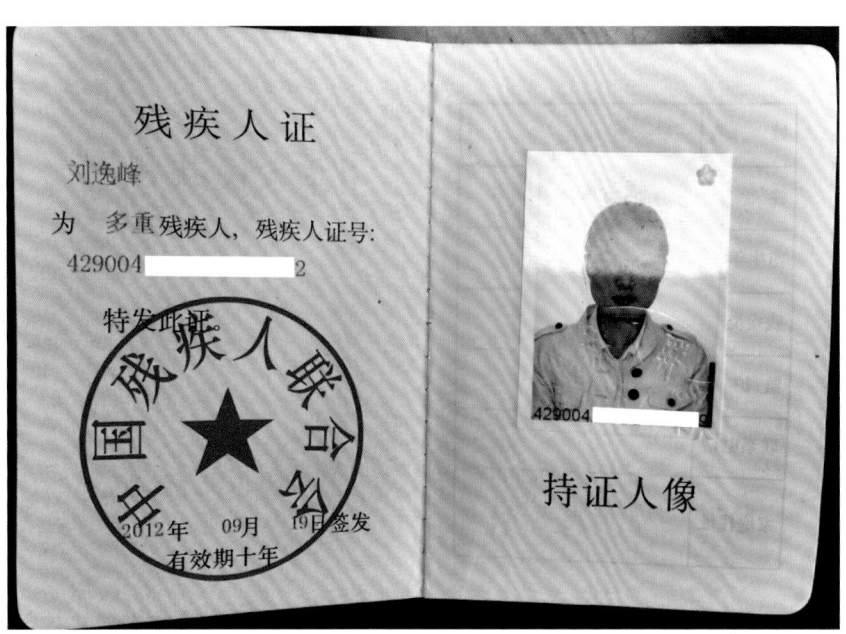

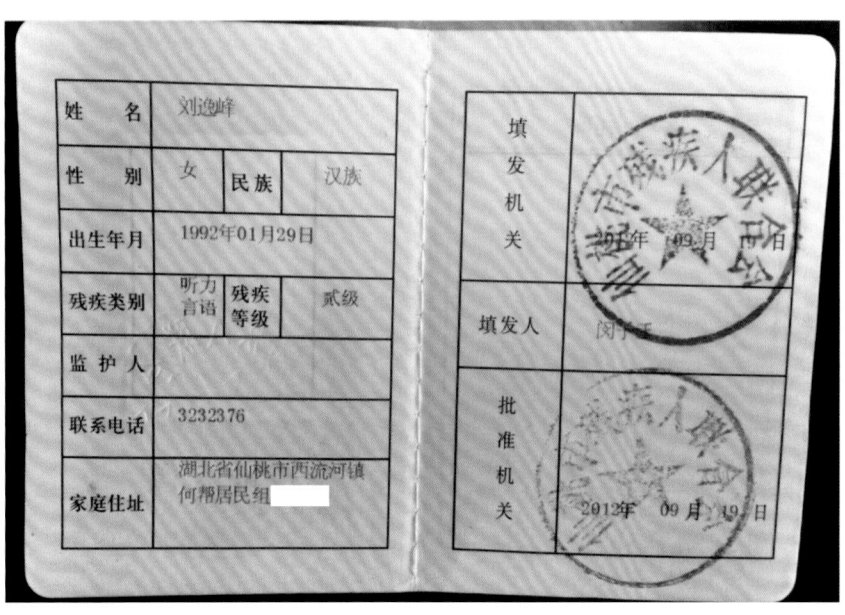

刘逸峰"残疾人证"

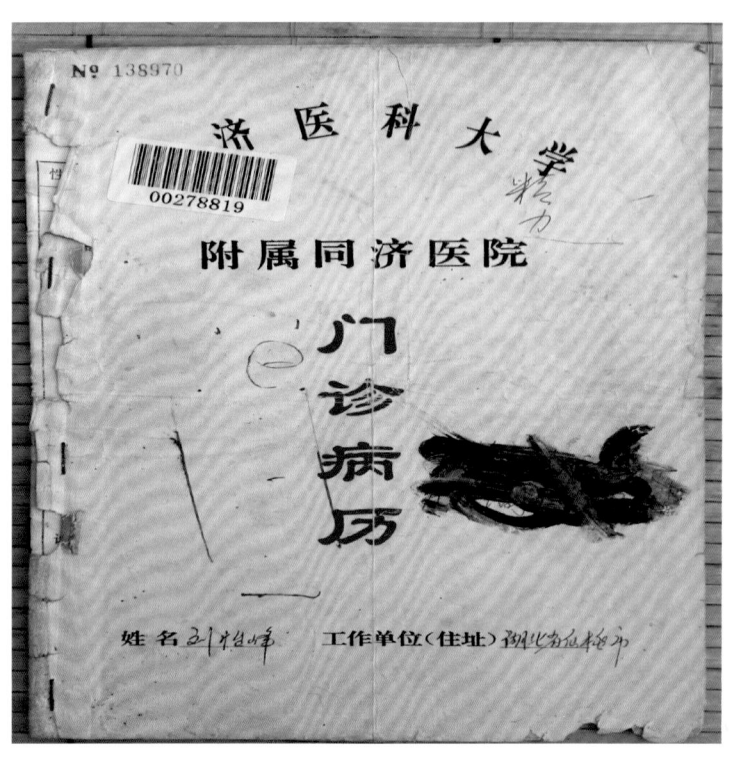

刘逸峰 1994 年 9 月 27 日同济医院门诊病历封面

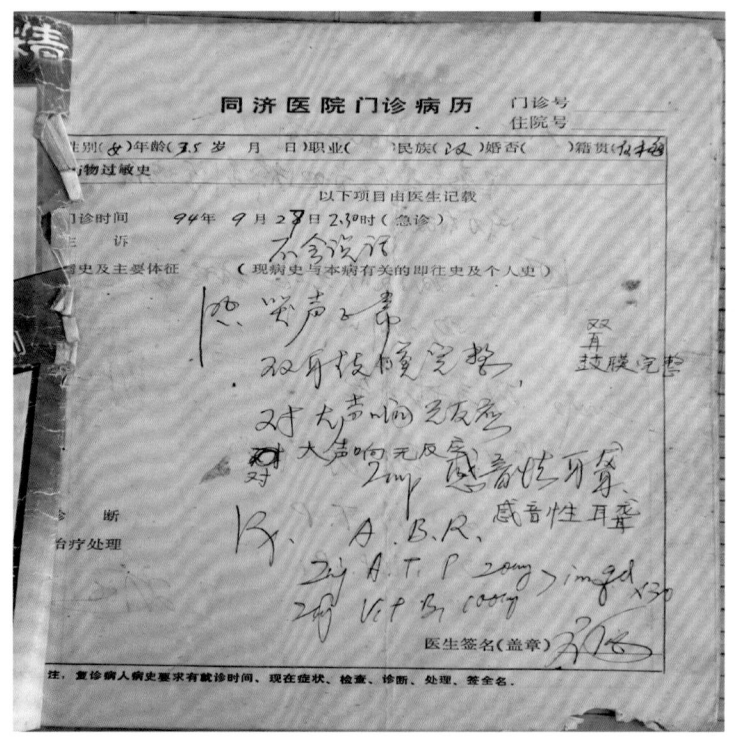

刘逸峰 1994 年 9 月 27 日同济医院门诊病历，刘大夫诊断为"感音性耳聋"

二

2016 年 6 月 2 日、6 月 11 日，刘振华给我写来了两封感谢信：

"《腹针临床效案点评》和薄老开创的腹针疗法，我是最大的受益者。"

"两岁半左右（1994 年 9 月），发现和别人家孩子不同，到武汉同济医大耳科确诊，刘教授断言：'世上没人能治愈你家小孩的耳朵，除非换脑壳。'由此开始了到处打听，漫无目标地寻医问药。真是一人不幸，全家受累。扎针灸，寻妙法。（1998 年）购得房柱先生之作《中国蜂针疗法》，往女儿身上扎针，渐渐地孩子听力有所改变。"

"（2011 年 9 月）花一万四千多元配一助听器，没想到一个多月，弄巧成拙，后经测试，听力下降了很多，只得重新开始治疗。《腹针临床效案点评》在一次逛新华书店时购得，翻着其中的医案，试着应用，没想到效果神速，惊叹！在女儿身上试针，没想到很快将助听器造成丢失的听力补了回来。感激呀，内心产生了一定要见识为腹针耗费心血、毫无保留向社会传播大慈大悲之福音人，女儿也由此对中医产生了浓厚兴趣。"

"林老师，女儿不是您的方案确不能到今天，天注定与您有缘，论学识专业，我何敢启齿，但心里永远装着您著书的恩德。如今女儿对中医非常执着，论年龄她还有空间，尊师重道是她的优点，盼日后您帮助这可怜的孩子，这是我最大的期望。"

"腹针是带给每一个家庭福音之术，只要照规矩一点一按都会让人快乐。"

三

2016 年 8 月 23 日，我与中国中医药报记者魏敏，"中医在线"记者向晓周、刘宇等赴湖北省仙桃市西流河镇刘振华、刘逸峰家调研取证。

西流河镇王桂红副镇长说，这两年几乎每天早锻炼时都能遇到刘逸峰，明显感觉到她的听力与常人无异，

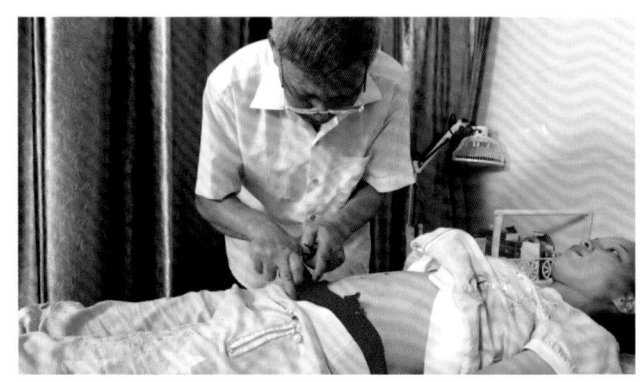

刘振华（站立者）在给刘逸峰进行腹部穴位定位

27

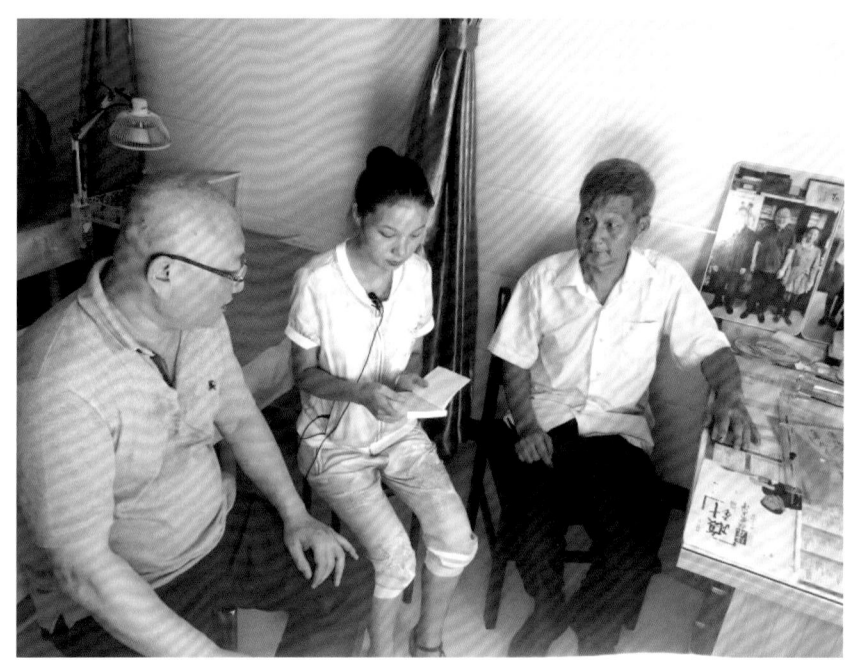

刘逸峰（中）在朗诵《黄帝内经素问》经文

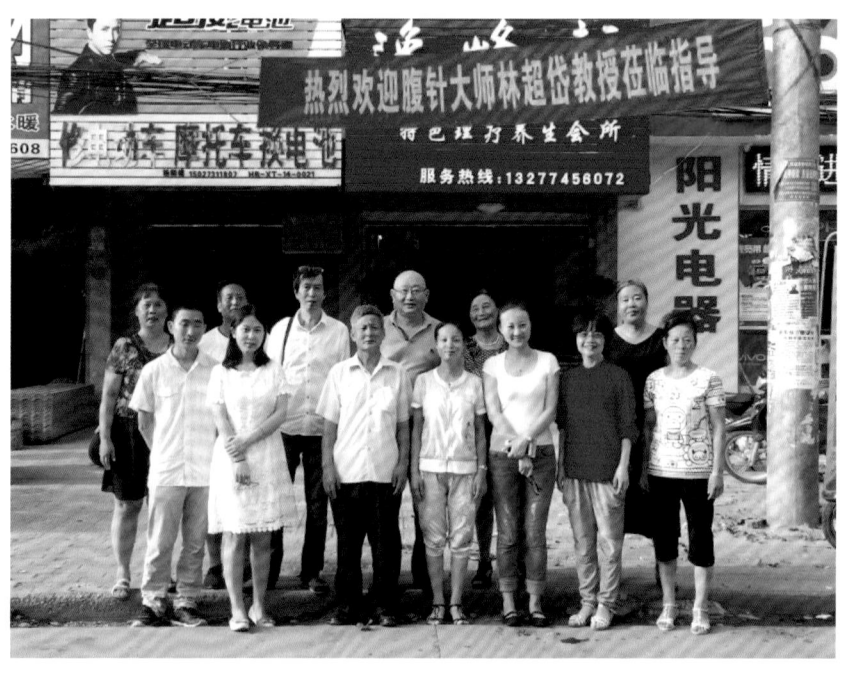

作者（后排右三）一行与刘振华（前排左三）、刘逸峰（前排左四）
等在刘振华家门前合影

同时说话声音越来越大、越来越清晰，进步太大了。

四

吃水不忘挖井人！我要特别感谢恩师——腹针发明人、腹针疗法创始人薄智云教授，谢谢他发明了这么好的安全、无痛、速效、长效、便捷、全新的中医针灸疗法，并毫无保留地奉献给了大众和社会，功德无量啊！希望有兴趣的中医、西医医生都来学习、应用、推广腹针疗法，共同为广大人民群众的健康贡献力量！

林超岱于一元轩

二〇一六年十二月十八日

注："一元轩"系篆刻家李葆盛先生作品。

奉献与分享

一

谨将本书献给我的恩师、腹针发明人、腹针疗法创始人薄智云教授，献给腹针发明40周年。薄先生家学渊博，敏而好学，善于思考，勤于实践，勇于创新，大爱至德，乐于奉献。薄先生自1972年在诊治一位刘姓工人腰痛及坐骨神经痛时，首次运用腹部穴位取得疼痛立即消失的奇效始，便潜心研究腹针凡40年。我在2005年8月"首届腹针国际学术研讨会"上所做"腹针疗法之我见"专题报告中，对腹针疗法归纳了五大优势：一是理论上创立了"先天经络学说"，即提出在腹部存在一个神阙调控巨系统，是全身最早的调控系统和经络系统母系统的理论，比1997年报道的美国学者认为人有第二大脑——"肠脑"早了4年。二是临床上发明了具有经络规律的"神龟图"，对于全身相应部位的疾病有十分明确的应答关系，一般性疾病按照"神龟图"所指均能取得很好的临床效果。三是方法上充分体现了中医防治疾病的精髓，即脏腑、经络、局部同时并举，提出"先调整脏腑以产生气血，再调整经络以疏通气血，然后调整局部以使用气血"，故能达到立竿见影的效果。比如治疗疼痛性疾病，调好针后往往可以零点几秒的速度缓解疼痛或使疼痛立刻消失。四是使用上无痛、安全、高效、快捷，无需患者产生酸、麻、胀、痛的"得气感"，老少咸宜，患者十分乐于接受。古云："腹部深如海，背部薄如纸。"腹针只针刺在腹壁上不进入腹腔，十分安全。五是取穴操作上突出了规范化、标准化操作规程，有利于中、西医师快速学习掌握，重复验证，保证疗效。从20世纪90年代初腹针疗法体系基本成熟后，薄先生便无私地全盘将它奉献给了大众、社会和国家，薄先生持悬壶济世之绝技而倾其所有，贡献人类，其胸怀之博大、眼界之高远、淡泊名利之思想和言行，绝非凡人所愿为，善莫大焉，其薄氏英名必将在中医药长河中留下浓重的一笔，其创始的腹针疗法或称"腹针派"必将载入中医药史册。

30

二

谨将本书献给我的"老"领导和"老"同事,是他们一同推进了包括腹针疗法在内的中医临床诊疗技术的重大发展。2000年由国家中医药管理局副局长李振吉教授(现为世界中医药学会联合会副会长兼秘书长)和局科教司副司长刘保延教授(现为中国中医科学院常务副院长)提出开展"国家中医药管理局中医临床诊疗技术整理与研究"专项,计划为期5年、投资2000万元,对中医临床诊疗技术加以挖掘、整理、提高,以期进一步提高疗效,丰富中医临床诊疗手段,凸显中医优势与特色。在局领导和局其他司室领导的支持下,在局科教司苏钢强处长(现为国家中医药管理局科技司司长)、洪净处长(现为国家中医药管理局人教司巡视员兼副司长)等领导和同事的支持帮助下,由我做"操盘手"加以落实。在全国范围内征集、筛选、评议、立项,开展科学研究,通过3~5年的研究周期,每项熟化技术均需拿出技术操作规范文本和教学课件,以便在全国推广应用。截至2004年4月,我从局科教司中医科技处副处长调任中药科技处处长时,专项告一段落,4年完成投资1600万元,共立项256项,基本囊括了中医的各种针刺疗法、灸法、推拿、按摩、拔罐、刮痧、气功、肛肠技术、外科技术、眼科技术等中医临床治疗技术,即非药物疗法(中医诊断技术立项较少)。迄今在临床上广泛使用的中医临床诊疗技术大部分都是当时立的项,有力地促进了中医临床疗效、服务范围和服务能力的提高。

三

谨将本书献给我亲爱的患者朋友,是他们的理解、信任、鼓励、支持才使我在腹针的学习和临床实践中取得了进步和一点成绩。我经常对学生们说,我们应当对患者报以感激之情,他们将世界上最珍贵的东西(身体健康)交付给我们,我们必须秉承孙思邈训示:无欲无求,誓愿普救含灵之苦;皆如至亲之想,亦不得瞻前顾后,自虑吉凶,护身惜命;一心赴救,无作功夫行迹之心;省病诊疾,至意深心,详察形候,纤毫勿失,处判针药,无得参差。总之,是要对患者处以朋友,谨怀感恩之心、尊重之心、责任之心,是以本书除了点评语言主要从学术角度出发外,亦拟追求教授大众能看懂腹针处方图,并能在家中用筷子进行腹部点穴,以便应急之需和养生保健,如此,心愿足矣。这也正契合了5年前王国强副部长(卫生部副部长、国家中医药管理局局长)阐发的

31

中医"治未病"理念和大力推动的"治未病"健康工程，现在"未病先防，已病防变，愈后防复"的理论和实践已然深入人心，渗透到老百姓衣、食、住、行、娱的多个方面了。

十几年来，我利用自己休息时间免费为数千例患者朋友义诊，取得了较为显著的疗效。患者依从性非常好，除了当时即可缓解或短时间解除如头痛、颈椎病、腰椎病、椎管狭窄、坐骨神经痛、膝踝关节病变、肩周炎、网球肘等引起的疼痛以及痛经等疼痛性病患的痛苦外，对一些疗程较长的如哮喘、失眠、耳鸣耳聋等需要 1～2 个疗程（1 个疗程 10 次，隔日治疗 1 次），痛风、过敏性体质和鼻炎等需要 4～5 个疗程，高血压、糖尿病、干燥综合征、腺肌症、癫痫等需要 9 个疗程以上的病患也有很好的疗效。现在我在临床上还开展了对小儿脑病、自闭症、先天性耳聋等疑难病的探索。

2009 年 10 月 17 日，我在广西南宁召开的第二届腹针国际学术研讨会上做了"先天性单纯哑巴、癫痫腹针治疗典型病例剖析"专题报告，获得了大家的重视和好评。下面介绍这两个典型效案与大家分享。

1. 先天性单纯哑巴　黄某，女，10 岁。2005 年 9 月 16 日就诊。听力正常，语言能力自小丧失，只能非常模糊地说出爷爷、奶奶、爸爸、妈妈 4 个词，尚有走路时轻微驼背和双手心向后摆动的疑似"痴呆"症状，精神状况良好，发育基本正常，余无特殊异常。询问其父母在怀孕期间并无不妥，其 5 个弟妹均十分正常健康，无家族史。从女孩 2 岁起，家人就带其四处求医问药，各种中医、西医方法都尝试过，但均不见疗效，没有任何改变。分析认为，很有可能是孩子在分娩过程中被产钳所夹，使得语言功能受损。治则"补肾填髓"。先补先天，然后以后天补先天，先后天共进，疏通经络。一般隔日腹针治疗 1 次，出差、出国、节假日不出诊。头 3 个月采用处方一治疗，随后基本采用处方二治疗。迄今每年治疗 80～90 次，共计 300 次左右的治疗与巩固，女孩的语言功能已经恢复到正常人的 50% 左右，生活可以自理，能够初步摆脱失语的痛苦，享受到了与人交流的快乐。处方一：引气归元、开腹四关、商曲（双）。处方二：引气归元、开腹四关、天枢（双）、大横（双）、商曲（双）。

2009 年 7 月，中央电视台对我和患者及其家属进行了专题采访。

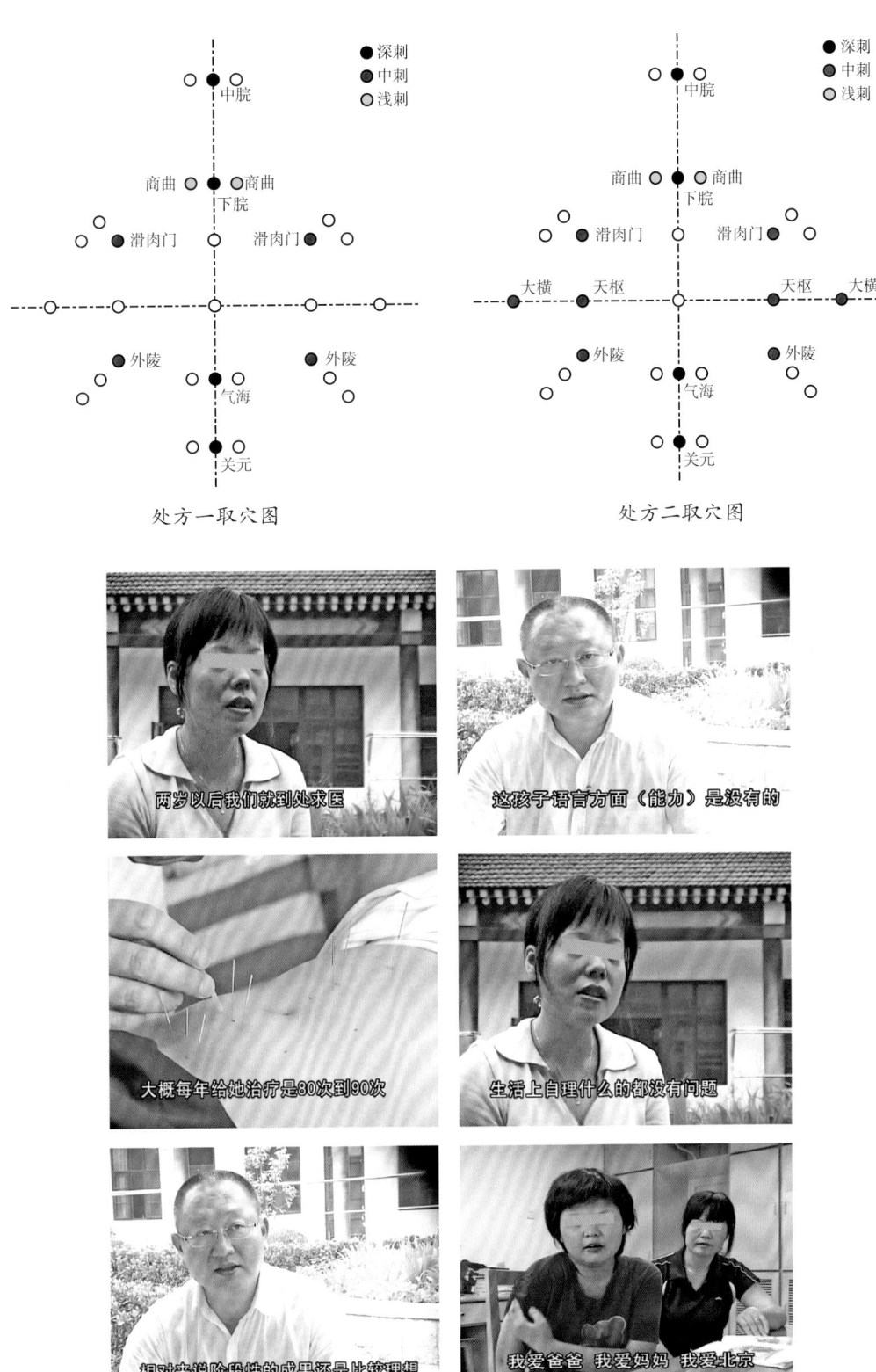

处方一取穴图   处方二取穴图

两岁以后我们就到处求医

这孩子语言方面（能力）是没有的

大概每年给她治疗是80次到90次

生活上自理什么的都没有问题

相对来说阶段性的成果还是比较理想

我爱爸爸 我爱妈妈 我爱北京

视频截图

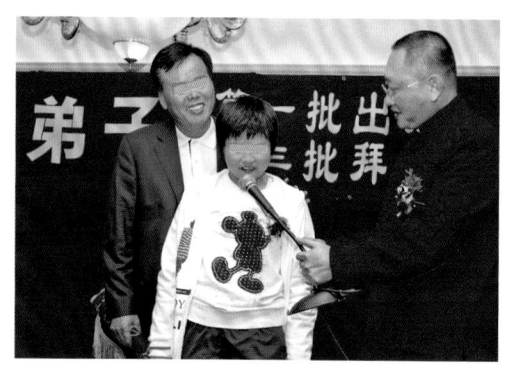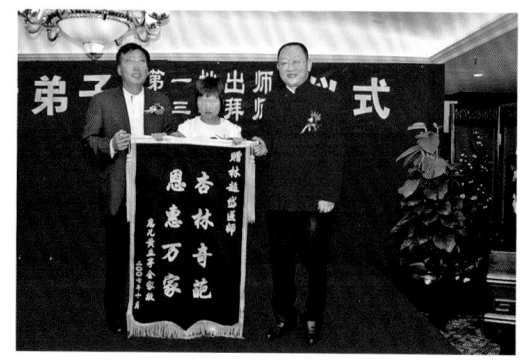

2007 年 10 月 22 日，在"薄智云腹针弟子第一批出师仪式"上，患儿说话、患儿爷爷赠送锦旗给作者

2. 癫痫 张某，男，14 岁，北京某中学初三学生。2007 年 9 月 22 日第一次发作并由 120 急送北京军区总医院。临床情况：上课时突然倒地，双目紧闭，头及眼向一侧歪，张口流涎，四肢抽搐，无二便失禁，无口周紫绀，持续约 10 分钟，自行缓解。于急救车上查指血糖 5.1mmol/L，查血压 130/80mmHg，予吸氧处理。父母体健，否认家庭中类似抽搐史。家长考虑周末无法进行各项检查，自行离院。

其母亲叙述：该生足月生产时胎心下降一半，剖宫产，2.15kg，评分阿氏 7 分。出生第 3 日，首都儿科研究所诊断为新生儿缺氧缺血脑病（HIE）、肺炎、脐炎等。无热惊厥史，3 岁跳蹦床时晕倒一次。

2007 年 10 月 30 日第二次发作晕倒，四肢抽搐，流涎，10 分钟后自

首都医科大学附属北京天坛医院
脑电图报告单

行缓解。

2007年11月14～15日入住天坛医院（北京癫痫中心）神经内科四病房做长程脑电图（包括蝶骨电极），请丁成云教授诊治。脑电图报告结果：不正常（中度异常）。诊断结果：癫痫。建议用药"利必通"，家长怕副作用太大，取药未服用。

2007年12月19日，经人介绍求治于我。考虑从充实髓海、补肾、调理脾胃论治。治则：补肾填髓，调理脾胃，疏通经络。一般隔日腹针治疗1次，出差、节假日不出诊。处方一：引气归元、开腹四关、气穴（双）、商曲（双）、中脘上0.5寸旁开0.5寸处阿是穴（双）。

2008年2月26日下午4时许，开学第一天孩子在学校发生癫痫。据老师描述，此次发作较以前两次更为猛烈，且发作一次后间歇一会儿又发作第二次，四肢抽搐得较为厉害，眼上翻，并伴有流涎。据孩子讲，开学头几天夜里睡觉不实，醒来多次。调整处方继续治疗。处方二：引气归元、开腹四关、气穴（双）、天枢（双）、大横（双）、商曲（双）、中脘上0.5寸旁开0.5

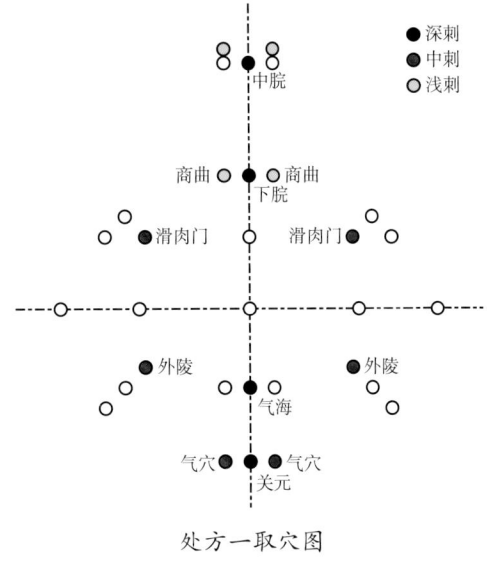

处方一取穴图

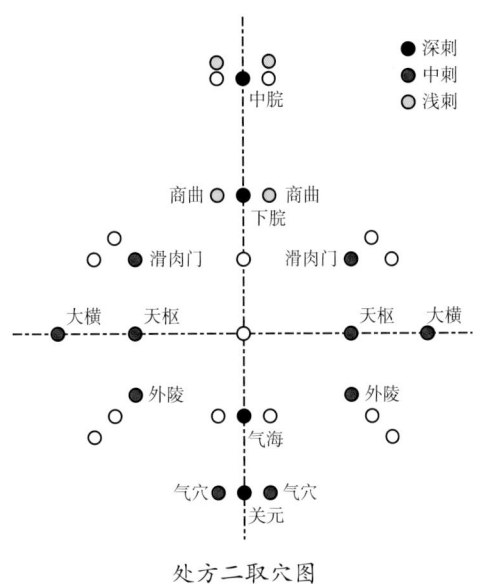

处方二取穴图

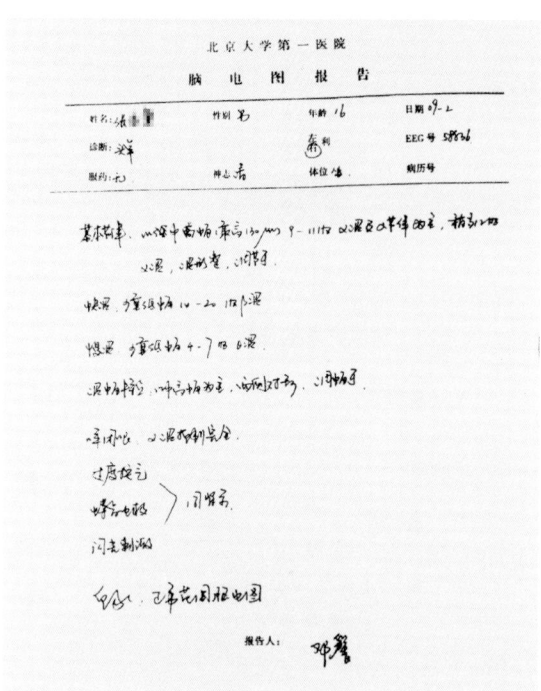

寸处阿是穴（双）。

此后再无发作。治疗至 2008 年 6 月中考前，共治疗约 50 次，与正常人无异了。2008 年 7 月因奥运会召开和我工作调动等因素直至 2009 年 2 月重启治疗服务时，嘱其做脑电图检查。2009 年 2 月 20 日，北京大学第一医院脑电图诊断为"正常范围脑电图"。

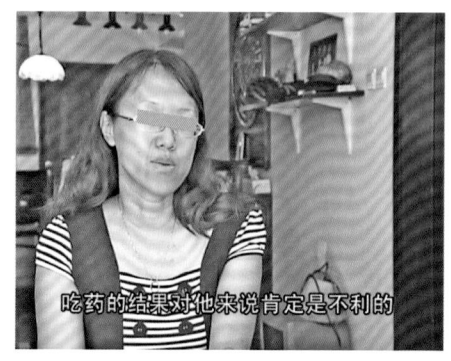

吃药的结果对他来说肯定是不利的

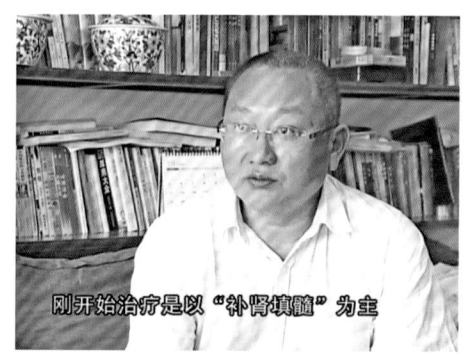

刚开始治疗是以"补肾填髓"为主

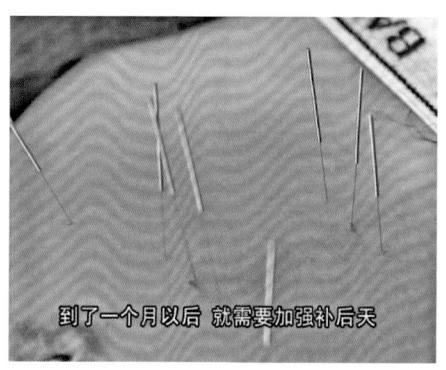

到了一个月以后 就需要加强补后天

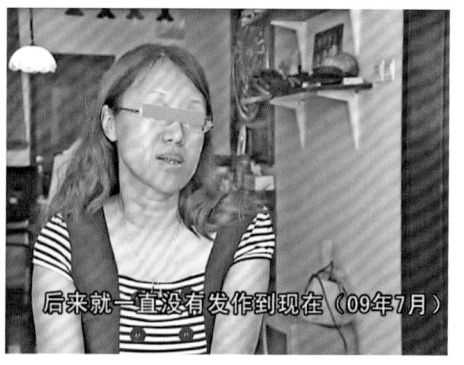

后来就一直没有发作到现在（09 年 7 月）

视频截图

36

2009 年 7 月，中央电视台对我和患者及其家属进行了专题采访。

2010 年 3 月 21～22 日再次入住天坛医院神经内科四病房做长程 12 小时脑电图（包括蝶骨电极），仍请丁成云教授诊治。脑电图报告结果：大致正常脑电图。

首都医科大学附属北京天坛医院
脑 电 图 报 告 单

姓名：张▢▢ 性别：男 年龄：17 岁 脑电图号：M4025
科别：神经内科病房
诊断：癫痫？
意识状态：清楚 体位：自动 左右利：右利 记录时间：12h
脑电图种类：长程视频脑电图监测

清醒脑电：
背景活动：α 波 频率：10-11Hz 波幅：中幅 波形：不整
        波率调节：欠佳   调幅：欠佳 对称性：对称

慢波：无
快波：无
癫痫波：无
异常波：无

睡眠脑电：
睡眠状态：自然睡眠
睡眠分期：(Drowsing)，I，II，III
顶尖波：有，对称
纺锤波：有，对称
癫痫波：无
异常波：无

临床发作： 无

脑电图印象：
大致正常脑电图

医师：   技术员：王倩   日期：2010 年 3 月 22 日
检查结果仅供临床参考

四

腹针疗法深深地植根于中医基础理论之中，而又具有独特的视角和创新的方法、技术，为中医药贡献了一朵奇葩。腹针疗法是指在中医理论和先天经络学说指导下，按照理、法、方、穴组方原则，通过针刺腹部特定穴位来调整人体脏腑经络以达到脏腑功能动态平衡，从而治疗全身病患的一种全新针灸疗法。

从以上两个典型病例可以看出，腹针疗法只是将针刺在腹壁上（无需刺入腹腔），留针 30 分钟后就拔出来了，并未给予人体任何补充性物质和化学物质

（中药还有些物质进入人体），也不能算长时间物理刺激而获得疗效，那么腹针疗法无疑充分证明了中医的科学性和有效性，至少可以说明以下四个问题：

（1）腹针是科学的、是有疗效的，腹针的理论和实践是正确的。

（2）中医是科学的、是有疗效的，中医的理论和实践是正确的，否则疾病就不可能向愈，而腹针就是中医的一部分。

（3）经络是客观存在的。腹针疗法中调整好针刺腹部的穴位时，即以零点几秒的速度就能使头顶或脚趾的症状有所改变，按西医学关于人体神经、免疫、淋巴、体液等传导系统的认识，认为刺激腹部是不可能以这么快的速度传导到头顶或脚趾的，解释不了这么一个现象，那么在我看来只能证明经络系统的存在了。

（4）中医蕴藏着最前沿的生命科学问题。中医对先天性单纯哑巴和癫痫来说均可采用"补肾填髓"法则，通过补肾来充实髓海（脑），先补先天，然后用调理后天之本（调理脾胃）的方法补先天，先后天共进，疏通经络，进而奏效。这在中医来讲是解释得通的。那么，现在中医的明确疗效和现象虽然是有了，但依然是一个巨大的谜，如何运用现代科学方法和技术手段去阐释其作用机理及寻找其物质基础，从而推进对人生命的认识，在这个问题上哪怕是科学研究方面的一点突破，都将是对人类的重大贡献，任重而道远啊。

五

承蒙国医大师、中国中医科学院资深研究员、93岁高龄的路志正先生为本书题写书名，荣幸之至，感激万分！

承蒙卫生部副部长、国家中医药管理局局长王国强教授为本书作序，肯定腹针，鼓励后学。我一定倍加努力，不辜负师长的期望，以优异的临床疗效报答社会。

感谢所有理解、支持、帮助我学习中医、学习腹针的领导和朋友，尤其感谢国家中医药管理局以及现工作单位的领导和同事。

感谢我的家人，十多年来他们在我利用休息时间为大家义诊时从来没有怨言，理解并包容我同患者朋友在一起的时间多而跟他们在一起的时间少。值得欣慰的是，女儿林泰骄十分热爱中医，很快就是北京中医药大学中医临床专业传承班大三的学生了。感谢我的学生叶声、李秀娟、翟莉莉、佟丹、林泰骄在收集本书资料时所付出的辛勤劳动。

腹针疗法近年来以其安全、无痛、速效、便捷的优势在国内外迅速发展，在引起广大患者日益关注的同时，越来越多的医者希望了解和学习腹针，我作为中国针灸学会腹针专业委员会副主任委员兼秘书长，有责任和义务为大家在学习和实践腹针疗法过程中做些事情，因此不避才疏学浅，大胆编著本书，供大家参考批判。若有些益处，便是无过了。向所有典型病案的作者致以最衷心的感谢和诚挚的敬意。

由于时间仓促，水平有限，本书错误在所难免，请各位方家不吝赐教，以便再版时完善。

让我们一起来分享学习和实践中医的快乐吧！

让我们一起来分享学习和实践腹针的快乐吧！

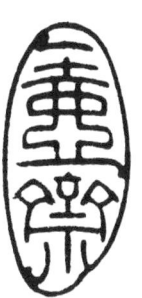

林超岱于一壶斋

二〇一二年九月十八日

注："一壶斋"系篆刻家、甘肃省图书馆邵正春先生作品。

编写说明

一、除薄智云教授发表文章及《腹针疗法》《腹针无痛治百病》中的典型病案外，本书收集了截至 2012 年 3 月前在刊物上公开发表文章中的以腹针疗法为主体的其他所有典型病案。相同病种按发表时间顺序编排。

二、所有典型病案均按其基本处方添加并逐一标示在相应的腹针处方图上，处方中没有说明针刺深浅的一律以黑点"●"标示，不代表"深刺"；有说明针刺深浅的则按"●"代表深刺、"◉"代表中刺、"○"代表浅刺进行标示。处方中没有说明针刺穴位单双侧者一律按双侧进行标示。

三、部分典型病案中只写了"治疗一个疗程或两个疗程"但没有明确的治疗次数者，一方面我们根据上下文寻找补齐，另一方面确实不能明确者则写上"原文如此"；部分典型病案中有一些按语，一律予以尊重保留。

四、为便于大家阅读和运用，对于一类病症或单病症点评后均给出我的腹针处方，并按针刺深浅、取穴单双，规范地标示在"林超岱腹针处方图"上。

五、为方便读者阅读，对全书涉及的所有穴位均进行了整理，归于附录"本书穴位取穴部位及主治"，内容包括穴名、取穴部位、主治。

林超岱
二〇一二年十月十八日

腹针取穴方法

一、水平线

患者一般取仰卧位。医者将刻度尺端平，以水平线测量。如果自身进行测量，亦可站立对着镜子用刻度尺量，但可能不够精准。

二、比例寸

无论高矮胖瘦均按比例寸取穴。上腹部从中庭穴（胸剑联合中点）到神阙穴中心点为8寸；下腹部从神阙穴中心点到曲骨穴（耻骨联合上缘中点）为5寸；腹部一侧外缘至神阙穴中心点为6寸。可以从腹侧用一刻度尺贴腹壁外缘与床成90°角垂直伸出，用另一刻度尺与前尺的平面角90°相交向神阙处度量，所得的直线（水平线）距离为6寸。

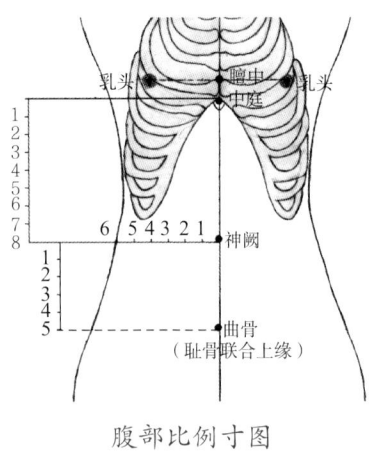

腹部比例寸图

三、中庭穴的选取

中庭穴位于任脉上，膻中穴（两乳之间前胸正中线上）之下、鸠尾穴（胸骨柄之尾）之上，双侧肋骨向胸上融会成胸骨的下缘凹陷处。我的经验是左手拇指置于大致位置，右手中指从左右肋骨往上轻推，两手配合反复确认。因为

41

找准中庭穴非常重要，它会直接影响上腹部所有穴位的位置。

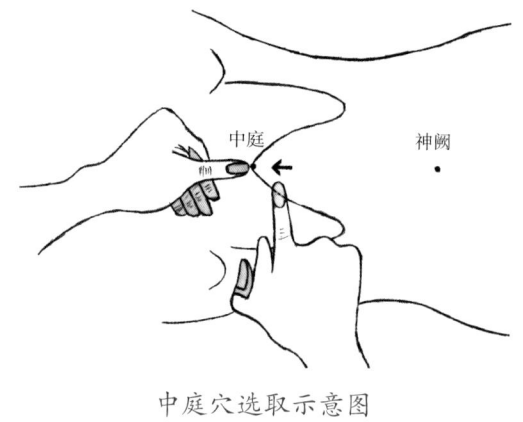

中庭穴选取示意图

四、任脉的选取

根据薄智云教授的经验和我们的论证，任脉应当位于腹白线下方，而腹白线有扭曲现象，因此简单地把腹部的正中线作为任脉来取穴，在大多数情况下是不正确的。腹白线多从汗毛聚集或色深或色浅的走向进行观察，一般来说，只要仔细观察均能较为容易找到。实在分辨不清时，就先以腹部正中线为准，施针后若出现效果则说明位置正确，否则需要重新考量。

五、定位穴的选取

腹针定位穴一般选中脘、下脘、水分、气海、关元、双滑肉门、双外陵，其他穴位可以根据它们的位置进行定位。建议大家一定要用刻度尺进行度量，网上有一些人鼓吹不用尺子量，似乎很有"水平"，但是存在"差之毫厘，谬之千里"的巨大风险。

六、针刺的深浅

腹针中针刺的深浅决定了疗效的显现程度，非常重要。薄智云教授将腹壁分为天、人、地三部，天、人、地中又各分为天、人、地三部，共九部。调针到位的原则是：调理脏腑一定要调到地部，调理经络一定要调在人部，调理局部一定要调在天部。鉴于本书收集到的许多病案并没有说明针刺深浅程度，为便于大家学习和临床运用，我给出的建议处方中均标出深刺、中刺、浅刺，供大家参考。

CONTENTS
目 录

内科

头　痛

【1 案】

　　男性患者，67 岁。在我院神经科住院，行 DSA（数字减影血管造影。编者注）术后出现头痛不适，头痛以前额部为主，性质为胀痛、搏动性头痛，神经科医师以颅痛定等药物常规处理后无效，考虑头痛原因与手术后静滴扩血管药物有关，但因病情需要，不能停止该药物使用，故请我科医师会诊，尝试以针灸处理，会诊以腹针治疗。处方：引气归元，商曲（双）浅刺。针刺后约 5 分钟，患者诉疼痛症状减轻，10 分钟后明显减轻，仅余轻微头痛不适，继续留针 30 分钟后，再以皮内针在上述穴位中选取中脘、气海留针。次日再访，病人诉已无不适。（图 1-1）

［朱晓平 . 腹针临床应用心得 . 首届腹针国际学术研讨会论文汇编，2005：271.］

> **点评：** 本案处方正确。"引气归元"是薄智云教授最著名的若干处方之一，由中脘、下脘、气海、关元 4 穴组成，具有治心肺、调脾胃、补肝肾的功能。本案头痛因于 DSA 术后，似可理解为外因致气血逆乱，瘀阻经络。故用引气归元以补气行气活血，加之商曲疏通气血，起效迅速。（林超岱腹针处方图 1-1）

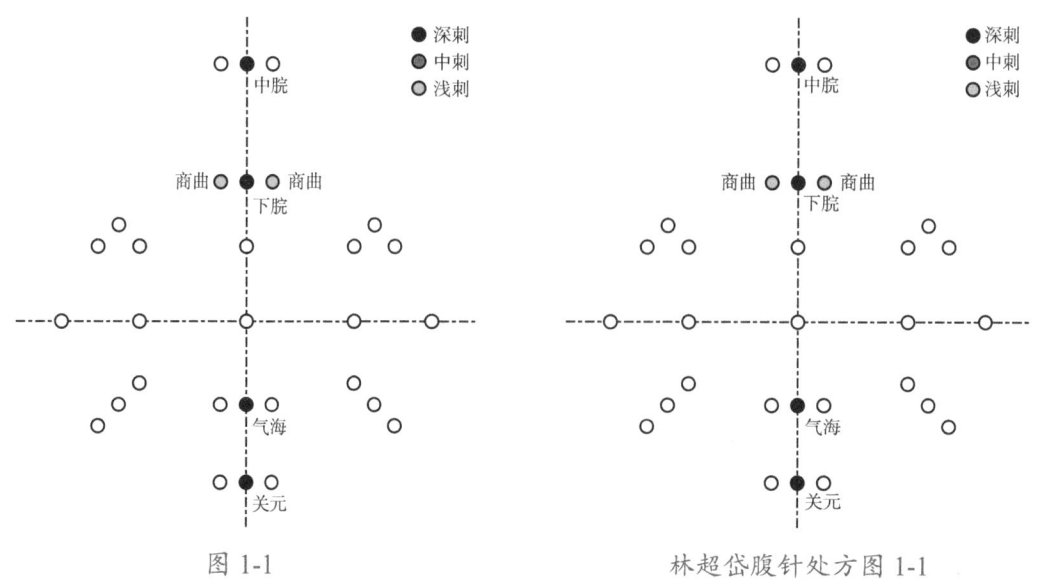

图 1-1　　　　　　　　　　　　　　林超岱腹针处方图 1-1

偏 头 痛

【2案】

　　李某，女，48岁，教师。2003年12月18日初诊。主诉：头痛反复发作20余年，加重1周。现病史：患者有偏头痛病史20余年，每日劳累或紧张而诱发，1周前因工作繁忙劳累而觉右侧额部胀痛逐渐加重，现右侧颞部剧烈跳痛，右眼及额部胀痛，自觉右眼外突，视物疲劳，已持续数小时。面色苍白，舌淡苔白，脉细弱。神经科诊断为血管神经性头痛，予以口服去痛片，疼痛缓解2～3小时又复发，故要求针灸治疗。取腹针阴都（右），用三星刺法，在其左右3分处各刺一针，立即觉头痛减轻，留针30分钟后头痛消失，眼部发胀感觉也明显减轻。次日告之，右侧头部无剧烈跳痛，稍有胀痛不适，继针2次巩固疗效。随访至今无复发。（图2-1）

　　　　　　[顾群.腹针治疗偏头痛的临床观察.首届腹针国际学术研讨会论文汇编，2005：115.]

　　点评：本案依"神龟图"对应用针，可见效果迅捷。效不更方。（林超岱腹针处方图2-1）

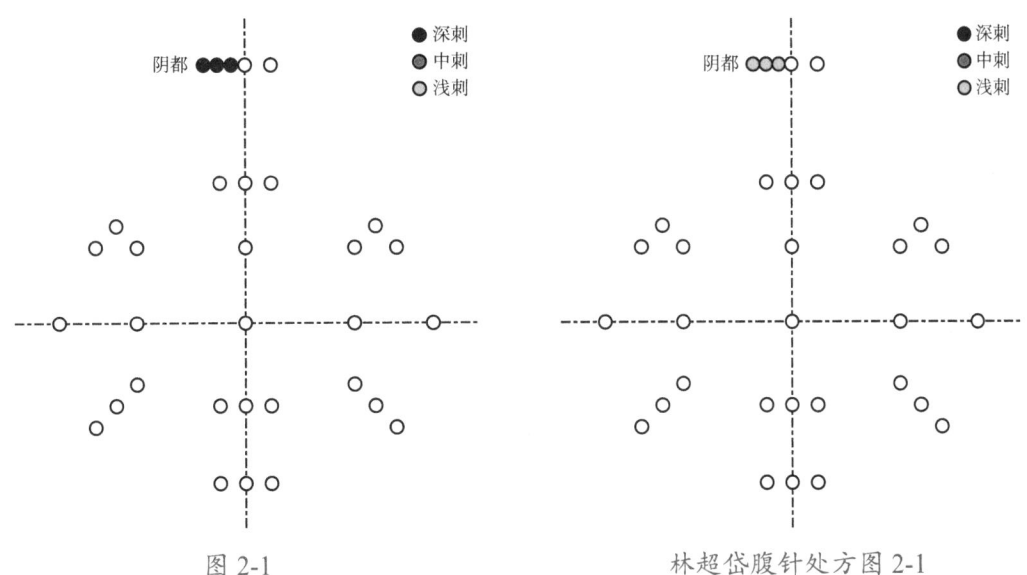

图2-1　　　　　　　　　　林超岱腹针处方图2-1

【3案】

张某，女，28岁，工人。2003年4月12日就诊。主诉：偏头痛2年余，经中西药物治疗效果不明显，近日因心情不畅而致疼痛加重。检查：右侧颞骨及头角处压痛。笔者采用腹针疗法，取穴：中脘、气海、关元、阴都（取同侧）、滑肉门（双）。治疗1次后疼痛减轻，治疗5次后头痛治愈。随访1年未复发。（图3-1）

[党读华，杨潇然.腹针治疗偏头痛49例.首届腹针国际学术研讨会论文汇编，2005：172.]

> **点评：**本案处方正确。患者28岁，似无加强补肾必要，气海、关元两可之间。（林超岱腹针处方图3-1）

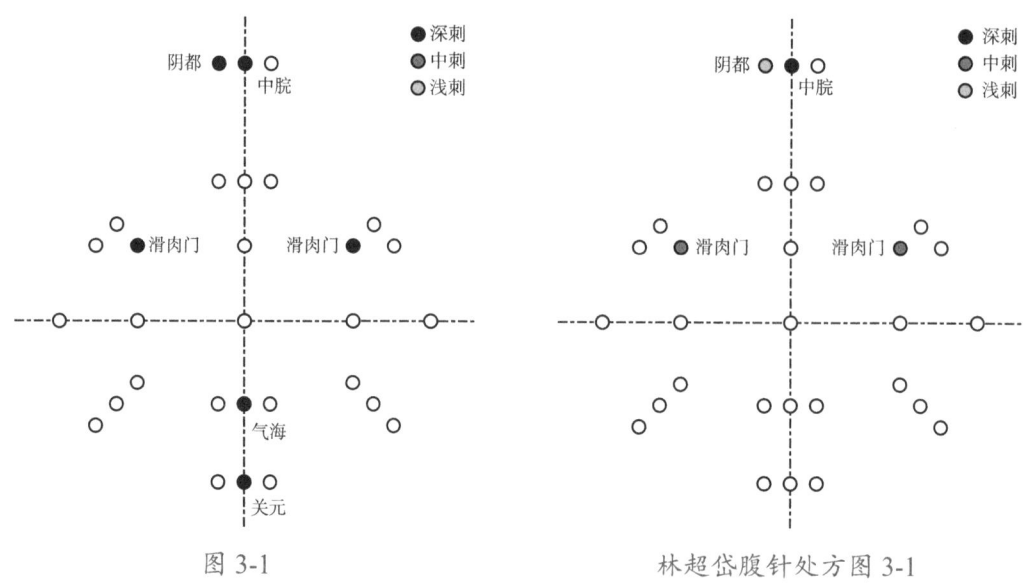

图3-1　　　　　　　　　　　　林超岱腹针处方图3-1

【4案】

袁某，女，57岁。患者偏头痛9年。反复发作，常服芬必得等止痛片，疗效不佳。2天前晚上，患者高兴之余饮用少许啤酒，半夜里即觉右侧头部隐痛，未予重视。次日自觉疼痛没有缓解，反而加重，就自服索密通1颗，但药效过后疼痛又发，夜不能寐。现患者形体偏胖，右侧头部胀痛，头昏，畏光，心烦，胸闷，纳呆，恶心，舌质淡，苔白腻，脉濡滑。辨证为痰湿困脾。应用中脘、右阴都三星刺、外关（患侧）、足临泣（患

侧）、阴陵泉（双侧）、丰隆（双侧）等治疗 1 次，诸症已减大半。继针 5 次痊愈。（图 4-1）

［杨水凤.腹针结合体针治疗偏头痛 40 例.辽宁中医学院学报，2006，8（1）：75.］

点评：同意本案腹针处方。治疗偏头痛单独采用腹针疗法即可取得良效，建议今后单独使用腹针尝试一下。（林超岱腹针处方图 4-1）

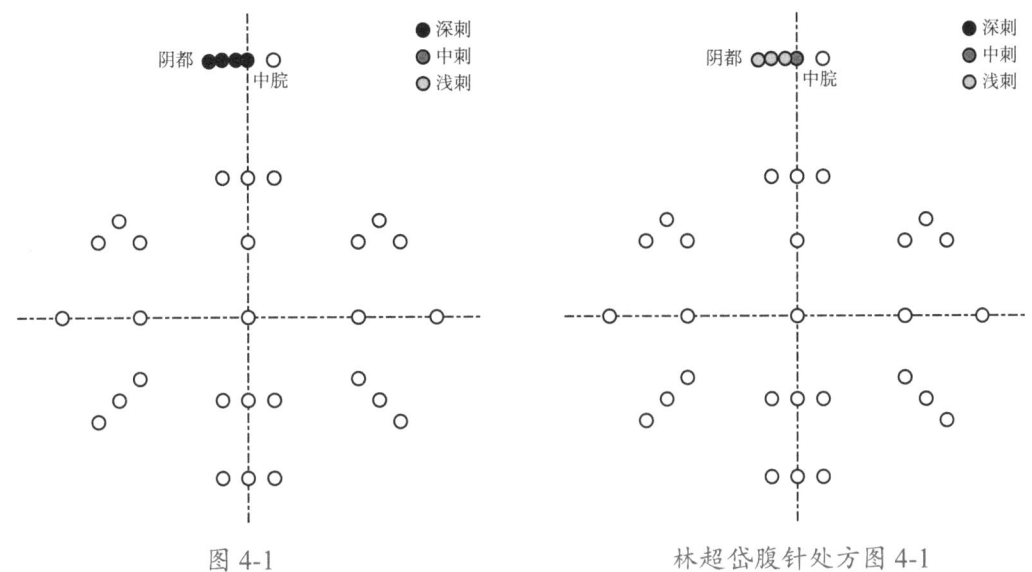

图 4-1　　　　　　　　　林超岱腹针处方图 4-1

【5 案】

杜某，男，26 岁。因"反复右侧头痛 3 年余"就诊。患者因工作繁忙，作息无规律，于 2002 年秋季开始出现右侧头部胀痛，反复发作，紧张及劳累后症状加重，休息后可以缓解，经过多次中西医常规治疗后效果不明显。现症见：右侧头部胀痛，有血管跳动感，反复发作，每周 6～8 次，紧张及劳累后症状加重，休息后缓解；并伴有双眼干涩不适，时有流泪；口干口苦，口中气味臭秽，食欲不佳；睡眠差，每晚约 4 小时，梦多易醒；小便黄，大便不畅，舌红苔黄腻，脉弦滑。神经系统检查未见异常。中医诊断：头痛，痰热阻络，上犯清窍。西医诊断：偏头痛。治疗方案：中脘（中刺）、阴都（右侧，浅刺）、气海（中刺）、上风湿点（双，中刺）、大横（双，中刺），留针 20 分钟后按照顺序起针。治疗效果：患者治疗前疼痛评分 9 分，针刺后 5 分钟开始起效，头痛明显缓解，疼痛评分 1 分。针刺 1 疗程（6 次 1 疗程）后，头痛发作频率减少，每周 3～4 次，程度

减轻。睡眠改善，每晚睡 6～8 小时，胃纳增加。经过治疗，头痛痊愈。（图 5-1）

［吕海涛，罗翌，李际强，等.薄氏腹针治疗偏头痛 40 例临床疗效观察.

首届全国腹针学术研讨会会议论文集，2007：130.］

> **点评：**本案处方基本正确。与其针双上风湿点、双大横，不如取双滑肉门中刺、双商曲浅刺。大横、气海两可之间。（林超岱腹针处方图 5-1）

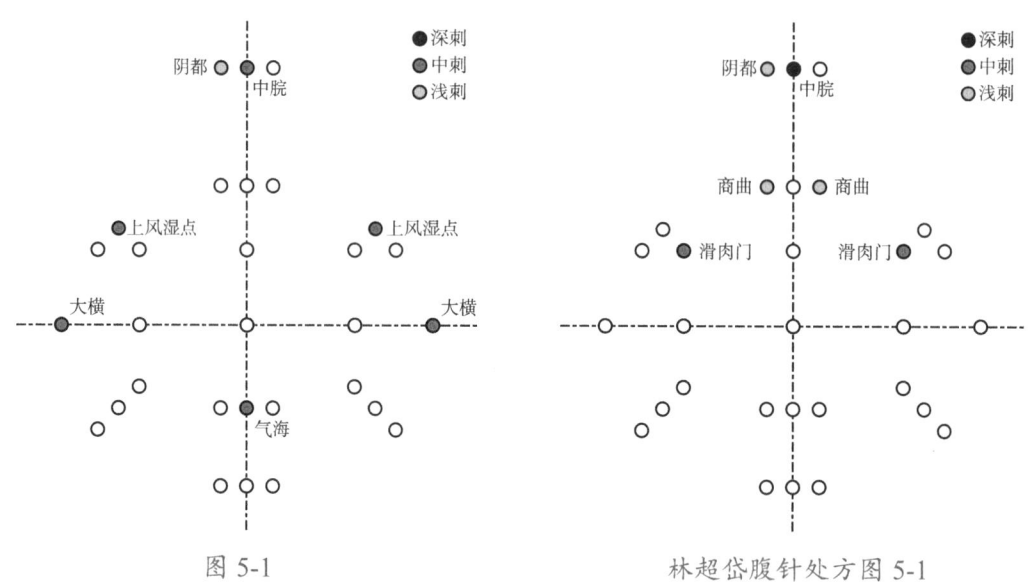

图 5-1　　　　　　　　　　林超岱腹针处方图 5-1

【6 案】

郭某，女，29 岁。2013 年 2 月 5 日初诊。右侧颞部、眉棱骨处胀痛 17 年，复发 1 日。患者 1 天前出现右侧头颞部及眉棱骨疼痛，呈持续性胀痛，伴恶心、疲劳、食欲差、畏光、畏声，头痛影响睡眠。患者有偏头痛病史 17 年，头痛发作频率约为每月 1 次，每于经期前发作，疼痛持续时间多为 24～72 小时，曾有服用多种止痛药治疗史，但效果不明显。头痛发作时疼痛剧烈，影响日常工作、生活。查体：右侧颞部及眉棱骨处压痛明显。舌红，苔黄腻，脉弦。诊断：偏头痛。证属湿热内阻，气滞血瘀。治拟清热祛湿、行气活血。穴取：中脘（浅刺）、患侧阴都（浅刺）、下脘（深刺）、水分（深刺）、气海（深刺）、健侧商曲（中刺）、患侧滑肉门（中刺）。留针 30 分钟后，按针刺顺序起针，患者诉疼痛已明显减轻。（图 6-1）

［刘菁，张舒雁.腹针治疗急性痛证验案举隅.山西中医，2013，29（9）：38.］

点评： 同意本案处方。病程迁延 17 年，复发 1 日，取用气海、水分颇有道理。（林超岱腹针处方图 6-1）

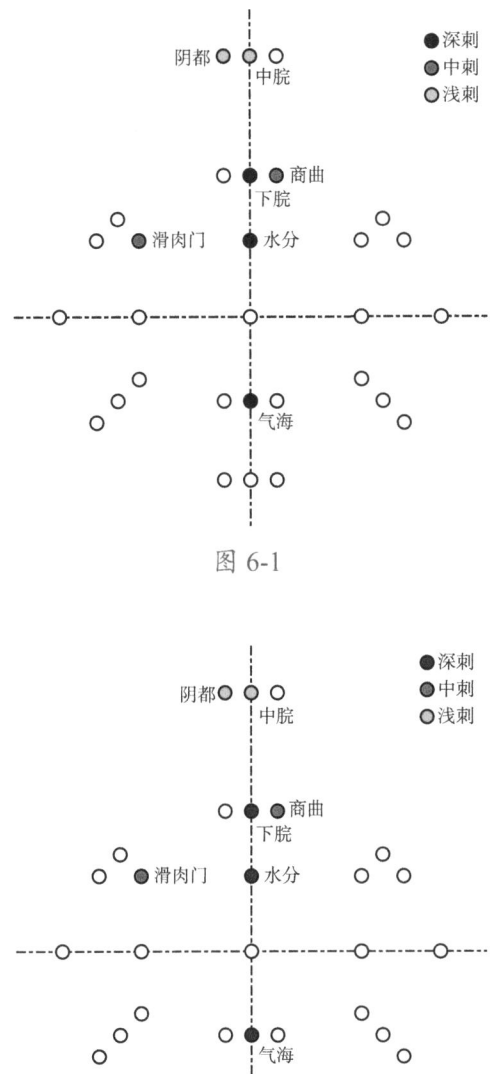

图 6-1

林超岱腹针处方图 6-1

头 汗 症

【7 案】

王女士，36 岁。2008 年 1 月因做痔疮手术导致头部大量出汗。患者因工作繁忙，体力逐年下降。现只要吃饭喝水或运动，头部都会大量出汗。腰酸背痛，畏风畏寒，在空调环境下，肩胛背腰部冷痛，肌肉痉挛，得温或用力敲打疼痛部位能稍缓解。腹胀腹泻，喝牛奶、豆浆胀肚，吃菜叶拉菜叶，吃水果拉水果；若早晨感觉肚子凉，一天都会胀肚，气在肚子里乱窜。近年痛经越来越重，服各种中西药物无明显效果。其他症状有胸闷叹气，烦躁，易怒，易掉发，食指湿疹，过敏性鼻炎等。舌淡嫩、苔薄腻，脉弱，关尺部尤甚。2009 年 2 月 13 日就诊，先采用体针疗法治疗 9 次，效果不明显。后加用腹针疗法，取穴：中脘（深刺）、下脘（中刺）、气海（深刺）、关元（深刺）、商曲（浅刺）、滑肉门（中刺）、天枢（中刺）、外陵（中刺）、气穴（中刺），风池、足三里、复溜常规刺。腹部 TDP 灯照射，足三里温针灸，进针到位后不做任何手法，留针 30 分钟。治疗 9 次，头汗及其他症状明显好转。后每周巩固治疗 1~2 次，再针 9 次后基本痊愈。（图 7-1）

[杨光.腹针疗法治愈头汗症 2 例.第二届腹针国际学术研讨会论文汇编，2009：170.]

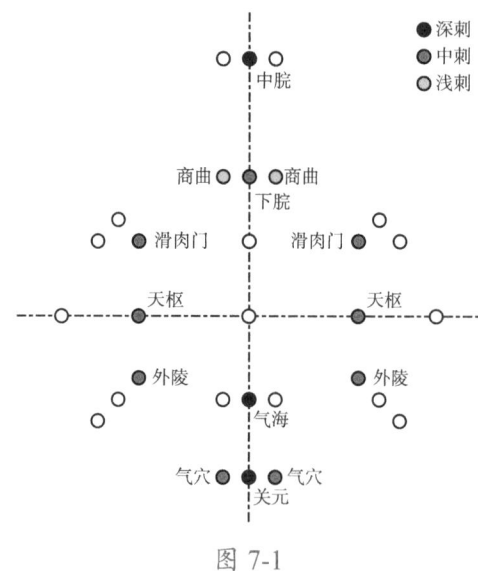

图 7-1

【8 案】

鲁先生，28 岁。2007 年 3 月因感冒发烧，服退烧药后大汗淋漓，此后一直容易出汗，特别是头部，凡饮食、活动、紧张均导致大量汗出，睡眠中时有头汗出，服各种中药无明显效果。除体力较以前明显减弱外，无其他不适。舌淡嫩，脉滑。2008 年 12 月 23 日就诊。取穴：中脘（中刺）、下脘（中刺）、气海（中刺）、关元（中刺）、商曲（浅刺）、滑肉门（中刺）、外陵（中刺），风池常规刺。腹部 TDP 灯照射，进针到位后不做任何手法，留针 30 分钟。治疗 2 次后出汗明显减轻，再治疗 3 次后基本痊愈。（图 8-1）

[杨光.腹针疗法治愈头汗症 2 例.第二届腹针国际学术研讨会论文汇编，2009：170.]

点评： 上两案腹针处方正确。患者 28、36 岁，以引气归元、开腹四关、双商曲调理脏腑、疏通气血自向愈。（林超岱腹针处方图 7、8-1）

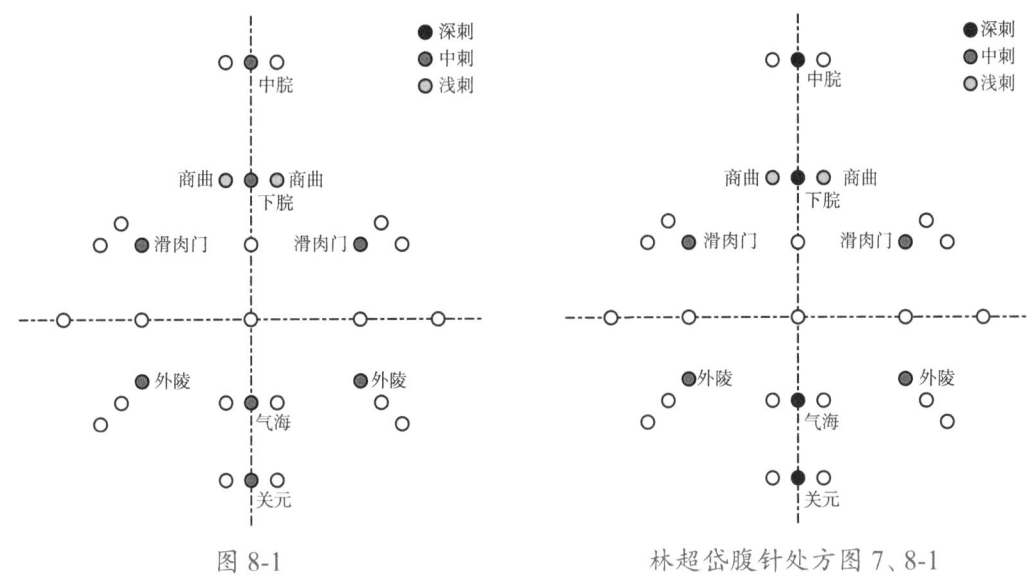

图 8-1   林超岱腹针处方图 7、8-1

眩　晕

【9案】

　　李某，女，50岁，教师。2005年6月初诊，患者间断性头晕3年，加重3日，伴头部昏沉、视物旋转、不敢睁眼、恶心、呕吐两次为胃内容物、胸闷纳呆、周身乏力。既往有颈椎病病史，否认高血压病史。来诊时血压140/80mmHg，他人背入诊室，双目喜闭，舌淡胖，苔白腻，脉滑细。中医辨证为痰浊中阻，治宜燥湿化痰、健脾和胃、开窍通络。给予曲克芦丁注射液静点，扩张血管，改善脑供血。同时针刺腹部中脘、关元、下脘、下脘上0.5寸、双商曲、双大横、右上风湿点。考虑患者血压增高是暂时性的，所以未用降压药。第1次针刺起针后患者可短暂睁眼视物，头晕有所缓解，恶心好转，未再呕吐。第2天复诊时，患者由他人搀扶入诊室，头晕大减，无视物旋转，无恶心及心悸，血压130/80mmHg，精神弱，走路时觉双腿乏力。第3日复诊时患者不用扶杖，自行入诊室，头稍晕，但觉双腿较前有力。第5日复诊，患者诸症悉除，血压120/80mmHg，自诉食欲增加、头部清爽，继续巩固治疗，共计1个疗程（隔日1次，10次1疗程）。1个月后随访患者，头晕一直未发作。（图9-1）

［刘玉芹，潘满立，薛凤敏.腹针治疗眩晕的体会.中华实用中西医杂志，2007，20（2）：136.］

> **点评：** 本案处方正确。考虑全面得当，双大横调脾气，右上风湿点主肝与中焦。（林超岱腹针处方图9-1）

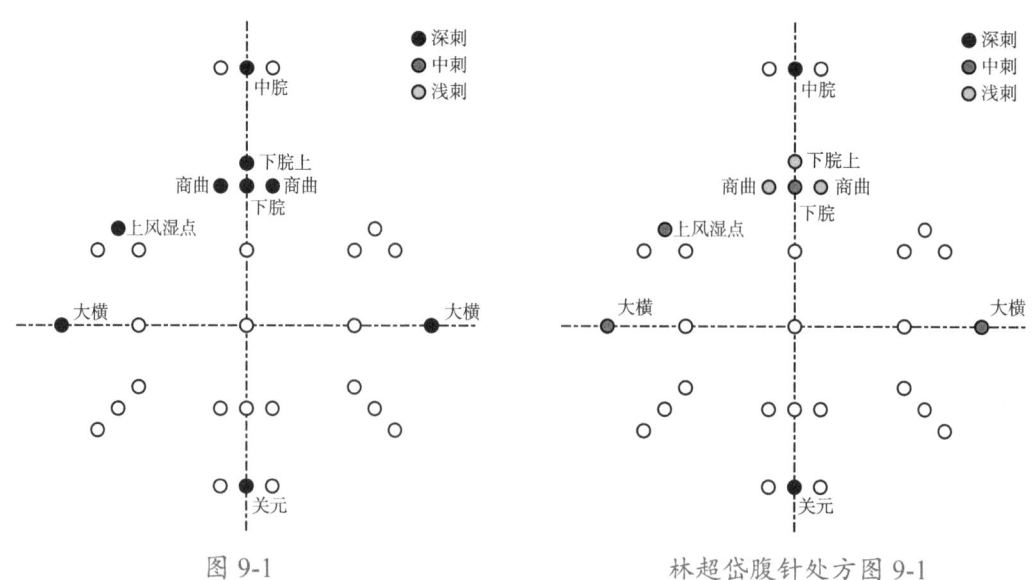

图9-1　　　　　　　　　　　　林超岱腹针处方图9-1

颈性眩晕

【10 案】

梁某，女，65 岁，退休干部。2005 年 1 月 18 日来诊。诉头晕反复发作 3 月余。时有头晕，以转颈时症状加重。查：血压 140/88mmHg，颈椎生理曲度存在，颈椎棘突旁压痛明显，叩顶试验（＋）。X 光片示：C3～C5 椎体前缘及后缘见骨质增生，C3～C4 椎间隙变窄。用腹针疗法治疗 10 次后，眩晕感消失。随访 3 个月未见复发。取穴：取天地针（中脘、关元）、下脘、双侧商曲、双侧滑肉门。合并颈椎疼痛可在下脘用梅花刺法浅刺；久病者加用腹四关（双侧滑肉门和外陵）。（图 10-1）

［陈小凯，李旅萍，叶育霞.腹针治疗颈性眩晕 48 例.首届腹针国际学术研讨会论文汇编，2005：97.］

> **点评：** 本案处方正确。因患者 65 岁，若加上气海深刺以增强补肾功能似应更佳。（林超岱腹针处方图 10-1）

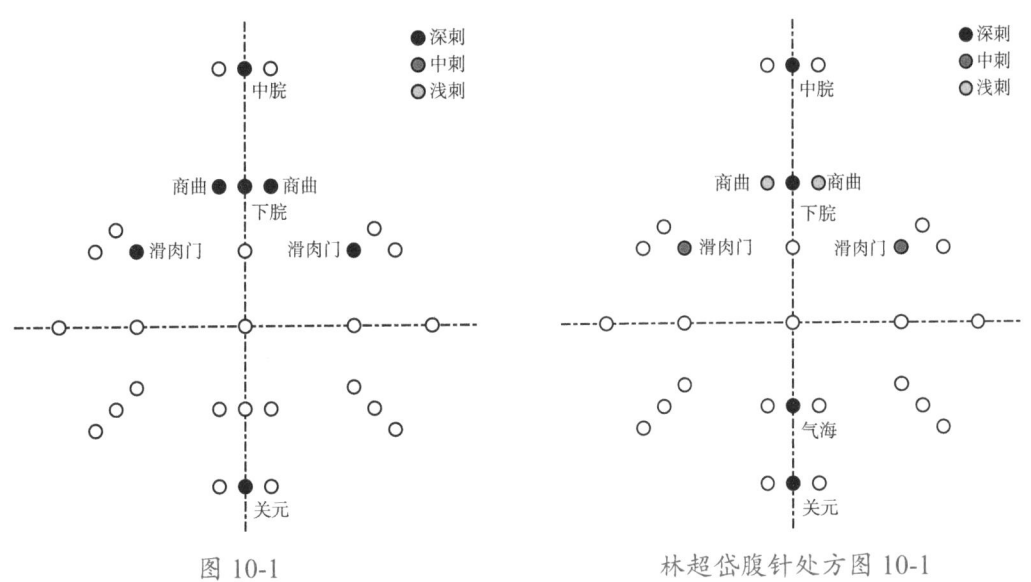

图 10-1　　　　　　　　　林超岱腹针处方图 10-1

椎 – 基底动脉供血不足

【11 案】

李某，女，62 岁，干部。2003 年 4 月 11 日初诊。反复头晕 10 年，加重伴头痛 1 年。患者平时多伏案工作，常感头晕，起初休息后能缓解，后逐渐加重，近来因头晕甚而不能行走，终日卧床，伴头顶部疼痛。头颅多普勒检查示：双侧椎 – 基底动脉供血不足。四诊所见：肢倦乏力，恶心，耳鸣，大便或溏或秘，面色萎黄，舌淡红、体胖边有齿印、苔薄，脉沉细。证属脾肾两虚，髓海不足，脑腑失养。治拟健脾补肾。针刺中脘、关元、气海、阴都、商曲、滑肉门、天枢，留针 30 分钟，隔日 1 次。经治 20 次后头晕明显好转，头痛已除，能自行外出。巩固治疗 10 次，头晕痊愈，随访半年未再发作。按：椎 – 基底动脉供血不足属于中医学 "眩晕" 范畴。其病位在脑窍，与肝、脾、肾等脏腑功能失调有密切关系，临床上以脾肾两虚者为多。患者年事已高，且劳倦过度，耗伤气血，久则损及肾精。治病必求于本，故宜健脾补肾。脾复健运则能生化气血，肾精充足则能上盈髓海。取中脘、关元、气海补肾健脾、益气养血；阴都、商曲、外陵（原文如此）、天枢等理气机而助血运，升清阳而养清窍，髓海充足则眩晕自停。（图 11-1）

[甘海球，蒋剑文 . 腹针疗法临床运用体会 . 浙江中医杂志，2007，42（8）：468.]

点评：本案处方正确。双天枢两可之间。（林超岱腹针处方图 11-1）

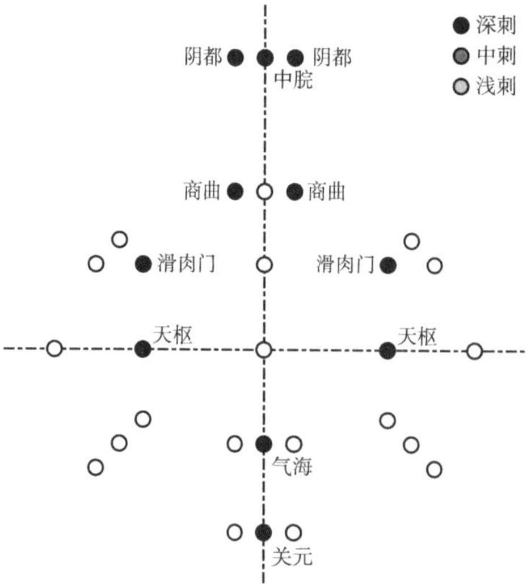

图 11-1

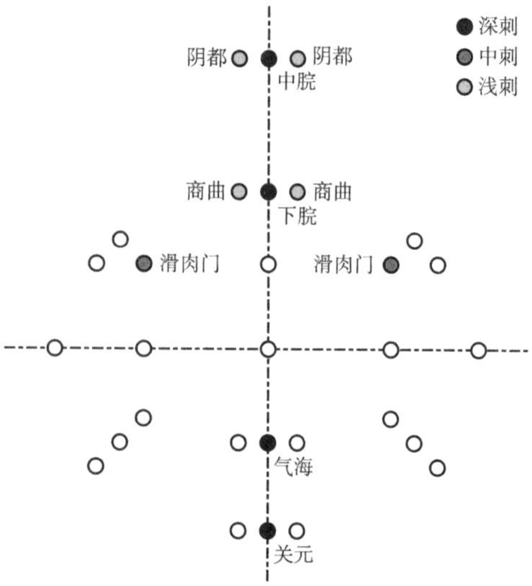

林超岱腹针处方图 11-1

头晕头痛

【12 案】

女性患者，53 岁。来诊诉头晕头痛，曾服用中西药无明显好转，近 1 个多月伴有面色萎黄、烦躁、失眠、纳差，舌淡、胖大有齿痕、苔薄白。治则：补益肝肾，舒筋通络。腹针疗法：引气归元（中脘、下脘、气海、关元），商曲（双侧），滑肉门（双侧），天枢（双侧），大横（双侧），气穴（双侧）。经 10 次治疗后，患者面色红润，精神佳，体态轻盈，头晕基本消失，心情舒畅。患者要求每周做 2～3 次腹针治疗以保健其身体。（图 12-1）

［甄宏鹏，罗海丽.腹针疗法对抗衰老及预防疾病的影响和意义.现代中西医结合杂志，2007，16（30）：4467.］

点评： 本案处方正确。双天枢、双大横两可之间。（林超岱腹针处方图 12-1）

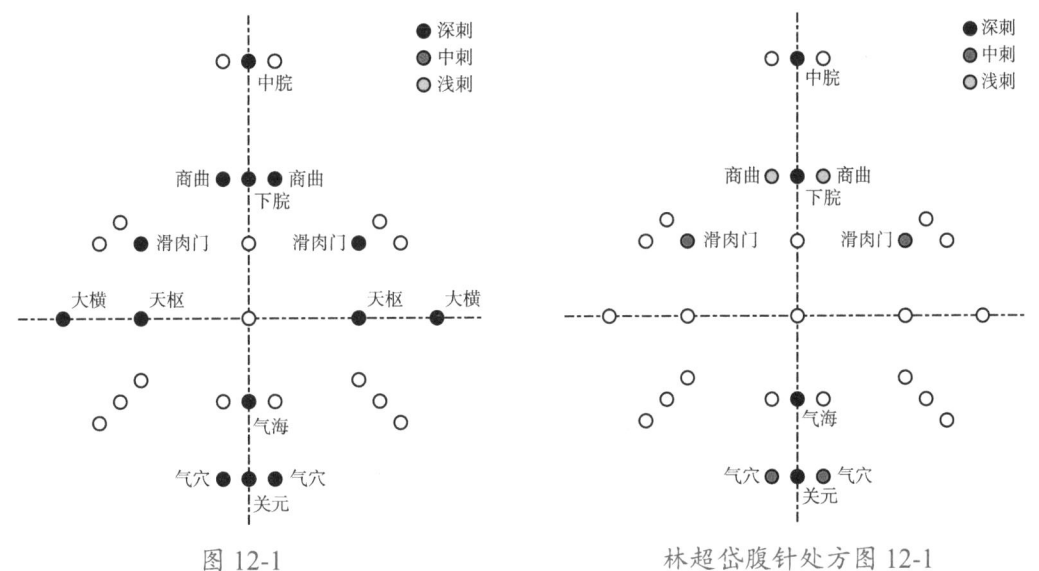

图 12-1　　　　　　　　　　　　林超岱腹针处方图 12-1

中风后遗症

【13案】

　　李某，女，56岁，教师。2003年5月7日中风，到医院急救，诊断为脑出血中风。经抢救，病情平稳，血压正常，于2003年6月2日行腹针治疗。查体：患侧上下肢偏瘫肿胀，肌力为0级，伴有失语，口角向右歪斜，脑部反应迟钝，一切生活不能自理，大小便失禁。给予腹针治疗。主穴：中脘、下脘、气海、关元。配穴：患侧滑肉门、上风湿点、外陵、下风湿点，健侧商曲、气旁。面瘫配患侧阴都，伴语言不利配中脘上，伴手功能障碍配患侧上风湿上点、上风湿外点，足内翻配患侧下风湿内点，踝关节不利配患侧下风湿点，病程较长配气穴。10分钟后左下肢抬高20cm，左食指、中指、无名指渐能微动。经治疗5次后，可独立行走4～5m，并能发出1、5、8、a、o、e等音。经过两个疗程（每日1次，10次1疗程）后，生活基本自理。（图13-1）

[王艳娥.腹针疗法在临床上的临证及心得体会.首届腹针国际学术研讨会论文汇编，2005：265.]

> **点评**：本案处方正确。建议加左气旁中刺、双气穴中刺以加强补肾功能。（林超岱腹针处方图13-1）

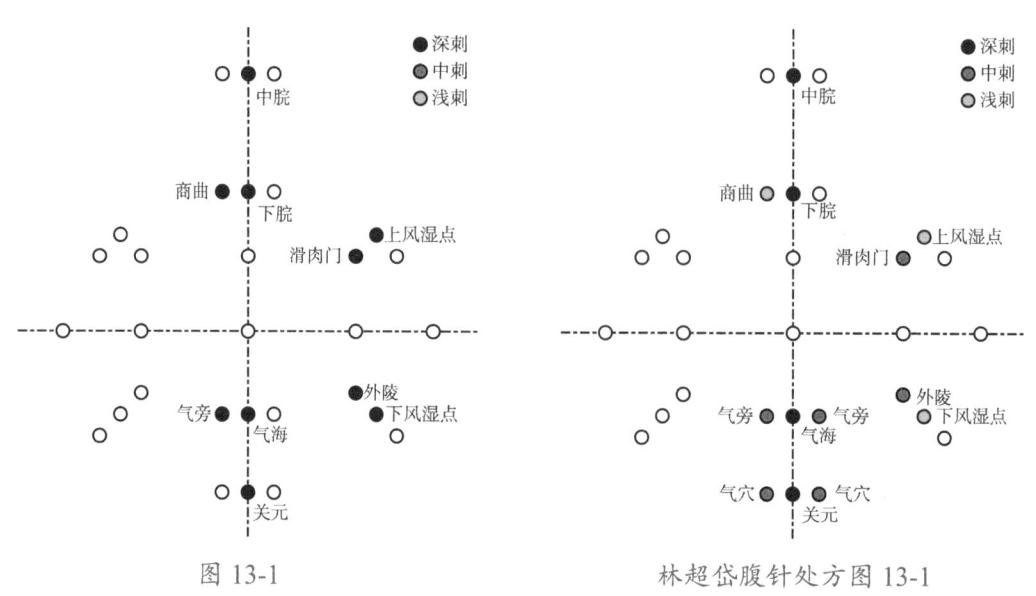

图13-1　　　　　　　　　林超岱腹针处方图13-1

【14 案】

王某，男，75岁，教师。入院时右侧肢体活动受限，右上肢呈痉挛性瘫痪，肘部屈曲，手指呈半握拳，被动伸展阻力大且伸不直，右踝部僵硬。血压为 173/113mmHg，右上肢肌力 2 级，右下肢肌力 3 级，舌质暗，苔白腻，脉弦。头颅 CT 示：双侧基底节区性脑梗死。中医诊断为风痰阻络型中风后遗症。腹针治疗 6 次后，右侧肢体活动灵活，右上肢肌力 3 级，右下肢肌力 4 级，肘部被动伸展时阻力明显减少，右手指自行伸展到位，且有力，足踝部可上下活动，扶杖可行走。1 个疗程后生活基本自理。取穴：引气归元（中脘、下脘、气海、关元），患侧滑肉门、上风湿点、外陵、下风湿点，健侧商曲、大横、气穴。伴语言障碍加通里、廉泉。用 30 号或 32 号针进针后候气再行气，继之催气，留针 30 分钟后起针，同时施以灸法。10 次为 1 个疗程。（图 14-1）

[温卫萍.腹针在中风病和颈椎病中的应用.山西中医学院学报，2006，7（4）: 30.]

> **点评**：本案处方正确。既然给健侧大横，不如双大横中刺调脾气。（林超岱腹针处方图 14-1）

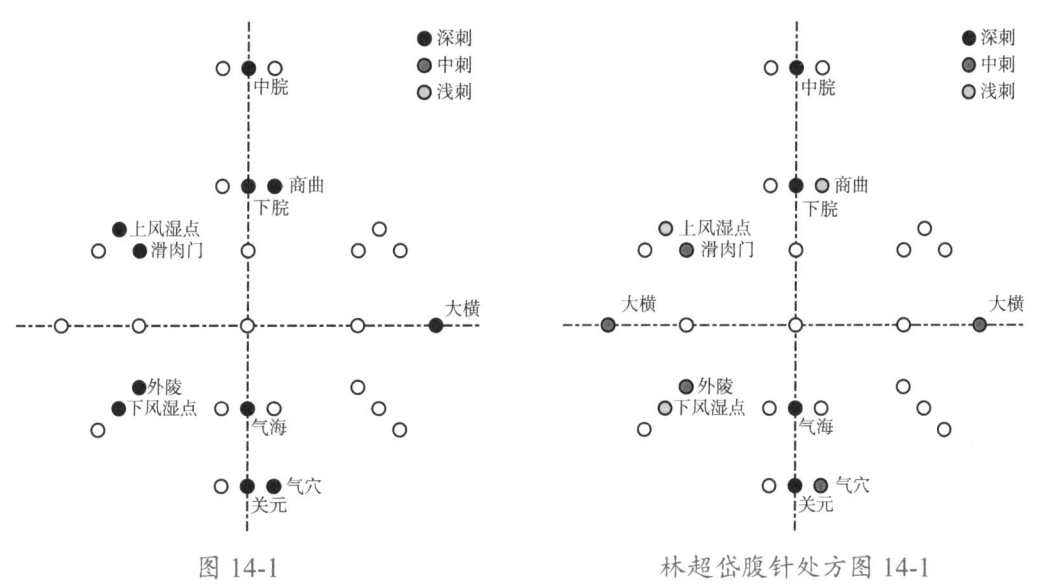

图 14-1   林超岱腹针处方图 14-1

【15案】

某患者，女，66岁。2003年6月15日初诊。患者1个月前因劳累而发生中风，确诊为脑梗死。诊见右上肢成挎篮姿势；右下肢膝关节不能屈曲，行走时呈强直性迈步状态。伴面色萎黄，动则汗出，夜间两腿发凉，食少不知饥，身困重而无力，大便日行六七次，且不能控制。舌质偏淡，六脉细软。证属脾肺气虚，气不运血。处方：黄芪120g，赤芍、制附子、肉桂各10g，当归12g，桃仁、红花、地龙各6g，党参、炒白术各15g，木瓜40g。5剂后，食欲增加，自汗已止，腿已不发凉，六脉较前有力，但大便失禁如故。因虑其久病伤肾，肾气不固，故入菟丝子、蒸首乌各21g，又进5剂后，肢体功能已有明显改变，但大便失禁依然。乃采用腹针疗法，取穴下脘、天枢（双）、大横（左）、大巨（左），捻转手法，得气后去针。上午治疗后，下午未解大便，第二天下午解大便1次，已成形，能控制，腹胀明显减轻。每日1次，连续针刺6次后，大便失禁再无复发。（图15-1）

［贾志宏.腹针治疗中风后难治性大便失禁80例.浙江中医杂志，2006，41（7）：409.］

点评： 本案腹针处方正确。似乎引气归元、双天枢、双大横均深刺更佳。（林超岱腹针处方图15-1）

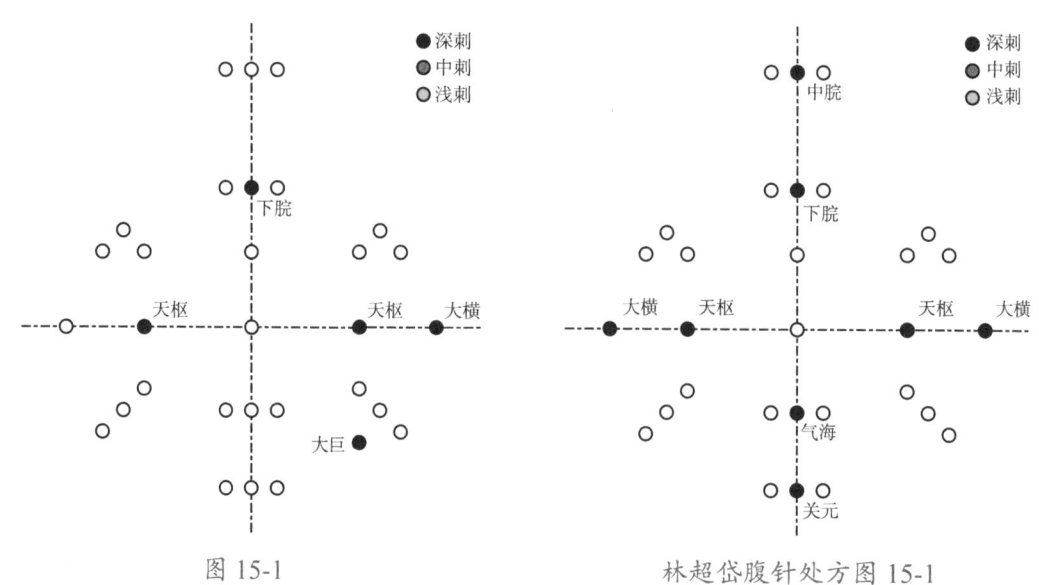

图15-1　　　　　　　　　　　　　林超岱腹针处方图15-1

【16案】

王某，男，72岁。2005年12月5日初诊。左侧肢体活动不利2月余。2月前突发左侧肢体活动不利，某医院诊为"脑梗死"，住院治疗2个月，肌力改善不明显，转求针灸治疗。四诊所见：左上肢肌力0级，左下肢肌力3级，左侧腱反射亢进，左侧巴氏征（＋），面白体瘦，气短乏力，舌暗红、苔薄白，脉细弦。证属气虚血瘀，经脉闭阻。治拟益气活血，疏经通络。针刺中脘、下脘、气海、关元、商曲（右）、气旁（左）、滑肉门（右）（原文如此）、外陵（左），留针30分钟，隔日1次。一诊后左上肢可稍移动，二诊后左上肢已能上抬至胸部。共治疗20次，患者左上肢肌力恢复至3级，左下肢肌力4$^+$级，日常生活能自理。按：患者年老体弱，元气已虚，气虚则运血无力，经脉瘀滞不通，肢体失养而发中风。究其本在气虚，故治当以益气为其要务，佐以行气活血。取中脘、下脘、气海、关元引气归元；商曲、气旁调经脉、通经络；滑肉门、外陵行气活血通络。诸穴合用，气旺则能行血，血运通畅则肢体得养。（图16-1）

［甘海球，蒋剑文.腹针疗法临床运用体会.浙江中医杂志，2007，42（8）：468.］

> **点评：** 本案处方正确。文中滑肉门（右）、气旁（左）可能是笔误？（林超岱腹针处方图16-1）

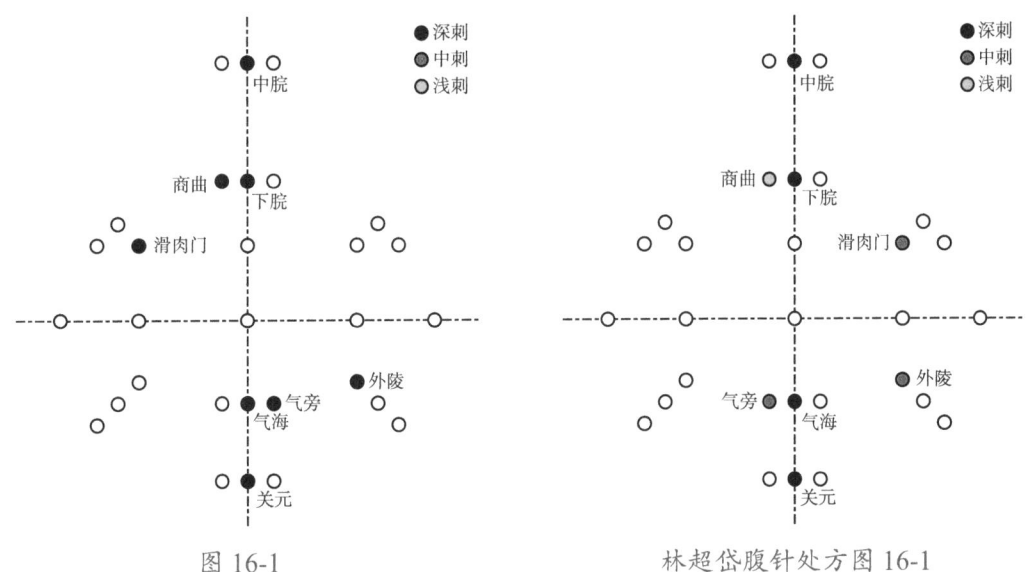

图16-1　　　　　　　　　　　　林超岱腹针处方图16-1

【17 案】

宴某，男，76 岁。语言謇涩 3 天，加重伴右侧肢体无力 2 天，以脑梗死收入院。做头颅 CT 示：左侧基底节区脑梗死。患者神志清楚，语言謇涩，右侧肢体无力，口臭难闻，大便已 3 天未解，舌尖红，苔黄腻干，脉细弱。右上肢肌力 2 级，下肢肌力 2 级，肌张力不高，腱反射对称引出，右下肢查氏征（＋），余（−）。西医诊断：脑梗死。中医诊断：中风（肝肾阴虚，阴虚阳亢）。针对患者目前情况，给予西医常规治疗：丹参注射液 40mL 静滴，维生素 C、E 静滴清除氧自由基；配合腹针治疗，取穴如下：中脘、下脘、关元、气海、大横、滑肉门、外陵。治疗 1 个月后患者可扶栏杆行走，右侧肢体肌力为 4 级。按：脑梗死发病后，常出现语言謇涩、肢体瘫痪等，大多恢复较慢或不可逆。本病属中医学之"中风"范畴，腹针治疗以引气归元为主，从治疗脾、肾入手。方中中脘、下脘均属足阳明胃经，两穴合用有理中焦、调升降的功能；气海为气之海，关元培肾固本，肾又主先天之气，因此，4 穴合用有以后天养先天之意；滑肉门、外陵左右共 4 穴为腹四关，此 4 穴具有通调气血、疏理经气使之上输下达肢体末端的作用，是引脏腑之气向全身布散的妙穴，与引气归元合用时有通腑之妙；大横穴可以调整脾脏功能；配合远端肢体穴位如三阴交、足三里、阴陵泉、阳陵泉穴即可疏通局部气血，可有调补肝肾、补益气血之功。（图 17-1）

［罗莎.腹针临床应用举隅.贵阳中医学院学报，2008，30（3）：52.］

> **点评**：本案处方正确。按语大部分内容学习引用了薄智云教授《腹针疗法》中之论述。（林超岱腹针处方图 17-1）

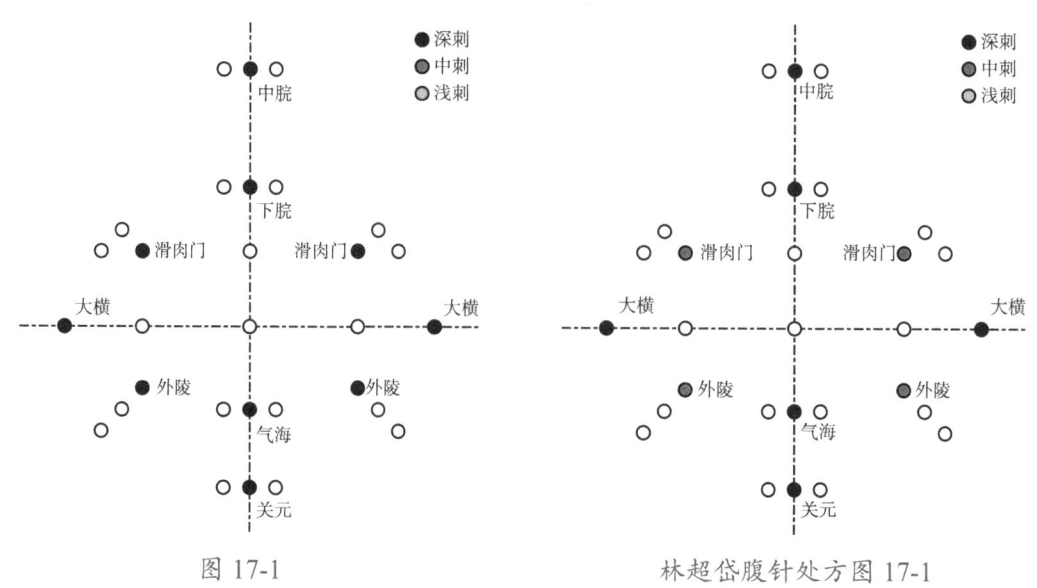

图 17-1   林超岱腹针处方图 17-1

【18案】

周某，女，49岁，退休工人。2000年7月2日就诊。1999年12月25日晨起突感头昏，跌仆，不省人事，即送苏州大学附属二院，CT示：右侧壳核出血，脑萎缩。经中西医抢救，症情缓解，共住院43天后出院。刻诊：神志清醒，言语不清，上肢肌力0级，下肢肌力1级，周身怕冷，即使时逢暑季，运动后仍无汗出。小便次数增多，夜间达7~8次。患肢摸之冰凉，舌淡、苔薄黄，脉细弦。腹针取穴：阴都（左）、滑肉门（右）、上风湿点（左）、外陵（左）、下风湿点（左）、大横（左）。留针30分钟。隔日1次，10次为1疗程。治疗3个疗程后显效。（图18-1）

［车建丽.腹针治疗较长病程中风后遗症40例临床观察.江苏中医药，2002，23（1）：31.］

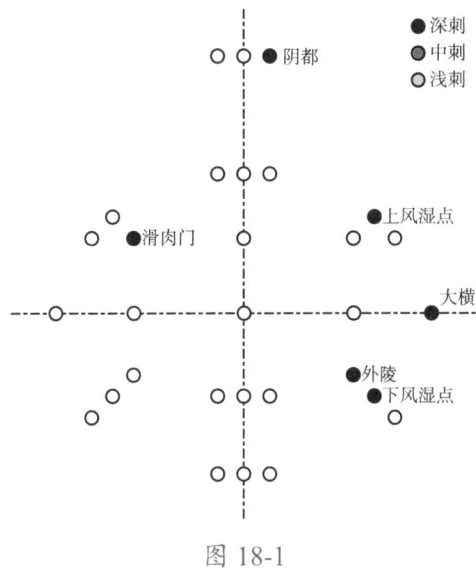

图 18-1

【19案】

李某，男，56岁，退休干部。2000年8月3日就诊。于年初某次会议上突感头昏，随即跌仆，不省人事，被同事送至附近医院。头颅CT示：右侧壳核出血。经抢救治疗，症状缓解，再经药物、体针等治疗，病情好转，但各种功能恢复不够理想。今言语謇涩，吞咽不利，上肢肌力1级，下肢肌力2级，伴周身怕冷，小便频数，大便时干时溏。查体：伸舌稍有偏转，舌淡、苔薄白腻，舌下静脉青紫、粗张、迁曲。腹针治疗取阴都

（左）、滑肉门（右）、上风湿点（左）、外陵（左）、下风湿点（左）、大横（左）。留针30 分钟。取针后舌下刺络放血。腹针每日 1 次，放血隔日 1 次。治疗 10 次为 1 疗程，3 个疗程后，能独立行走或需扶拐杖行走，上肢肌力 2 级，下肢肌力 3 级；口眼歪斜、语言謇涩等症状明显好转。其余症状均亦减轻。（图 19-1）

［车建丽.腹针配合刺络放血治疗中风后遗症 30 例——附体针治疗 20 例对照.

浙江中医杂志，2003，38（12）：518.］

> **点评：** 上两案均为右侧壳核出血，处方基本正确。从所述疗效看还是不错的，但仍建议加引气归元深刺。（林超岱腹针处方图 18、19-1）

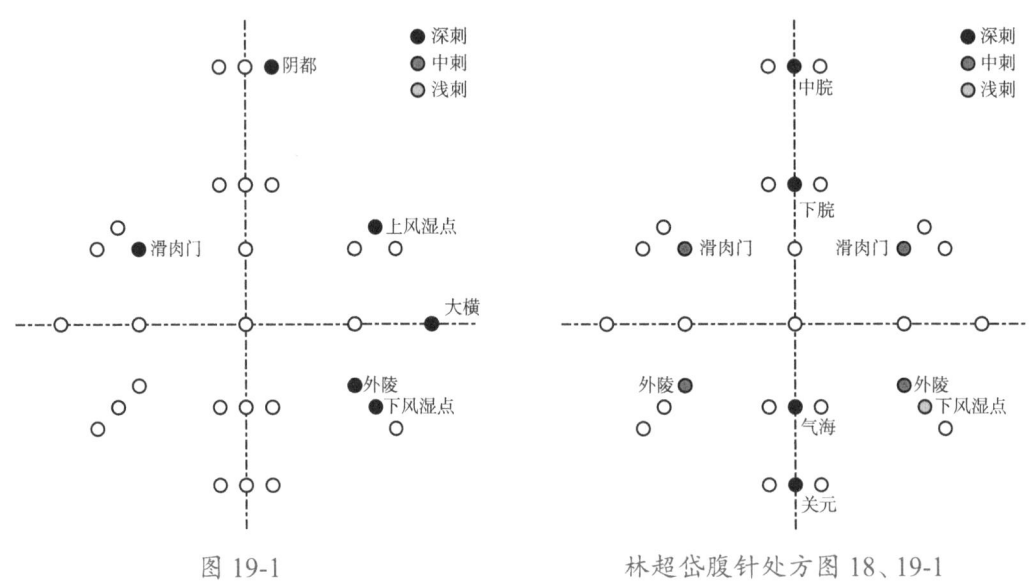

图 19-1　　　　　　　　　　　林超岱腹针处方图 18、19-1

【20 案】

患者，男，60 岁。2006 年 7 月 18 日来诊。患者自述 3 天前锄地，午后突觉右半身无力，即骑摩托车返回。下午到某医院做颅脑 CT 检查，提示左基底节部梗死，故住院治疗，随即逐渐加重，不能单独行走。住院 3 天患者执意出院。检查患者语言清晰，不欲食，自觉全身无力，大便不干，但排便时久坐不能排出；自述素无高血压病史，自住院以来，血压居高不降，血压 200/80mmHg；右上肢抬起可齐胸，手指活动不灵，右足呈内翻状。六脉沉细，舌质偏淡。证为气虚型中风，治宜益气养血、活血祛风，处方：黄芪 60g，当归 24g，赤芍 10g，川芎 6g，地龙 6g，红花 6g，桃仁 6g，菟丝子 12g，僵虫 10g，陈皮 6g，姜半夏 10g。每天 1 剂，水煎 2 次取汁服。6 剂服毕，患者精神好转，自觉身较前有力，挽扶可行走，二便恢复正常，血压 160/80mmHg，腹无不适，但无饥意，唯仍不欲食，主症减轻，效不更方，仍以前方出入，固本扶正，兼疏达经络，并取腹针以治病变之标，以达疏通脑络病变灶之本，以望食欲增加。8 月 6 日复诊，血压 130/80mmHg，食欲恢复正常，患者能单独行走，生活能够自理。腹针主穴：上脘、中脘、天枢（双侧）；配穴：大巨（左侧），大横（左侧）。进针深度一般 1～2 寸，针时要避开腹主动脉（在腹中线偏左的位置，瘦者可触及搏动），瘦者进针可稍浅，胖者进针可稍深，以得气为标准。不欲食以上脘、中脘（若有肝脾肿大，进针时应避开）、下脘、天枢为主穴，伴腹胀者加配穴大巨，便秘者加配穴大横。手法：以捻转手法为主，得气数分钟即可去针。（图 20-1）

［吕玉良，贾志洪 . 腹针治疗中风后难治性不欲食 60 例 . 临床合理用药，2009，2（6）：39.］

> **点评**：本案腹针处方基本正确。建议中脘、下脘深刺，双天枢、双大横中刺即可。（林超岱腹针处方图 20-1）

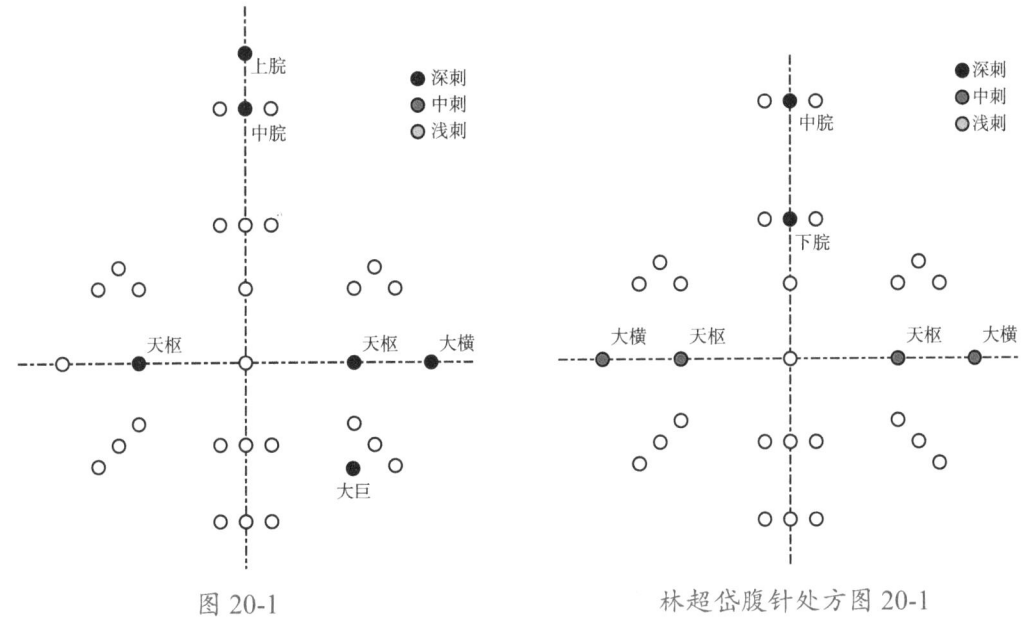

图 20-1　　　　　　　　　　林超岱腹针处方图 20-1

【21 案】

　　患者甲，男，62 岁，素有高血压病史。2013 年 5 月 4 日白天因与家人吵架，出现头晕，家人给予降压药后好转，到夜间起夜后突然出现右侧肢体活动不灵，并伴有头晕、头痛、言语不清、口角㖞斜、流涎，遂由家人送往北华大学附属医院急诊。经 CT 检查为左侧丘脑出血、小脑萎缩；诊断为脑出血。给予保守治疗，经过对症治疗 20 天后，各项生命体征稳定，病情好转，转入我院康复医学科进行后期康复治疗。入我科室时，患者平卧右下肢可屈伸，但较费力，上肢不能伸举，腕关节及手指关节都不能活动，患侧面部口眼㖞斜并伴有麻木，医嘱给予针灸治疗和康复训练。针灸采用腹针疗法，每周 6 次。取穴：中脘、下脘、气海、关元、商曲（健侧）、滑肉门（患侧）、上风湿点（患侧）、上风湿外点（患侧）、上风湿上点（患侧）、外陵（患侧）、下风湿点（患侧）、下风湿下点（患侧）、气旁（健侧）、大横（双侧）、阴都（患侧），针刺顺序如上取穴顺序。第 1 天腹针针刺完毕后，患者自感患侧膝关节紧束感，遂将患侧下风湿点的针向上缓慢轻提，嘱患者活动患侧下肢，直到患者感觉膝关节紧束感消失，并伴有整个患侧肢体有轻微蚁行感，同时患者感觉上下肢活动较针刺前灵活有力，并且感觉全身有舒适感，留针 30 分钟后起针。之后每天针刺完毕后，问患者有无不适感，并针对不适感做出及时调整，消除不良针感的影响，直至患者出现较针刺前舒适轻便的良好感觉。针刺 1 周后，患者腕关节及手指出现轻微活动，口眼㖞斜明显好转，无流涎症状。针刺 2 周后，患者下肢灵活有力，可自行行走，手腕部可屈伸，无明显口眼㖞斜。针刺 2 周后，改为隔日 1 次，每周 3 次。患者入院针刺 4 周后，可自如完成上下楼梯、吃饭穿衣服系鞋带等日常生活活动，故出院。患者及家属对疗效非常满意。（图 21-1）

［田培良，刘艳平 . 腹针疗法治疗中风后遗症 1 例 . 中医临床研究，2015，7（4）：48.］

　　点评：同意本案处方。右上风湿上点两可之间。（林超岱腹针处方图 21-1）

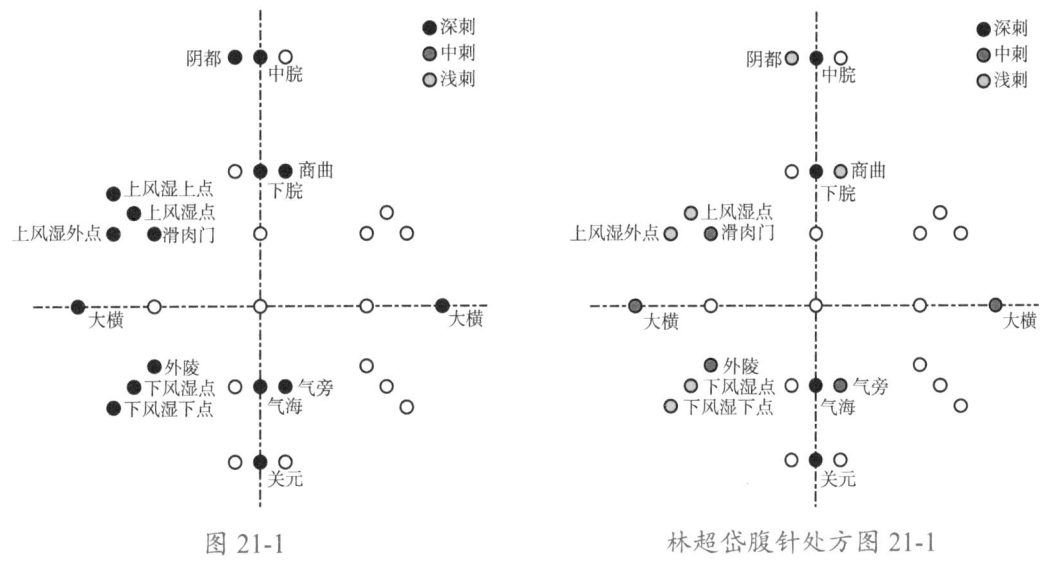

图 21-1　　　　　　　　　林超岱腹针处方图 21-1

【22 案】

患者甲，男，62 岁。于 2013 年 5 月因脑梗死入住我院神经内科，经内科治疗病情平稳后转入我科进行康复治疗。留有明显的后遗症，左侧肢体麻木伴有功能障碍，给予下述方法治疗。治疗 15 天后，麻木明显改善。治疗 1 个月后，患肢麻木感完全消失。腹针取穴：主穴：引气归元（中脘、下脘、气海、关元）。配穴：腹四关（双侧滑肉门，双侧外陵），健侧商曲、气旁，患侧上风湿点、上风湿外点、下风湿点、下风湿下点。操作方法：患者取仰卧位，常规消毒后，按腹针的标准化取穴，用 1 寸毫针针刺穴位。引气归元穴深刺，刺入地部；腹四关中刺，刺入人部；其他穴位浅刺，刺入天部。针刺每周 6 次，连续治疗 4 周。在腹针治疗的基础上，在患侧肢体上采用火罐疗法。在患侧麻木的肢体上，顺着阳明经的经络拔火罐，留罐 10 分钟。每周 6 次，连续治疗 4 周。（图 22-1）

［刘艳平，田培良. 腹针配合火罐治疗中风后肢体麻木 41 例. 中医临床研究，2014，6（8）：70.］

点评： 本案腹针处方正确。（林超岱腹针处方图 22-1）

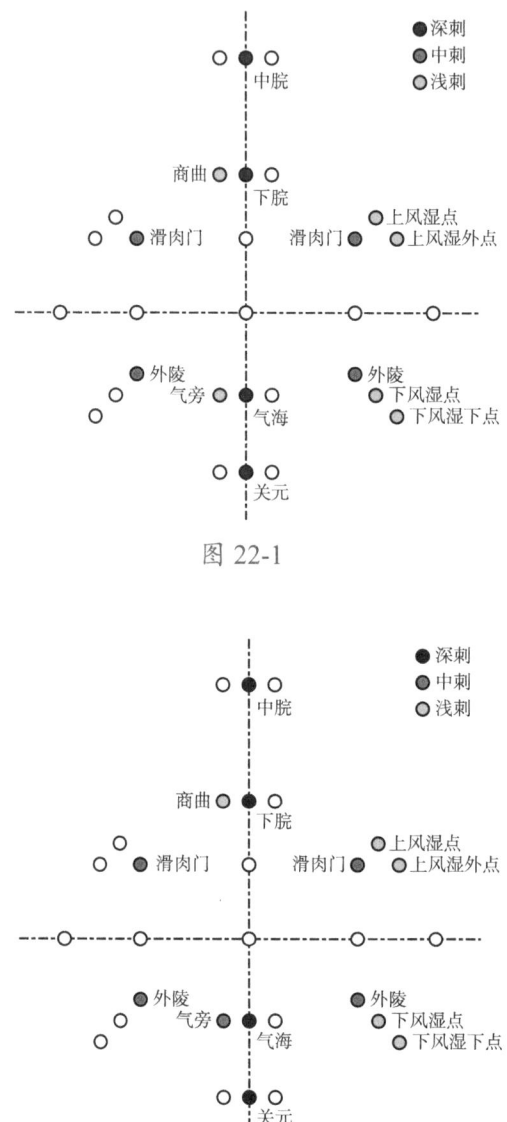

图 22-1

林超岱腹针处方图 22-1

假性球麻痹

【23案】

患者，女，64岁。于2000年10月14日午饭后开始言语含糊，吐字不利。即送医院治疗，2天后因无明显效果来我院。经头部CT诊断：左颞顶叶脑梗死；左基底节区陈旧性脑梗死。查：神志清楚，言语不利，左侧肢体活动不灵，舌不能伸出齿外，饮水呛咳，不能进食；血压107/95mmHg，舌红，脉弦细。证属肝肾阴虚，风痰上扰。取穴：内关（双）、三阴交（双）、风池（双）、水沟、天突、廉泉，每日针刺1次。同时结合西医治疗：蕲蛇酶、脑活素、血栓通静滴，每日1次。经上述治疗1周，病情无明显改善，遂改用腹针治疗，当晚患者即能进食，次日查房见患者言语清楚，舌能伸出，喝水不呛，告愈。巩固治疗10次。腹针主穴：中脘、下脘、气海、关元、滑肉门（双）、外陵（双）；配穴：内关（双）、三阴交（双）、廉泉。（图23-1）

[张亚军，刘晓丽，杨成义，等.腹针为主治疗假性球麻痹30例.现代中西医结合杂志，2002，11（16）：1566.]

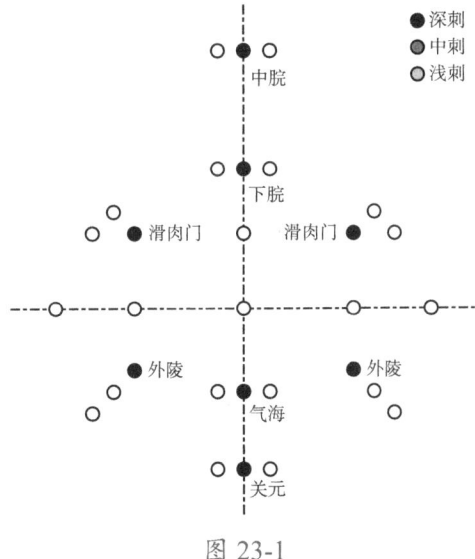

图 23-1

脑 萎 缩

【24案】

杨某，男，78岁，干部。自1991年起，反应迟钝，语言不利，回答问题尚准确。腰软，腿部日渐无力，需人扶持尚能行走一两步，常小便失禁。经头颅CT检查，确诊为脑萎缩。10年来经多方治疗均无明显好转，今来求腹针治疗。检查：肌力2级，腱反射亢进，巴氏征（＋）。以腹针"引气归元"法治疗，取中脘、下脘、气海、关元、关元下及双侧滑肉门、外陵、大横、气穴。针刺行气后，留针30分钟。针至第5次时，症状好转，经人搀扶能行走20余步，小便次数明显减少，生活能自理，下肢肌力能达到3级，对答基本准确。针至20次以后，已能够行走50步，肌力6级，与人对答无误，语言较前明显流利，已不需人搀扶便能独立行走。后随访8个月未见复发。（图24-1）

［王宝玲.腹针"引气归元"法治疗脑萎缩43例.浙江中医杂志，2002，37（12）：536.］

点评：上两案用其他疗法可能属难治范畴，而采用薄智云教授发明之引气归元和开腹四关竟效如桴鼓，妙不可言。（林超岱腹针处方图23、24-1）

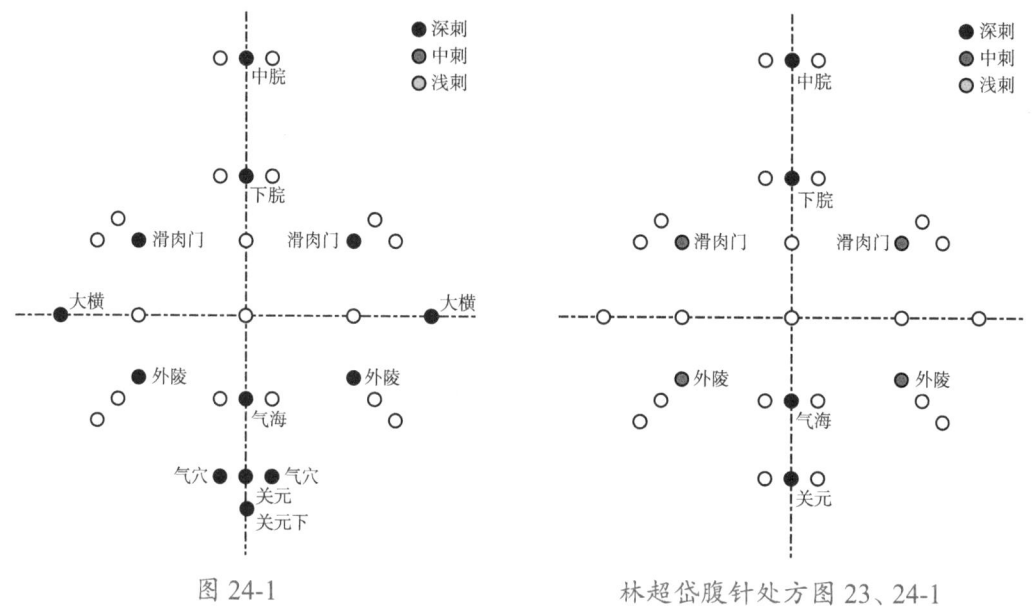

图 24-1　　　　　　　　　　　　林超岱腹针处方图23、24-1

帕金森病

【25 案】

患者曹进根，男，77 岁。因为"进行性右手震颤 10 年，加重 5 个月"于 2006 年 10 月 25 日至 2006 年 11 月 17 日在我院内五神经科住院治疗，住院号为：0026921。患者入院症见：神清，表情单一，右手震颤，静止时明显，紧张时加重，颈面部及四肢肌肉略强直，说话缓慢，动作迟缓，转颈、起身及起步困难，迈步前倾，呈小步态，行走时越走越快，不能立刻停步，坐位时不稳，日常生活可自理，但右手精细活动欠灵活。纳可，眠一般，口干苦，诉小便急，大便可，舌质暗红，苔微白腻，脉沉细。神经系统检查：表情单一，舌肌轻微震颤，行走小步态，四肢肌张力高，四肢肌力正常，右手轻微静止性震颤，四肢腱反射（+），病理征（-）。中医诊断：颤病（肝肾亏虚，瘀阻脉络）。西医诊断：帕金森病，高血压病 2 级高危组，冠心病，慢性胃炎，前列腺增生，双眼白内障。右眼白内障手术后主管医生给予左旋多巴胺门诊量维持，加用中药方，以龟鹿二仙膏合大定风珠加减，并请我科会诊。我科于 2006 年 10 月 26 日会诊后给予腹针治疗：引气归元，左侧气旁和气穴，双侧商曲，双侧腹下关（原文如此，猜想似乎是双外陵之意）；体针治疗：曲池、外关、梁丘、血海、足三里（均双侧）。（方义：中脘和下脘属胃脘，两穴有理中焦、调升降的作用。手太阴肺经起于中焦，有主肺气肃降功能。气海为气之海、关元培肾固本，肾又主先天之元气。四穴合用有"以后天养先天"之功。左侧气旁和气穴有舒肝调气之功。双侧腹下关可通调气血、疏通经气使之上输下达肢体末端。双侧商曲可改善颈部供血到大脑。）经上述处理后，2006 年 10 月 30 日，患者右手震颤频率较前有所减少，余同前。2006 年 11 月 2 日，患者右手震颤频率较前有所减少，此时患者口干苦，考虑患者原中药稍滋腻，中药应加强滋阴，余同前。2006 年 11 月 6 日，患者自觉动作迟缓较前好转，起步困难较前有所好转（尤其每天针灸后 2 小时内症状改善较为明显），余同前。2006 年 11 月 16 日，患者行动迟缓及右手震颤较前明显好转，起步困难较前有所好转，余同前。准予出院。（图 25-1）

［董嘉怡 . 腹针加体针配合中西药治疗帕金森病 . 首届全国腹针学术研讨会会议论文集，

2007：171.］

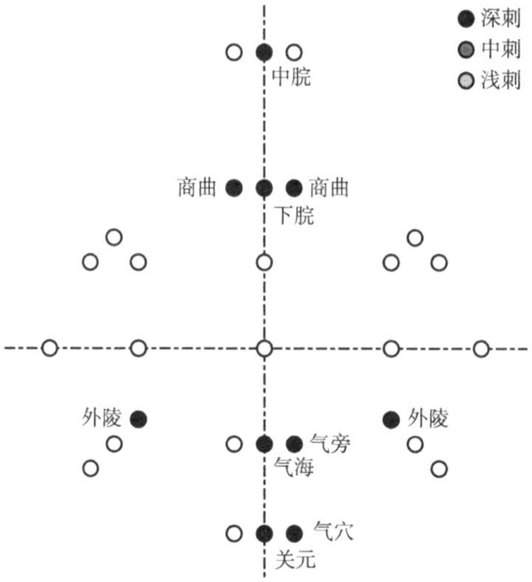

图 25-1

【26案】

李某，女，69岁。2006年9月20日初诊。自述右侧上下肢震颤10年，近3个月左侧嘴角亦开始震颤严重，多方治疗无效，前来针灸治疗。患者上下肢，尤其是手腕、脚腕震颤抽动时有关节叩击声，嘴角震颤时，牙齿叩击声令周围人有恐惧感，身疲乏力，无食欲，二便正常。舌红苔白厚，右脉沉有力，左脉弦。诊断：震颤麻痹（肝血不足，寒湿困脾）。治疗：引气归元，腹四关，大横，双气穴，双商曲。留针40分钟，每日1次，10日1个疗程。第1个疗程后牙齿叩击声和关节震颤时引起的关节响声消失，震颤好转，但无力症状无改善。第2疗程嘴角震颤已经消失，肢体震颤亦明显好转（震颤程度好转，每次震颤维持时间减短），身体开始感觉有力。共治疗4个疗程。手足在疲劳或紧张时仍出现震颤，但程度已明显减轻，可以承担家务工作。（图 26-1）

［李仁淑．腹针"引气归元"、"腹四关"临床应用案例．首届全国腹针学术研讨会会议论文集，

2007：185.］

> **点评：** 上两案腹针处方正确。开腹四关、双大横、双气旁、双气穴中刺。（林超岱腹针处方图 26-1）

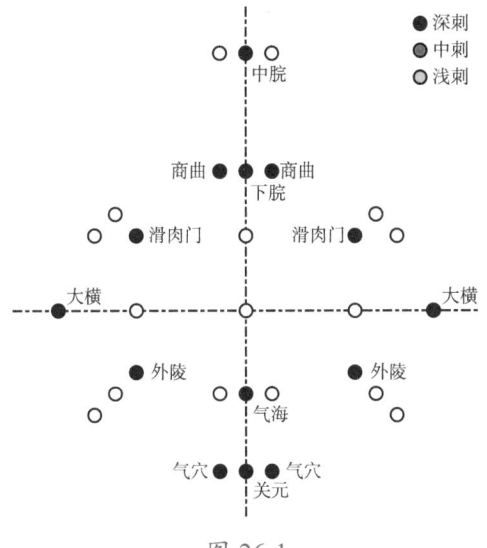

图 26-1

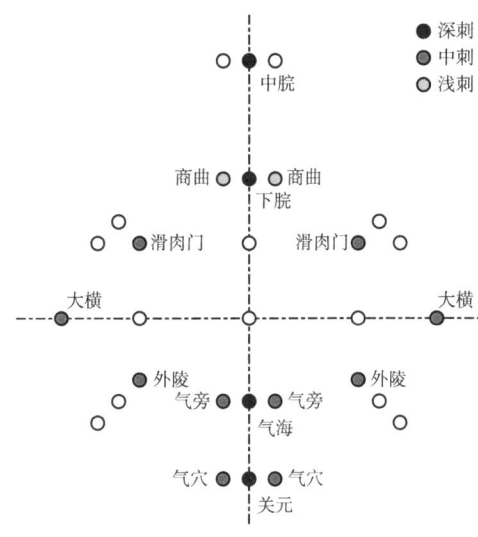

林超岱腹针处方图 26-1

面　瘫

【27 案】

刘某，男，45 岁，农民。初诊日期：2003 年 11 月 14 日。主诉：右侧面部瘫痪 1 年 4 个月。病史：曾在镇医院做外贴药、堵鼻、口腔内挑割及中西药治疗 7 个月，疗效不明显，故来我科就诊。诊见：右额纹浅，右眼裂扩大，鼻唇沟平坦，不能做蹙额、闭目、露齿、鼓气等动作。诊为顽固性面瘫。取穴：阳白透鱼腰、偏瘫穴（耳尖上 2 寸）透太阳、地仓透颊车、颊车透颧髎。腹针选穴：引气归元（中脘、下脘、气海、关元）、双侧阴都、同侧的上风湿点。进针的深度在人部，采用捻转补法。采用上法治疗 20 次，症状明显好转，治疗 30 次后痊愈。（图 27-1）

［王建萍，黄鹏根，王克红.透穴加腹针治疗顽固性面瘫 24 例.中国针灸杂志，2005，25（2）：142.］

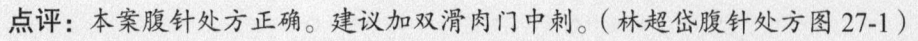

点评：本案腹针处方正确。建议加双滑肉门中刺。（林超岱腹针处方图 27-1）

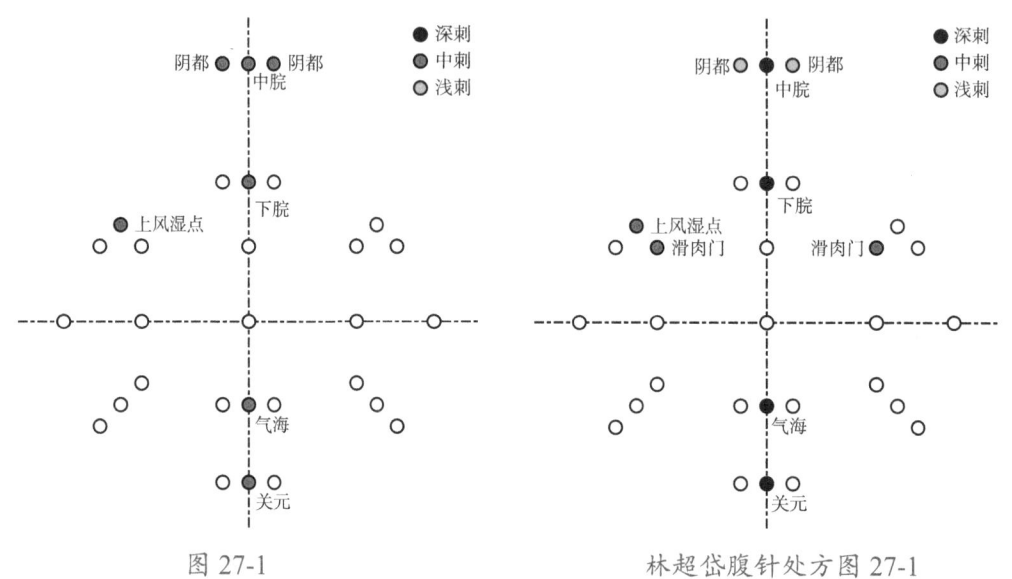

图 27-1　　　　　　　　　　　　林超岱腹针处方 27-1

【28案】

王某，女，18岁。2002年6月15日就诊。主诉口眼歪斜2天伴耳后疼痛，因考试复习紧张劳累复感风寒引起。查：右面部水肿，右侧额纹消失，右眼睑不能闭合并伴流泪，鼻唇沟浅，人中沟偏向健侧，口角下垂，鼓腮不能。头颅CT扫描未发现异常改变。诊断：周围性面瘫。治疗：采取腹针疗法急性期针刺法（中脘、水分、双上风湿点），中脘加灸罐，第1次就感觉右侧面部发热，耳后疼痛减轻。共针灸10次，右侧面部症状及体征消失，神经功能恢复正常，痊愈。周围性面瘫急性期是由于面神经管内的炎性渗出及水肿，致使面神经受压而引起面部软组织水肿、疼痛及面部肌肉麻痹不用。大量临床资料证明，及早解除水肿受压，才是防止和挽救面神经变性的最佳选择。腹针疗法急性期组合正是起到调理经气、消肿利湿之功效，加上艾灸可以温散风寒，针灸并用疗效显著。对于恢复期患者腹针慢性期组合则更显优势，引气归元可健胃调脾使正气恢复、邪气散除。另外，腹针疗法不直接刺激面部，从而避免了因刺激过度引起的面肌痉挛等后遗症，值得临床推广。（图28-1）

［马学青.腹针疗法治疗周围性面瘫63例疗效分析.首届腹针国际学术研讨会论文汇编，

2005：210.］

点评：同意本案处方。（林超岱腹针处方图28-1）

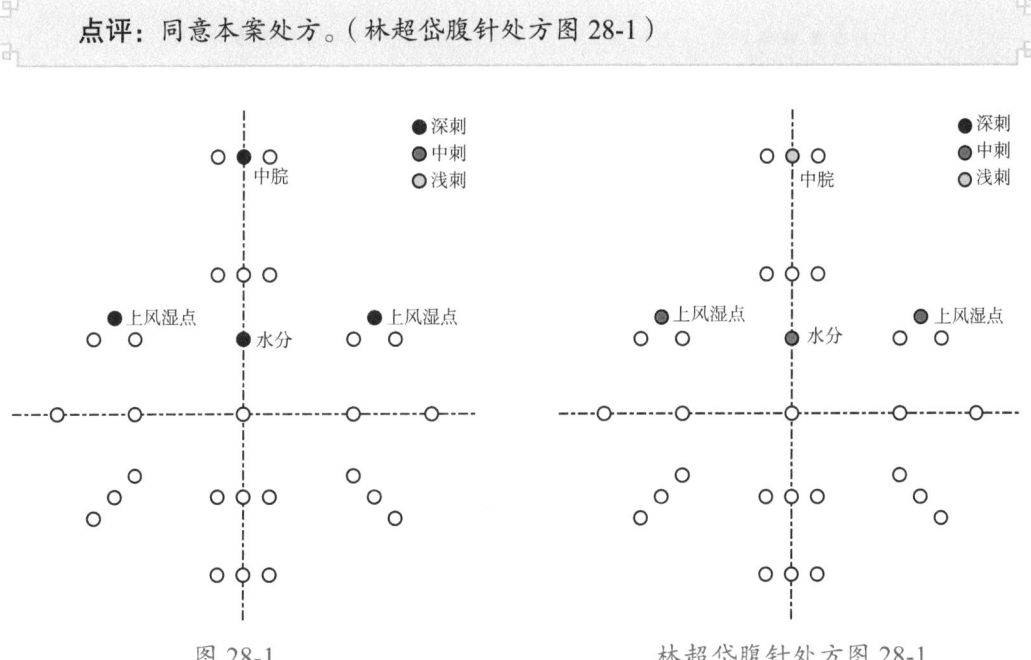

图28-1 　　　　　　　　　　　　　林超岱腹针处方图28-1

【29案】

患者，女，60岁，退休干部。3天前晨起锻炼时，因感受风寒致使左侧面部不适，随即出现嘴角右偏，左眼裂不能闭合，额纹消失。诊断：左侧周围性面瘫。综合治疗10天后症状明显减轻，又经1疗程（10次1疗程）治疗痊愈。随访半年无不适。腹针治疗选穴：中脘、中脘旁、下脘、商曲、滑肉门、气海、关元。按摩方法：病人仰卧，医者坐于患者头顶侧，用双手拇指在患侧面部做推摩数次，然后用拇指、食指、中指捏拿患侧皮肤并配合捻动，使皮下产生温热感为宜，再用拇指或中指按拨耳前颞部及后颈部的痛点数次，重点按揉下关、四白、迎香、地仓、颊车等穴。按摩时间不少于20分钟。（图29-1）

［罗建伟.腹针加按摩疗法治疗面瘫42例临床观察.健康大视野·医学分册，2006（11）：20.］

点评：本案腹针处方正确。按摩两可之间。（林超岱腹针处方图29-1）

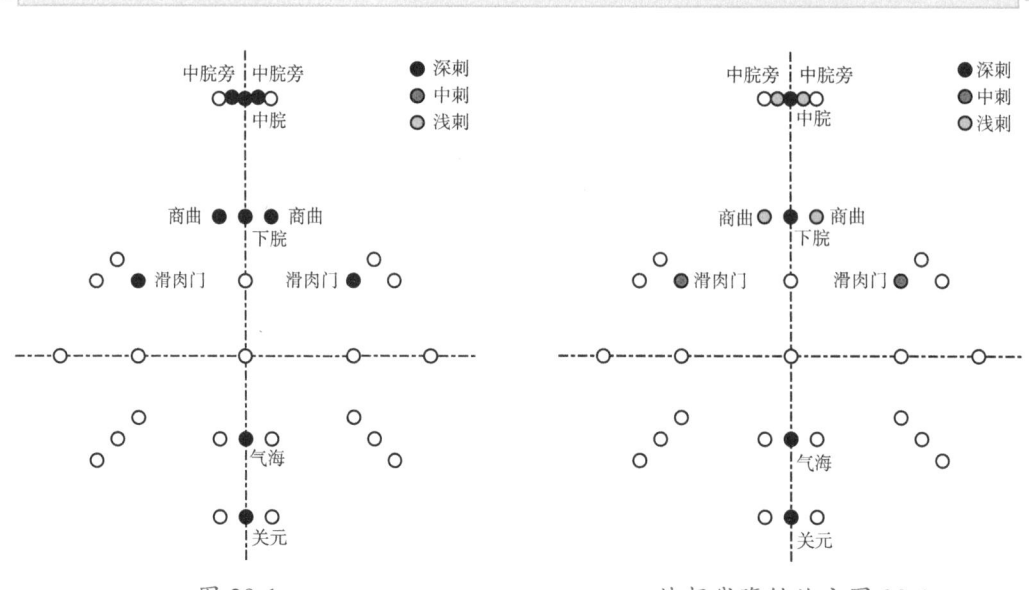

图29-1 　　　　　　　　林超岱腹针处方图29-1

【30 案】

王某，女，46 岁，干部。2006 年 4 月 10 日初诊。主诉：右口眼歪斜 2 天。现病史：2 天前开窗睡觉，不慎受凉，次日晨起刷牙觉右口角漏水，右眼流泪，同侧额纹消失，眼睑闭合不能，右侧鼻唇沟变浅，鼓腮漏气，口角歪向左侧，右耳后部胀痛，舌质淡，苔薄白，脉浮紧。诊断：周围性面瘫。治疗：就诊后 1～6 天，采用腹针治疗。取穴：中脘（梅花刺）、下脘、气海、关元、滑肉门、外陵。体针取穴：攒竹、阳白、太阳、四白、地仓、颊车、迎香、翳风、合谷、太冲，每天 1 次，右口眼歪斜明显好转，之后结合体针治疗 3 次，共治疗 10 次后痊愈。（图 30-1）

[周贤华，徐美爱，卢俊 . 腹针为主治疗周围性面瘫的临床观察 . 针灸临床杂志，2007，23（1）：19.]

点评：本案腹针处方正确。双外陵似可不要。（林超岱腹针处方图 30-1）

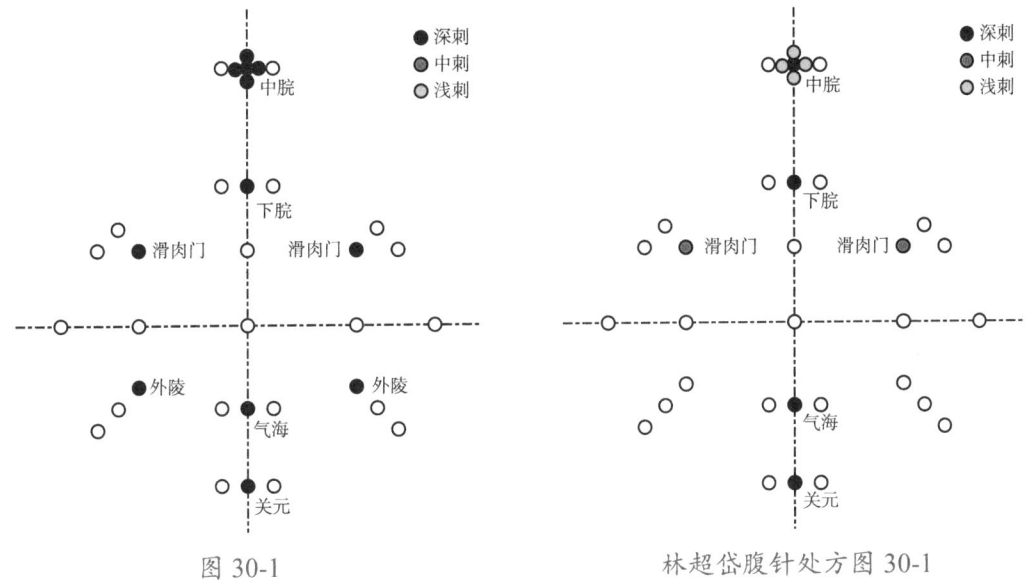

图 30-1   林超岱腹针处方图 30-1

【31案】

　　葛某，女，60岁。左侧口眼㖞斜30天，左侧额纹消失，鼓腮漏气，左鼻唇沟变浅，口角向右歪斜，耳郭疼痛，舌前2/3味觉消失，眼睛干涩。形体偏瘦，饮食较差，平素畏寒，时有腰酸软不适，眠差多梦，舌淡苔薄，脉浮按之不可得。既往有10年糖尿病史，血糖控制尚可。本次发病经外院常规西医营养神经、抗病毒、面部针灸治疗30天疗效不显。西医诊断：面神经炎（周围性）。中医诊断：面瘫（脾肾阳虚型）。患者常规治疗疗效不佳，经过辨证，选用腹针治疗，取穴如下：中脘、下脘、气海、关元，健侧商曲、患侧阴都，留针30分钟，平补平泻。15天后患者症状改善，1个月后明显改善。待患者脾胃及肾功能有所恢复，临床症状稍好转，在原来针刺的基础上加上面部穴位的针刺，取得更好的疗效。按：虽然面部针灸治疗面瘫有肯定的疗效，但是仍然有不少患者症状难以缓解，一般认为，面瘫病程超过1个月者属难治性。中医认为，面瘫是因气血不足，风寒或风热侵袭而致。患者脾胃虚弱，故长期饮食较差，脾主肌肉，脾虚则肌失健，脾胃为气血生化之源、后天之本，患者饮食较差，久病气血乏源，致气血虚弱，且久病伤肾，不能抵制外邪而发病。引气归元（中脘、下脘、气海、关元），是腹针治疗的常用组穴，有治心肺、调脾胃、补肝肾的功能，商曲穴在腹针中与头颈部相对应，刺之能通所过经络；阴都穴在腹针中与头面部相对应，刺之以疏通局部气血。治疗后脾胃运化好转，本原稳固，气血可上濡于面部，加之局部针刺通经活络，故能取得很好的疗效。（图31-1）

［罗莎．腹针临床应用举隅．贵阳中医学院学报，2008，30（3）：52.］

　　点评： 本案腹针处方基本正确。建议加双滑肉门中刺，可能疗程无需这么长。（林超岱腹针处方图31-1）

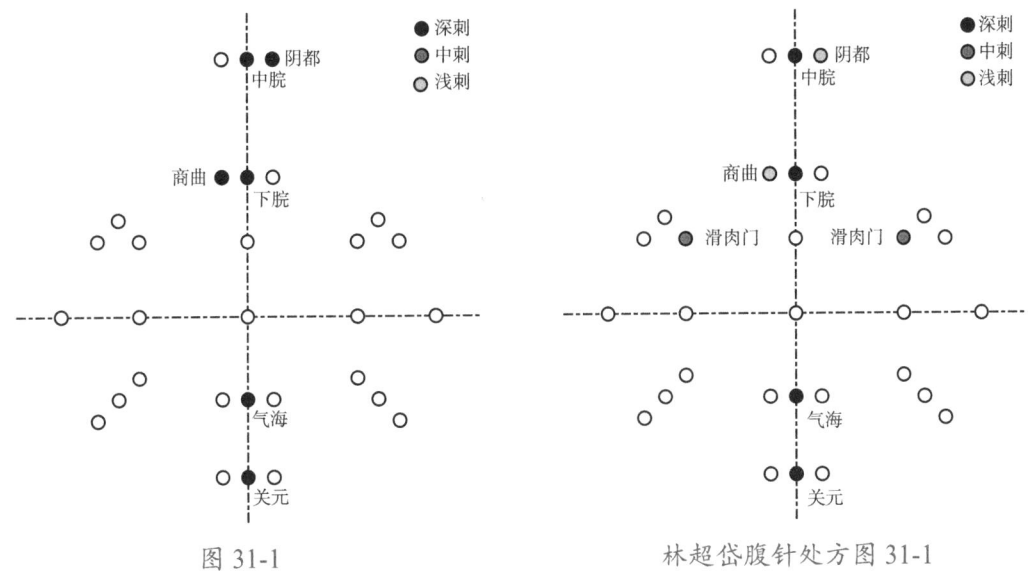

图 31-1　　　　　　　　　　　林超岱腹针处方图 31-1

【32 案】

丁某，女，23 岁。2007 年 4 月 1 日初诊。右侧口眼歪斜 3 月余。3 个月前因感受风寒后出现右侧口眼歪斜，当时于某西医院诊断为右侧面神经炎，口服强的松片、弥可保片、维生素 B$_1$ 片治疗约 1 个月，症状有所缓解，后继续治疗半月，面部症状未见好转。后到上海某医院接受针灸治疗，症状改善缓慢。为求进一步治疗，来到我科。查体：右侧额纹变浅，用力闭目右眼睑尚能完全闭合，但力量差，右侧鼻唇沟变浅，耸鼻不能，微笑口角右歪，不能吹口哨，露齿 1 颗。舌边红，有齿痕，苔薄，脉弦细，RPA 积分 5 分。腹针治疗，针刺下脘、中脘、中脘旁（患侧）、滑肉门（双侧）。局部选穴用地仓、大迎、颊车、下关、颧髎、太阳、攒竹、阳白。远道取穴足三里、阳陵泉、三阴交、太冲、合谷（患侧）。1 个疗程（10 次 1 疗程）后复诊：额纹较前稍深，眼睑闭合尚可，微笑讲话时口角左歪好转。2 个疗程后复诊：两侧面部基本对称，右侧额纹较左侧稍浅，症状明显改善，RPA 积分 19 分。（图 32-1）

［宣丽华.腹针在难治性面瘫治疗中的作用.第二届腹针国际学术研讨会论文汇编，2009：68.］

点评：同意本案腹针处方。（林超岱腹针处方图 32-1）

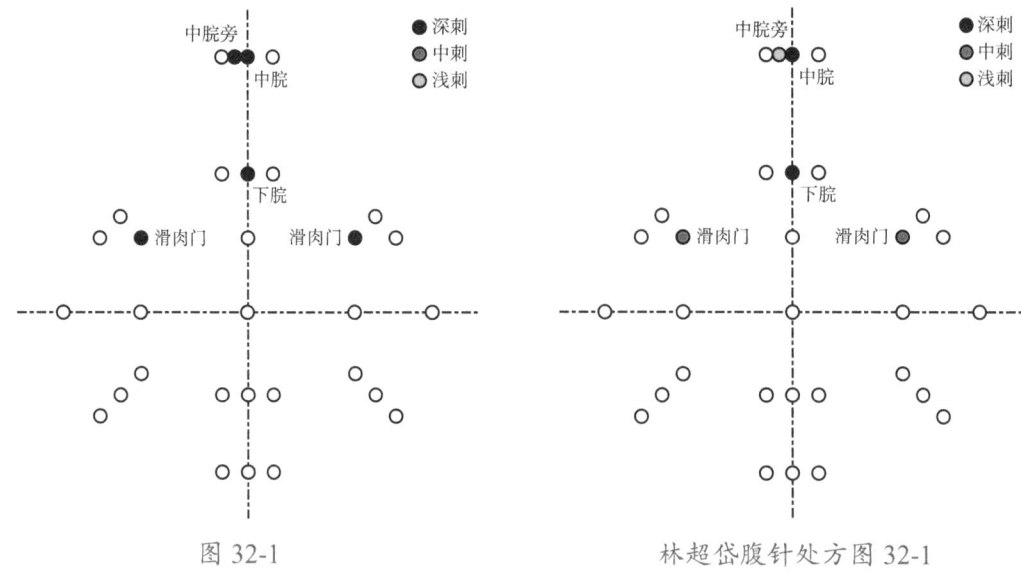

图 32-1　　　　　　　　　林超岱腹针处方图 32-1

【33 案】

吴某，女性，40 岁。2008 年 4 月 21 日就诊。主诉：左侧面部疼痛 2 天，眼睑闭合不全，口角歪斜 5 月余。患者 5 个月前外感后出现左侧眼睑闭合不全、迎风流泪、鼓腮漏气、口角歪斜，曾到外院诊治，诊断为"面神经炎"，经高压氧舱治疗、低频脉冲治疗、口服药物及针灸治疗后，效果欠佳，自行放弃治疗。近两日出现左侧面部肿痛，痛点集中在下颌处，压痛明显，无伴活动受限，现口角仍偏歪，眼睑闭合不全，眼裂约 3mm。舌红苔薄，脉弦细。查体：左嘴角闭合不全，左眼睑闭合不全，眼裂 3mm，左面部肿胀，左下颌及嘴唇压痛，无明显充血，活动度正常，肤温正常，耳后无压痛。诊断：面瘫后遗症（燥热伤阴）。处方：中脘、下脘、商曲（双）、上风湿点（双）（图 33-1）。10 天为 1 疗程，开始 5 天每天针刺 1 次，随后隔天针刺 1 次。选用 0.20×30mm 腹针，每次留针 20 分钟。疗效：第 1 次治疗后面部疼痛稍减，次日复诊上嘴唇闭合较前好转，左侧面部仍胀痛，眼裂 3mm。守上方并辅以头面部的腹部投影（中脘外上 0.1～0.2 寸），治疗 3 天后眼睑完全闭合，但未能如健侧灵活，嘴角闭合不理想。治疗第 4 天，自觉症状如前，而后乳突发紧，太阳穴及头皮发胀，伴头痛，处方加气海、关元、气穴（双）、滑肉门（左）、大横（左）（图 33-2）。继续治疗 3 次，眼睑及嘴角均能闭合，太阳穴旁仍胀痛，耳后紧绷感消失。再治疗 3 次，上方去上风湿点（双），面部肿痛基本消失，面部表情较前自然，无头痛头晕。患者自行要求结束治疗，3 个月后患者来院复诊，眼睑及嘴唇活动正常，面痛消失，无复发。

［李慧玲.腹针巧治疑难病.第二届腹针国际学术研讨会论文汇编，2009：172.］

点评：本案处方正确。本案有演变、有思考。患者40岁，气穴两可之间。似应加上双滑肉门中刺更宜。（林超岱腹针处方图33-1）

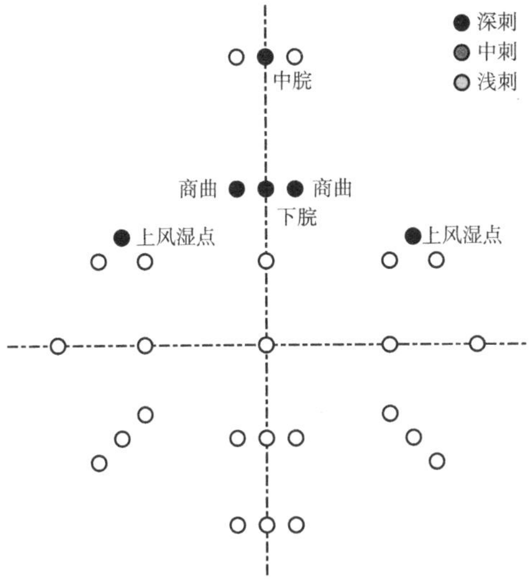

图 33-1

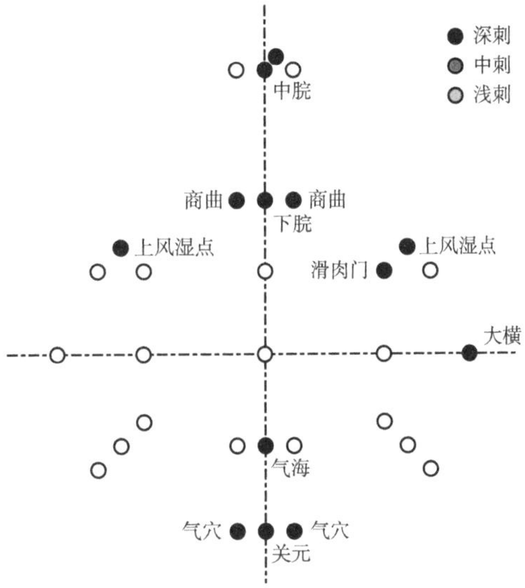

图 33-2

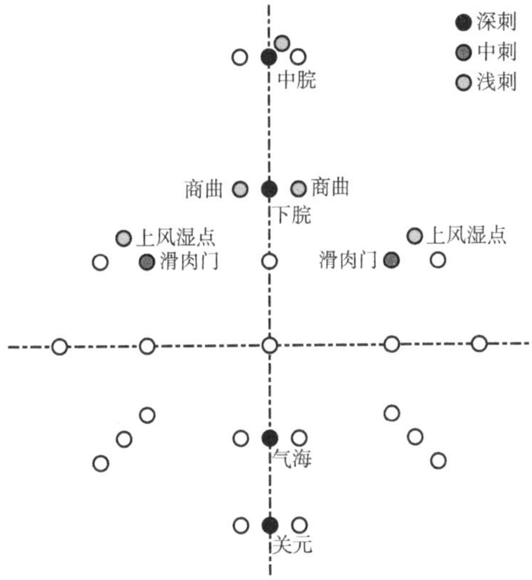

林超岱腹针处方图 33-1

【34 案】

廖某，女，46 岁，教师。2003 年 2 月 20 日于我科门诊求治。主诉：右侧口眼歪斜 3 日。症见：右侧面部活动不利，右眼迎风流泪，吃饭藏食，发病前有劳累史。查体：右侧额纹消失，右眼裂不能闭合，露睛约 2mm，右侧鼻唇沟变浅，口角向左侧歪斜，右侧鼓腮漏气，右耳后压痛（＋），右侧角膜反射减弱。舌质淡红，苔薄白，脉细。头颅 CT 未见异常。中医诊断：面瘫（风邪入络）；西医诊断：右面神经炎。腹针疗法取穴：引气归元（中脘、下脘、气海、关元）、上风湿点。治疗 10 次，口眼歪斜等症状消失，恢复如常。（图 34-1）

[徐勇刚，莫晓枫，张海峰 . 腹针治疗面神经炎 68 例 . 针灸临床杂志，2005，21（4）：12.]

点评： 同意本案处方。（林超岱腹针处方图 34-1）

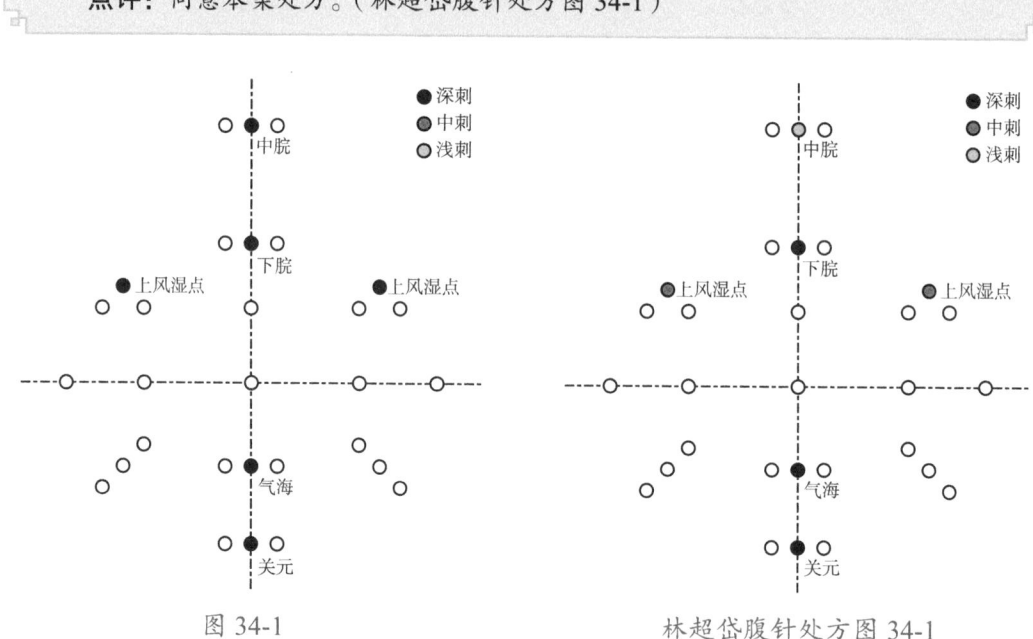

图 34-1　　　　　　　　　　　林超岱腹针处方图 34-1

【35 案】

女性，25 岁。急性扁桃体炎后 3 天出现左额纹消失，眼睑不能闭合，迎风流泪，口角向右歪斜，左侧口角流涎，左侧面部略肿胀，轻微乳突后压痛。即于西医院诊治，予口服强的松、他巴唑、弥可保，并抗病毒治疗，配合针灸（传统体针）治疗，病情未见改善。于病程第 8 天，于我科就诊，当时见舌尖红，苔白，微腻，脉浮。即接受针灸治疗，予常规体针，并配合腹针。腹针选穴：中脘、中脘旁、上风湿点（右）（原文如此）、商曲（左）（原文如此）、下脘。针刺当时觉左侧面部肌肉活动较前灵活，左眼睑闭合改善。守方治疗，1 周后左眼睑可闭合，再行治疗 1 周，症状完全消失。（图 35-1）

[文幸 . 腹针治疗面神经炎体会 . 首届腹针国际学术研讨会论文汇编，2005：269.]

点评： 本案处方正确。上风湿点（右）、商曲（左）似应为笔误。（林超岱腹针处方图 35-1）

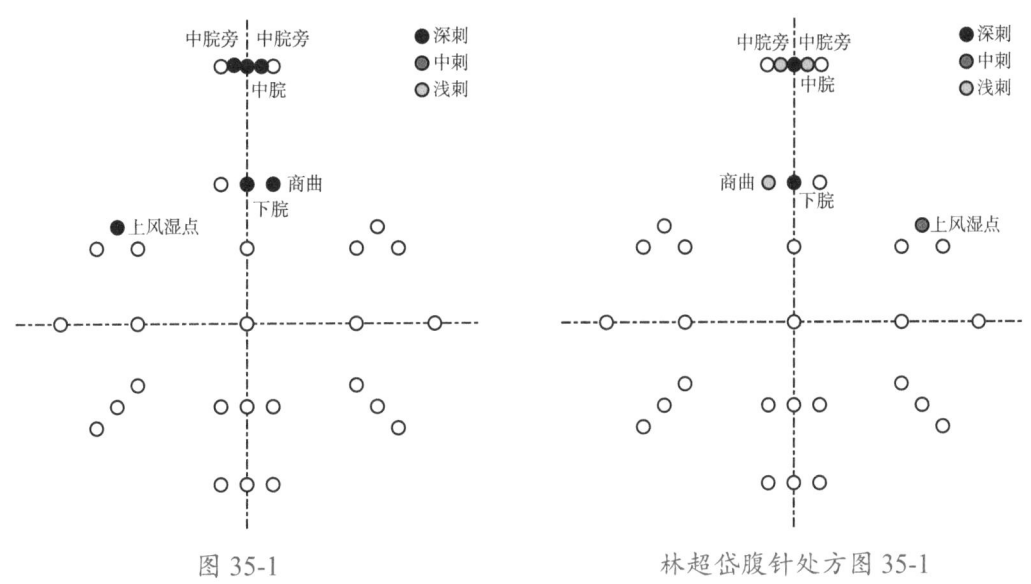

图 35-1　　　　　　　　　　　林超岱腹针处方图 35-1

【36 案】

徐某，女，26 岁。右侧面部不适 1 天。症见：右侧面部麻木，右侧额纹消失，右侧鼻唇沟变浅，右侧嘴角下垂。舌红，苔白腻，脉滑。查体：心肺（−），腹部（−）；神经系统：四肢肌力、肌张力正常，生理反射存，右侧额纹消失，右侧鼻唇沟变浅，右侧嘴角下垂，右侧 Bell 征阳性，上下眼睑不能闭合，距离 5mm，伸舌居中，病理反射未引出。西医诊断：右侧面神经炎；中医诊断：面瘫（痰热阻络）。腹针处方：中脘（浅刺），下脘（浅刺），双侧滑肉门（中刺），双侧上风湿点（中刺），右侧面部对应点。疗效：针刺 5 分钟后右侧面部有温热感，麻木改善；10 分钟后上下眼睑可以闭合至 0.2mm。治疗 8 次后痊愈。按：面瘫临床包括急性期、恢复期、后遗症期。急性期为面神经炎水肿，使用面瘫基本方为：中脘（浅刺），下脘（浅刺），滑肉门（中刺，双），上风湿点（中刺，双），面瘫局部对应点。中脘、下脘、滑肉门（双）通调经气，上风湿点（双）清热解毒，面瘫局部对应点缓解面部症状。对于面瘫急性期患者主要以泻法为主。因发病之初邪气旺盛，正气不虚，应给予清热解毒、疏通经气以达到缓解症状的目的。恢复期，面神经水肿已退，功能开始恢复，此期治法为活血通经，故在原处方的基础上加患侧商曲（中刺）改善患侧血液循环，促进面神经功能恢复；后遗症期，邪去正亦虚，原方减驱邪的上风湿点，加益气扶正的气海（深刺）、关元（深刺）。（图 36-1）

［吕海涛 . 罗翌教授运用腹针疗法经验撷英［J］. 新中医，2014，46（11）：47.]

点评：同意本案处方。说理明白。（林超岱腹针处方图 36-1）

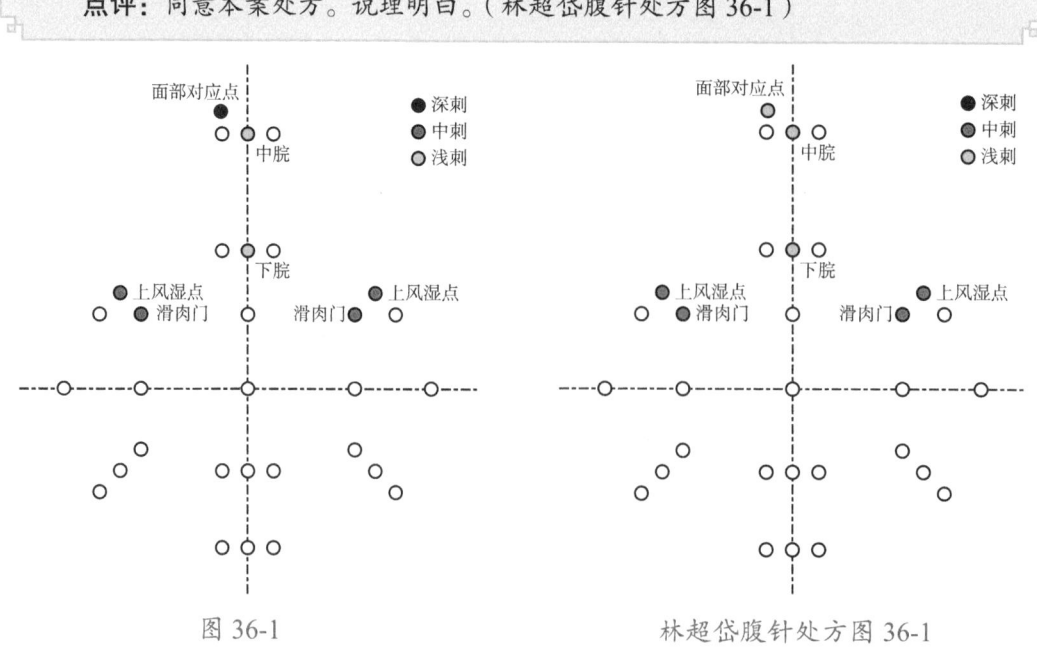

图 36-1   林超岱腹针处方图 36-1

三叉神经痛

【37案】

李某，男，68岁，干部。2004年11月1日初诊。三叉神经痛反复发作1年，又发1周。患者1年前因左面颊部、上唇阵发性疼痛就诊于内科，经检查诊断为三叉神经痛（第二支），服卡马西平片，疼痛能缓解。每月均发作1次，但经常服药后胃脘不舒，隐隐作痛。此次发作后未服卡马西平片，而服中药治疗未缓解，遂来针灸科治疗。舌淡红苔腻，脉细滑。中医诊断：面痛（痰湿阻络）；西医诊断：三叉神经痛。通过针刺中脘、关元、滑肉门、阴都、上风湿点、天枢穴，5次后疼痛即愈。3个月后随访，疼痛无发作。（图37-1）

［宣丽华.腹针治疗三叉神经痛的体会.首届全国腹针学术研讨会会议论文集，2007：156.］

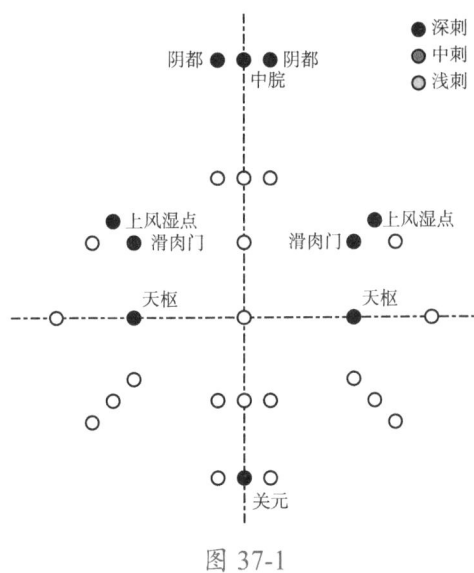

图 37-1

【38案】

陈某，女，80岁，干部。2003年5月13日初诊。面部疼痛反复发作3年，再发1个月。3年前出现右面颊部、前额部疼痛，西医诊为三叉神经痛，予服卡马西平片，疼痛缓解，但每隔2~3个月又会发作。1个月前再发，剧痛难忍，服卡马西平及局部封闭治疗均无缓解，来针灸科求治。当时疼痛剧烈，呈针刺样，阵发性加剧，不能洗脸、刷牙，不能进食，每天需要通过静滴供给营养，面青唇紫，舌黯红、苔薄腻，脉细滑。证属痰瘀阻络，不通则痛。治拟健脾化痰，活血祛瘀。针刺中脘、关元、滑肉门、阴都、天枢、上风湿点，留针30分钟，每日1次。经治2次疼痛明显缓解，开始进食。治疗20次后疼痛消失。随访1年未见复发。按：三叉神经痛属中医学"面痛"范畴。该病易反复发作，病变日久，耗损正气，本虚标实，则疼痛更加顽固，治疗更加困难。以腹针扶正祛邪、标本兼治，取中脘、关元健脾益气；滑肉门、阴都通调头面部气血，疏通头面部经络；上风湿点、天枢清热利湿。诸穴合用，痰瘀除则气机顺，正气渐复则邪自去。（图38-1）

［甘海球，蒋剑文.腹针疗法临床运用体会.浙江中医杂志，2007，42（8）：468.］

> **点评：** 上两案处方相同，配伍得当，虽病情有差异，但均获满意效果。（林超岱腹针处方图37、38-1）

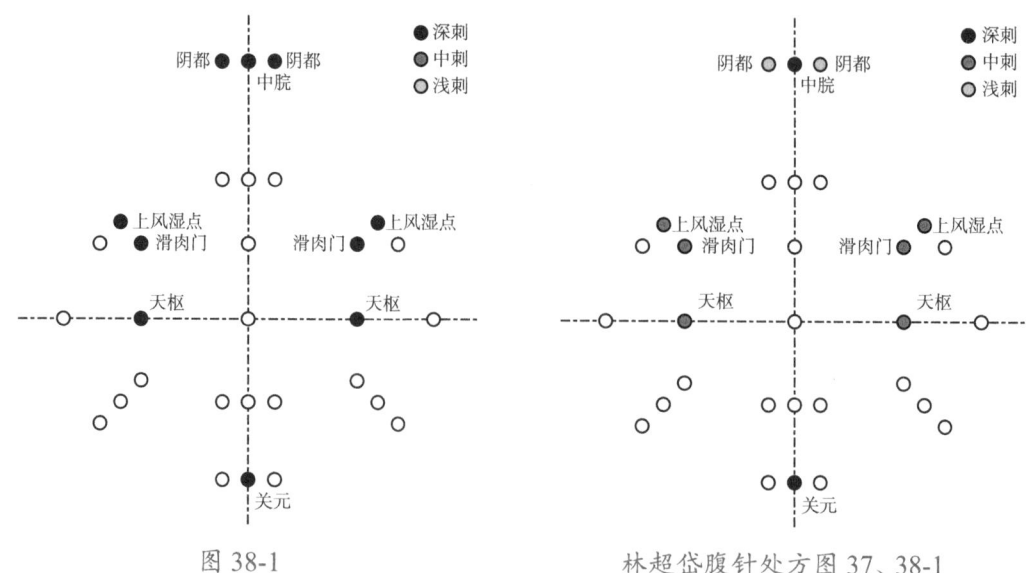

图38-1   林超岱腹针处方图37、38-1

【39案】

于某，女，43岁。2008年8月12日就诊。主诉：右侧面部疼痛10余年。10年前无明显诱因出现右侧面部疼痛，以右侧上齿龈及右侧鼻翼下缘疼痛较为明显，进食、说话、洗脸、刷牙均能引起疼痛，呈针刺样疼痛，每次发作持续10～15秒后自行缓解。曾在某西医院神经内科就诊，做颅脑MRI检查无异常发现，诊断为三叉神经痛，给予口服卡马西平200mg，3次/天，经过治疗后疼痛缓解，但是病情不稳定，极易反复发作，并自觉疼痛加重，发作次数频繁，疼痛持续的时间延长，遂来我院针灸科就诊。查体：神经系统检查阴性，右侧的鼻翼下缘到上唇处有明显的扳机点。中医诊断：面痛；西医诊断：三叉神经痛。处方：中脘、关元、滑肉门（双）、外陵（双）、上风湿点（双）、颧髎、四白、下关、内庭、行间，留针30分钟。治疗9次后疼痛消失，3个月后随访，疼痛无发作。（图39-1）

[赵娜，贾成文.腹针治疗原发性三叉神经痛的临床观察.现代中医药，2009，29（6）：48.]

点评：本案腹针处方正确。双外陵似可不要。（林超岱腹针处方图39-1）

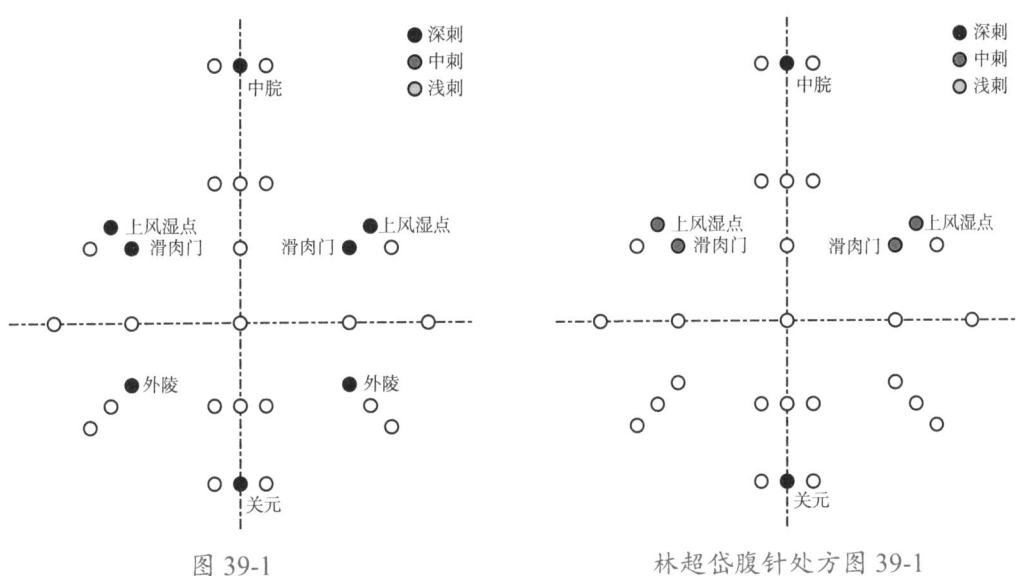

图 39-1　　　　　　　　　　　　　林超岱腹针处方图 39-1

老年性手颤

【40案】

男，78岁。2006年4月就诊。主诉：双手持物时颤抖8年，加重1年。8年前无明显诱因逐渐出现双手颤抖，以持笔、拿物品时明显。多次做颅脑CT、颈椎MRI等检查，未见脑梗死、脑出血、肿瘤等病变。曾口服多种药物无明显效果，有高血压、慢性支气管炎病史多年。就诊时见患者形瘦，舌色白，苔稍腻，左关脉弦，右脉弱。双手颤抖明显，系扣子动作迟缓。诊断为老年性手颤。用腹针结合温针灸方法治疗3个疗程后，症状明显减轻，平伸双手仅见微颤，生活自理能力明显提高。腹针：深刺中脘、关元、下脘、气海，中刺双侧滑肉门，浅刺双侧上风湿点、上风湿外点。舌苔腻，有痰湿者，深刺双侧天枢。温针灸：取双侧外关，上置2cm长清艾条，灸3壮。同时点刺双侧八邪。有其他症状者，随机取穴。以上治疗均每周2~3次，10次为1疗程。3疗程后进行疗效评定。（图40-1）

[石小玲.针灸治疗老年性手颤20例.山东中医杂志，2008，27（9）：607.]

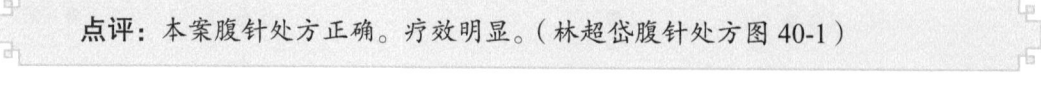

点评：本案腹针处方正确。疗效明显。（林超岱腹针处方图40-1）

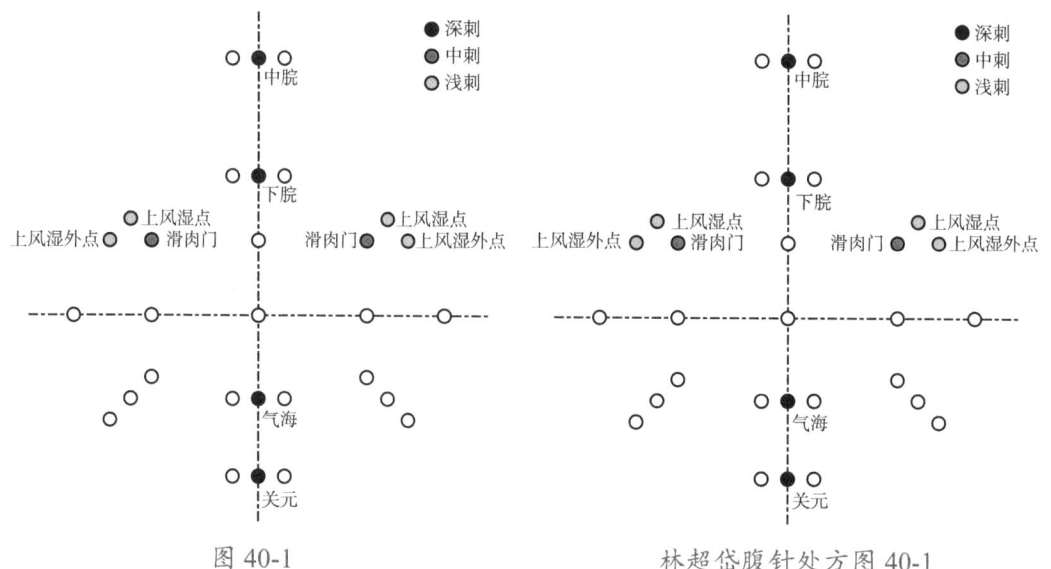

图40-1   林超岱腹针处方图40-1

腓总神经麻痹

【41 案】

　　刘某，女，75 岁，农民。2004 年 9 月 24 日来诊。患者 5 个月前觉右小腿以下麻木，踝关节不能伸屈，到医院做 CT，否定脑血栓，经针灸治疗好转。昨日左踝关节不能伸屈，由家属搀扶来诊。患者走路足尖先着地，足下垂内翻，双下肢无力，腓骨以下感觉障碍，左踝关节不能动，右踝关节能背伸 5°，右拇趾屈 5°，面浮无华，食少，便溏，睡眠差。诊断：腓总神经麻痹（足躄）。辨证：脾胃虚弱，筋脉失养。治则：健脾益气，滋养肝肾。处方一，腹针：引气归元（中脘、下脘、气海、关元），开四关（滑肉门、外陵），下风湿点，下风湿下点。处方二，体针：阳陵泉、足三里、悬钟、解溪、太溪、照海、足临泣。上方每次 1 组，留针 30 分钟，交替使用，隔日 1 次，10 次 1 疗程，休息 3 日继续下 1 疗程。第 1 次治疗起针后患者右踝关节能背伸 10°，右拇趾能背伸 10°、跖屈 5°，左拇趾跖屈 5°。治疗两次后患者觉腿部有温热感、蚁走感、麻串。治疗 1 疗程后，患者右踝关节活动如常，左踝关节背伸 15°、跖屈 20°，睡眠好，有食欲，大便正常。继针 1 疗程后患者双腿活动自如，已无麻木感，能独自行走 400m 尚无疲劳感而愈。（图 41-1）

　　［于惠成，于宏 . 腹针为主治疗疑难病验案举隅 . 首届腹针国际学术研讨会论文汇编，2005：297.］

> **点评：** 本案腹针处方正确。（林超岱腹针处方图 41-1）

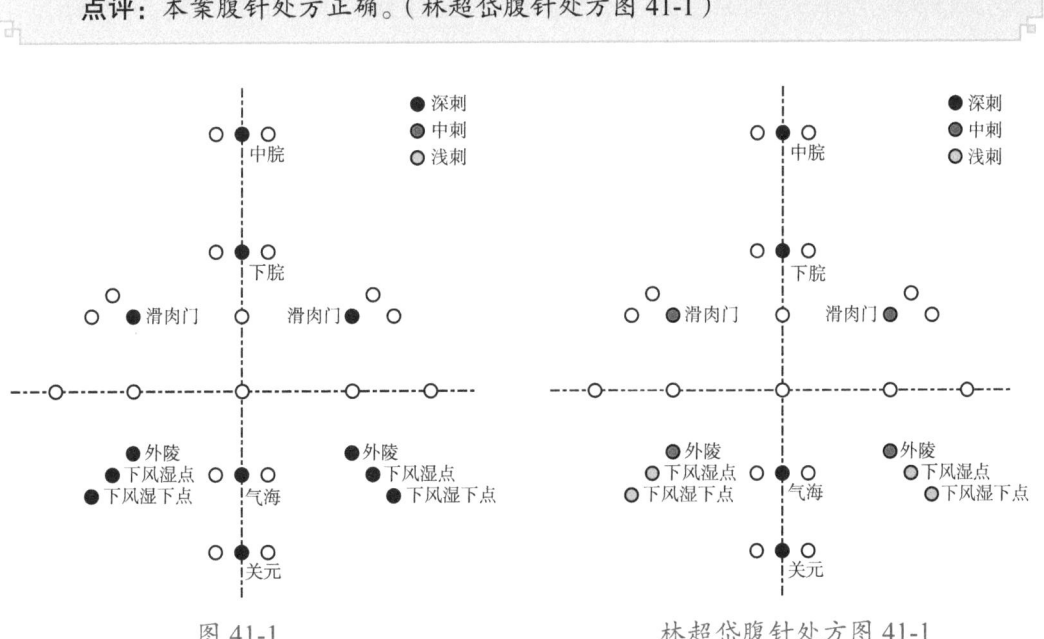

图 41-1　　　　　　　　　　　　　　林超岱腹针处方图 41-1

多发性硬化

【42 案】

黄某，男，42 岁。因"双下肢乏力 3 年，加重 10 天，排尿困难 1 天"于 2006 年 10 月 11 日入院。患者于 3 年前不慎外感，伴发热，继之出现双下肢乏力，沉重感，行走缓慢，但双腿可屈曲，当时无肌肉酸痛，无视力减退或复视，无吞咽障碍及构音障碍，无排尿困难，于中大五院诊断为多发性硬化，予激素治疗后症状缓解。半年后自行停药，病情反复，逐渐加重，并出现排尿困难，近 10 天，行走不能，遂来我院急诊，导尿后收入病房。经 3 日激素、能量支持、中药退热治疗，体温降至正常，但仍需导尿，左上肢及双下肢不会活动，遂请针灸科会诊。刻诊：双下肢僵硬沉重，不能活动，左上肢活动受限，少许头晕，言语尚清，进食及饮水无呛咳，无视物模糊或复视，无意识障碍，无头痛及恶心呕吐，无尿频尿急，纳少眠差，排尿困难，保留导尿，大便 4～5 日一解。体检：神清，腹部（－），四肢脊柱无畸形，双下肢无浮肿，脑膜刺激征（－），四肢肌肉轻微萎缩，右上肢肌力及肌张力正常，左上肢肌力 4 级，肌张力稍高，双下肢肌力 0 级，肌张力增高，四肢生理反射亢进，双手霍夫曼征（＋），双下肢病理征未引出。舌暗红，苔黄腻，脉滑数。中医诊断：痿证（肝肾亏损），癃闭（膀胱湿热）。西医诊断：多发性硬化，急性尿潴留，泌尿系感染。床边会诊后予以腹针治疗，处方：中脘（中刺）、下脘（中刺）、气海（深刺）、关元（深刺）、双气穴（深刺）、左上风湿点（浅刺）、双下风湿点（浅刺）、双下风湿下点（浅刺）、关元下（浅刺），留针 30 分钟，每隔 10 分钟行针 1 次，同时嘱患者有意识地主动活动患肢。连续治疗 5 日后患者左手有力，能抓住苹果，能有便意，自行解小便，遂休息 1 天，隔日再治疗。继续治疗 5 次后双下肢能下床，在他人搀扶下缓慢挪步。巩固治疗 10 次后，自行缓慢行走。出院后随访 3 个月，能扶杖行走，生活自理。按：多发性硬化是一种青壮年时期的中枢神经系统脱髓鞘疾病，病灶多发，病情缓解复发交替，可能与病毒感染或某些致病因素有关的免疫性疾病。现代医学一般采用免疫治疗及对症治疗。本例患者反复数年，激素治疗后并发尿路感染，症状严重，中医辨证属肝肾亏虚，下焦湿热。腹针通过体表的针刺反馈进行整体调节，标本同治，且能对抗激素的毒副作用。本处方采用了"引气归元"以补益肝肾治其本，取关元下通调下焦气机、利小便，治其表，取上下风湿点以调畅患肢气血，强筋壮骨。（图 42-1）

［奚玉凤.腹针治顽疾验案举隅.光明中医，2008，23（5）：663.］

点评：本案处方基本正确。增加左滑肉门中刺、双外陵中刺以利疏通经气似应更佳。（林超岱腹针处方图 42-1）

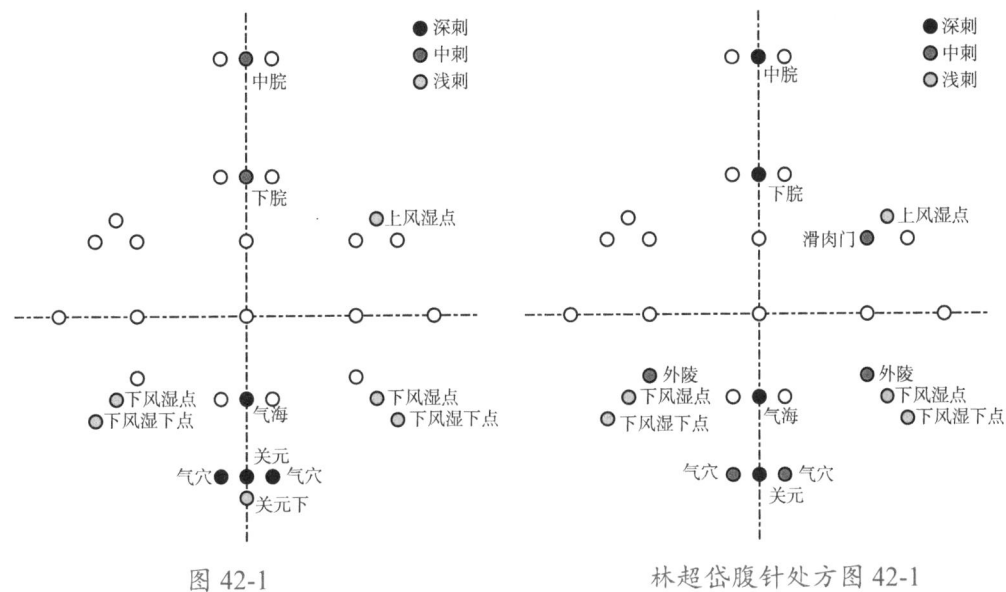

图 42-1　　　　　　　　　　　林超岱腹针处方图 42-1

糖尿病周围神经病变

【43 案】

　　潘女士，69 岁。初诊日期：2006 年 10 月 12 日。主诉：双下肢乏力、麻木 1 年。患者糖尿病病史 5 年余。现症见：面色无华，双下肢乏力、麻木、远端蚁行感，夜眠差，双足冰冷感，步行欠有力，全身疲乏无力。查体：双下肢未见肌肉萎缩，肌力 5⁻ 级，痛温觉减退，深感觉存在。舌质淡苔白，脉沉细弱。腹针治疗取穴：中脘、下脘、气海、关元、气穴、腹四关（双）、下风湿点、下风湿下点，治疗时患者觉双足温热感。经 3 周治疗后症状改善，步行有力。（图 43-1）

［文幸.腹针治疗糖尿病周围神经病变的体会.首届全国腹针学术研讨会会议论文集，

2007：162.］

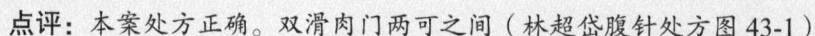

点评：本案处方正确。双滑肉门两可之间（林超岱腹针处方图 43-1）

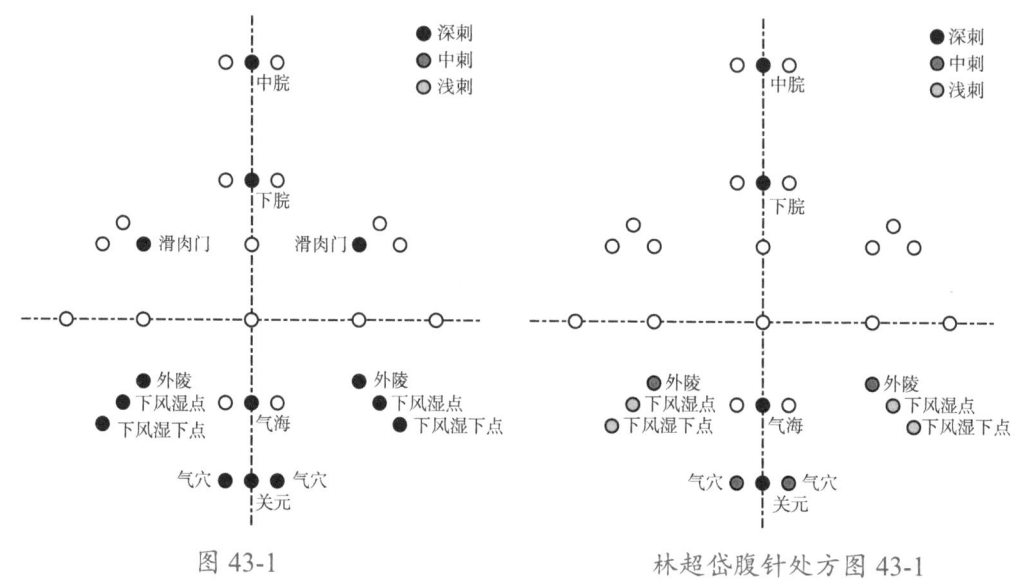

图 43-1　　　　　　　　　　　林超岱腹针处方图 43-1

四肢无力

【44案】

　　男性患者，65岁。来诊时双上下肢无力，行走迟缓，左上肢颤抖，懒言，来诊时由家人搀扶，纳差。治则：健脾补肾，活血祛瘀。腹针疗法：引气归元（中脘、下脘、气海、关元），商曲（双侧），滑肉门（双侧），气旁（双侧）。经10次治疗后可自己来医院就诊，行走轻松，较前灵活，能主动同医生谈论病情，面色红润，双目较前有神，左上肢颤抖减少。（图44-1）

［甄宏鹏，罗海丽.腹针疗法对抗衰老及预防疾病的影响和意义.现代中西医结合杂志，2007，16（30）：4468.］

　　点评： 本案处方基本正确。建议去双商曲，加双外陵中刺。（林超岱腹针处方图44-1）

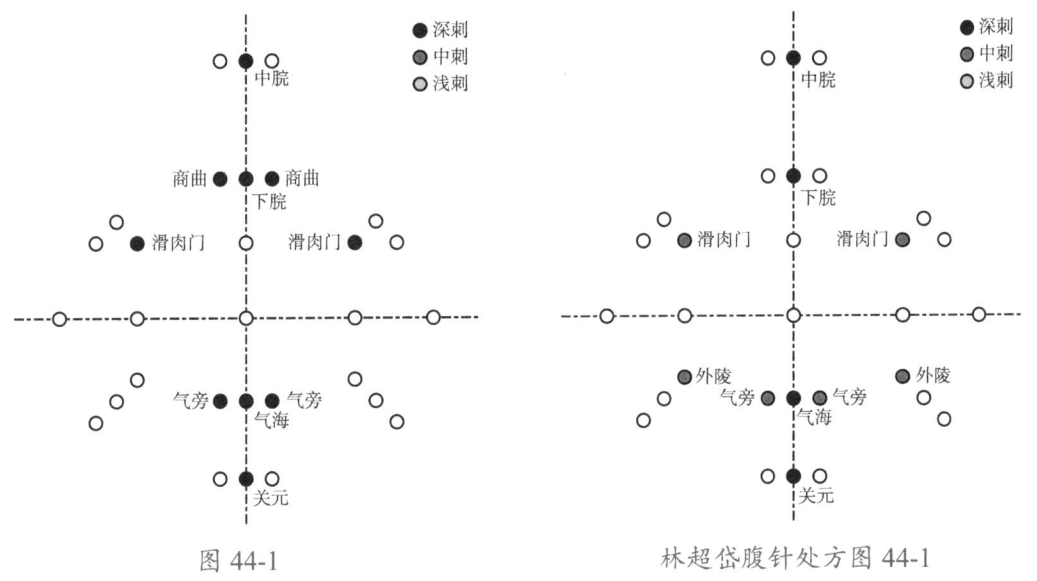

图44-1　　　　　　　　　　林超岱腹针处方图44-1

失　眠

【45案】

　　杨某，男，67岁。2年前因丧偶导致入睡困难，经多方诊治无效，迁延日久，失眠愈发加重。现多梦健忘、腰酸、困倦乏力，每晚服用安定5mg仅维持睡眠1～3个小时。查见形体消瘦，面色黧黑，口干少津，舌红苔黄，脉细数，诊断为失眠症。辨证为阴虚火旺，心肾不交。治拟滋肾水、泻心火、宁精府。腹针取引气归元配商曲、气穴，耳压取心、神门、肾、交感、皮质下、垂前。治疗3次后，睡眠有改善，嘱其药量减半，1周后停药。连续治疗2个疗程（10次1疗程），诸症消失，睡眠达6～7个小时。随访半年未复发。（图45-1）

［沈蓉蓉.腹针结合耳压治疗失眠症32例.吉林中医药，2005，25（8）：37.］

点评：本案腹针处方正确。建议加双滑肉门中刺。（林超岱腹针处方图45-1）

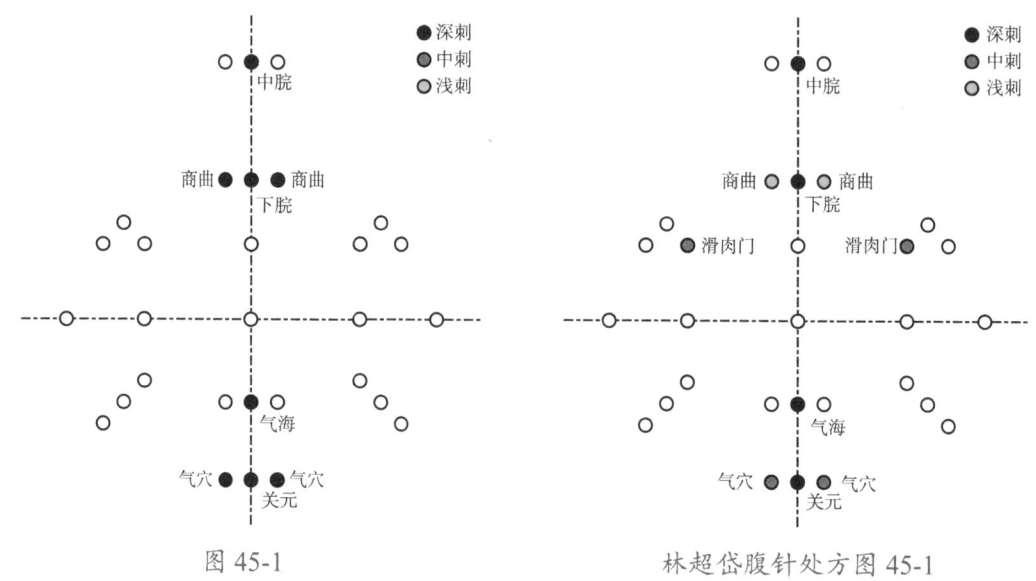

图 45-1　　　　　　　　　　林超岱腹针处方图 45-1

【46 案】

胡某，女，49 岁。夜间睡眠欠佳 1 年余。夜间入睡困难，易醒，醒后难以入睡，睡眠时间不足 4 小时，睡眠质量较差，多梦，醒后仍有疲倦感，伴头晕沉感，时有头痛，呈紧绷感，舌淡红，苔薄白，脉弦细。血常规、生化、心电图等各项检查均正常。患者平素性情内向，情绪焦虑，曾先后服用舒乐安定、阿普唑仑等药物治疗。入院服用阿普唑仑 0.8g，每晚服药后夜间睡眠时间可延长到 6 小时左右，但仍不能取得良好的休息效果，遂来我院就诊。结合病史、症状、体征及辅助检查，诊断为"不寐"。每日运用灵龟八法演算出当时所开的腧穴，如上午 10 点查表得知开穴为列缺，则取列缺、照海，施平补平泻，有针感后留针 30 分钟，期间施手法 1 次；腹针主穴取引气归元（中脘、下脘、气海、关元），配合双侧腹四关（滑肉门、外陵）、双侧气穴。引气归元深刺，腹四关中刺，留针 30 分钟。经治疗 2 个疗程（6 次 1 疗程）后，患者睡眠质量较前有所改善，阿普唑仑减为 0.4g，每晚入睡较前容易，夜间睡眠时间约 6 小时，夜梦减少，醒后精神较前明显好转，已无倦怠、头晕头痛感。再治疗 1 疗程后患者已不需服用阿普唑仑，仍可保持 5～6 小时睡眠，入睡较前容易，夜间少梦，睡眠质量明显改善。（图 46-1）

［段权.腹针结合灵龟八法治疗失眠症 10 例.首届全国腹针学术研讨会会议论文集，2007：166.］

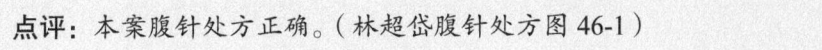

点评：本案腹针处方正确。（林超岱腹针处方图 46-1）

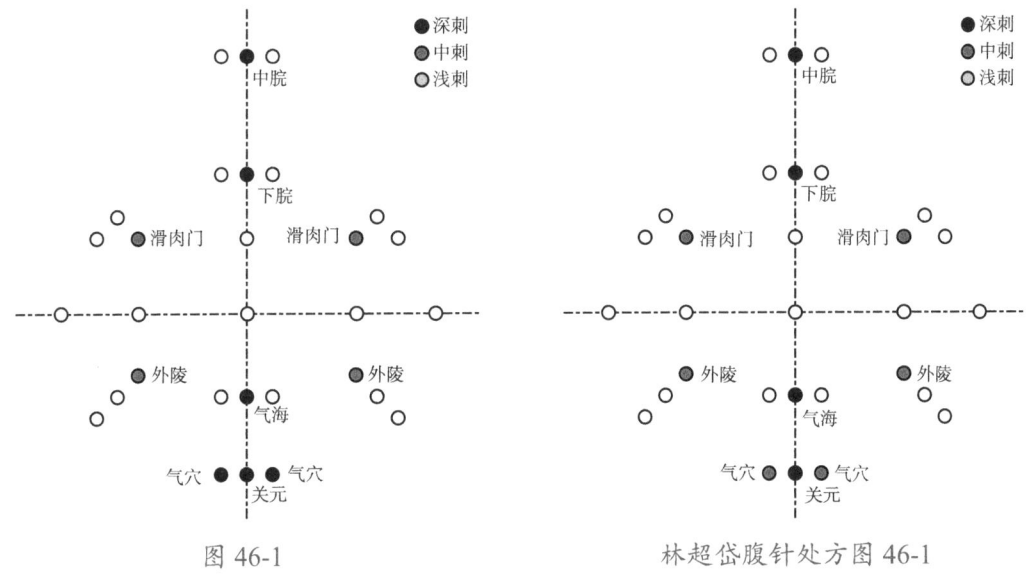

图 46-1   林超岱腹针处方图 46-1

【47案】

患者，女，29岁。2005年10月17日初诊。患者主诉失眠5年，近1年加重，伴头痛、健忘、神疲乏力、多梦、心烦，腰酸。长期服用安定，虽有一定疗效，入睡仍困难，夜间睡眠时间仅1~3小时，舌淡红少苔，脉弦细。证属心肾不交，治以养心安神、交通心肾。取穴：腹针取中脘、下脘、气海、关元、商曲（双）、气旁（双）、气穴（双）；耳针取神门、皮质下、心、肾。经治1疗程（隔日1次，10次1疗程）后，病情改善，自觉症状明显好转，夜间能睡3~5小时，2疗程后即可入睡近8小时。后每日1次，经3个疗程治疗，临床症状完全消失，随访半年未复发。（图47-1）

［郑坛明.腹针配合耳穴贴压磁珠治疗失眠52例.浙江中医药大学学报，2009，33（1）：114.］

点评：本案腹针处方正确。双气旁、双气穴两可之间。（林超岱腹针处方图47-1）

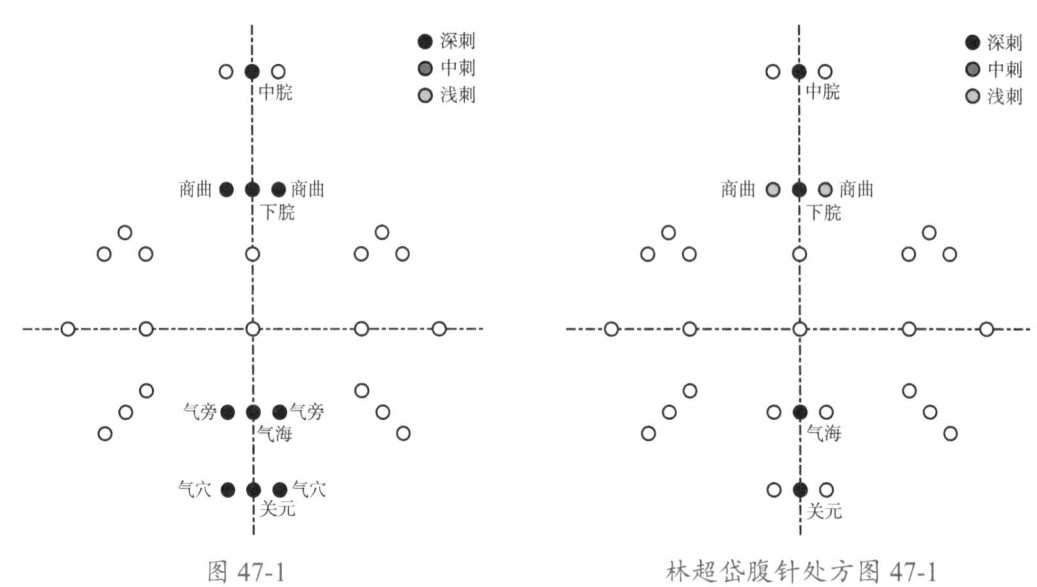

图47-1　　　　　　　　林超岱腹针处方图47-1

【48 案】

　　张某，男，34 岁。患者主诉失眠寐差、心悸、怔忡、口鼻干燥、神疲倦怠、阳事不举、乏力，常需借药物始能入眠。体征：面色萎黄少泽，晦暗无华，肺呼吸音清，心率86 次 / 分，律齐无杂音，腹软未触及癥瘕积聚及结节、条索状物，神经系统未见异常。舌质暗红，舌体宽大，边有齿痕，苔黄白，以中根部为甚，脉弦细涩，双尺沉滑，右关大。病机：患者病程迁延日久，而致心神失养、络脉瘀阻，加之水湿泛滥，水气凌心，精亏暗耗，致双膝关节酸软无力，精神委顿；脾虚气血生化乏源，水湿内停。治疗：引火归元，交通心肾，疏肝健脾，同时补脾肾、益元阳。主方：中脘、下脘、气海、关元、双上风湿点。配方：双天枢、双大横、双下风湿点。每次留针 1.5 小时，经过 3 个疗程（1 疗程 10 天，第 1 个疗程不间断每日治疗，第 2、3 疗程则隔日进行治疗，共计 30 次）的腹针治疗后，安眠药已戒断，睡眠品质大幅改善。随访 2 个月，效果稳定。（图 48-1）

［魏建雄 . 腹针治疗失眠临床体会 . 针灸临床杂志，2010，26（7）：61.］

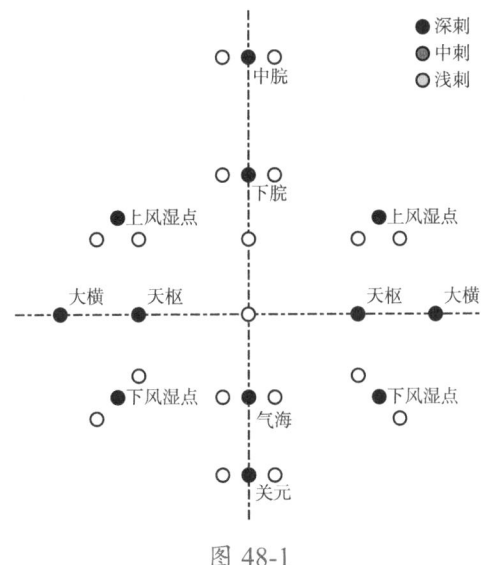

图 48-1

【49 案】

吕某，男，50 岁。患者主诉失眠、焦虑、抑郁、心悸怔忡、脘腹胀满、腹泻日 4～5 行、少气懒言、精神萎靡不振，每日需服食安眠药始能成眠。体征：面色萎黄，晦暗无泽，语言低微，形体消瘦，目光呆滞（白睛充血），瞳仁少神，精神萎靡不振，双肺（－），心率 80 次／分，律齐，心音低钝，腹胀鼓音，无移动性浊音，上腹及脐周触痛（＋），未及癥瘕积聚及条索状物，侧腹部至胸膈肌处（下至臀大肌处，后腰背两侧）均可见明显的皮肤色素沉着，无皮损及脱屑发现，余未见病理征。舌质暗淡，边有齿痕，苔黄白厚腻，脉沉细弦涩，左寸关尤甚，右关部现明显芤空浮大之象。病机：患者体质素弱，复因不善摄生保养，气血暗耗，心神失养，络脉瘀阻；水湿泛滥，水气凌心，精亏暗耗，致精神萎靡；加之脾气虚弱，致气血生化乏源，水湿内停不化。治疗：交通心肾，培元益气，祛瘀通络。主方：中脘、下脘、气海、关元、双上风湿点。配方：双天枢、双大横、双外陵、双下风湿点。每次留针 1.5 小时，经过 3 个疗程（1 疗程 10 天，第 1 个疗程不间断每日治疗，第 2、3 疗程则隔日进行治疗，共计 30 次）的腹针治疗后，安眠药已戒断，睡眠品质大幅改善。随访 2 个月，效果稳定。（图 49-1）

［魏建雄．腹针治疗失眠临床体会．针灸临床杂志，2010，26（7）：61.］

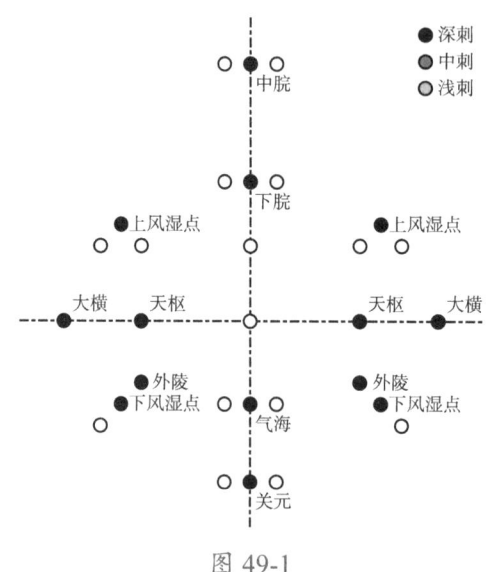

图 49-1

【50 案】

　　黄某，女，73 岁。患者主诉心烦夜不能寐、头鸣、心悸、神疲乏力、口干舌燥、口唇麻木、水肿等，每日需服用安眠药始能短暂入睡，眠浅易醒。体征：双眼睑明显水肿，无球结膜震颤，双白睛充血红赤。心界左下扩大，二尖瓣及主动脉瓣第二心音明显亢进，律不齐，血压 175/80mmHg，双肺（－），腹胀大，未触及结节，无移动性浊音。小腹任脉下端可见一术后疤痕（节育术），余神经系统（＋）体征未引出。舌质赤红，苔老黄腻，中后为甚，边尖红赤（舌乳头凸起），脉弦涩，双尺沉微，左寸关弦急尤甚，右关弦。病机：系肾水亏虚心火炎上，包络受阻，心神受扰，内守失权，加之中气虚极，运化失职，致湿热内阻交织，证系肝郁脾虚、心肾不交，久病入络，而致多证候之象。治疗：交通心肾，养血柔肝，益气培土。主方：中脘、下脘、气海、关元、双上风湿点。配方：双天枢、双大横、双下风湿点。每次留针 1.5 小时，经过 3 个疗程（1 疗程 10 天，第 1 个疗程不间断每日治疗，第 2、3 疗程则隔日进行治疗，共计 30 次）的腹针治疗后，安眠药已戒断，睡眠品质大幅改善。随访 2 个月，效果稳定。（图 50-1）

［魏建雄 . 腹针治疗失眠临床体会 . 针灸临床杂志，2010，26（7）：62.］

　　点评： 上三案处方基本正确。三案病情有差异，但处方应该说都不够细致。48案引气归元、开腹四关即可（林超岱腹针处方图 48-1），49、50 案可加上双气旁、双气穴中刺以加强心肾相交功能（林超岱腹针处方图 49、50-1）。另外，留针 1.5 小时过长，30 分钟左右即可。

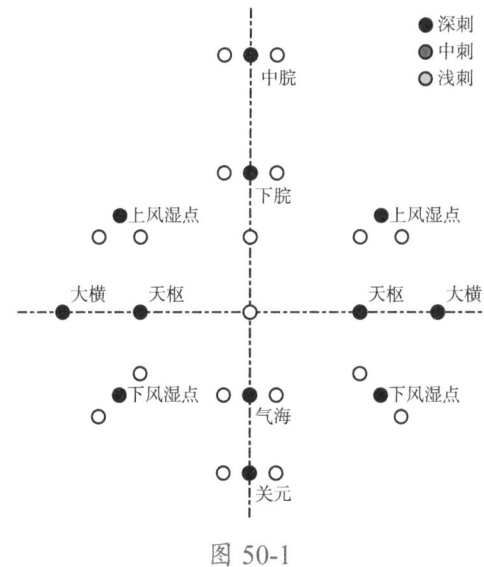

图 50-1

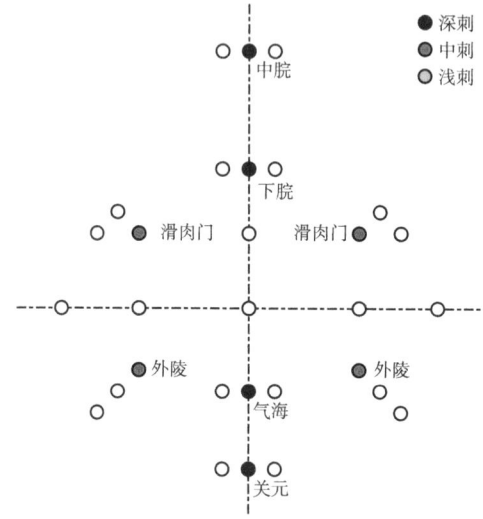

林超岱腹针处方图 48-1

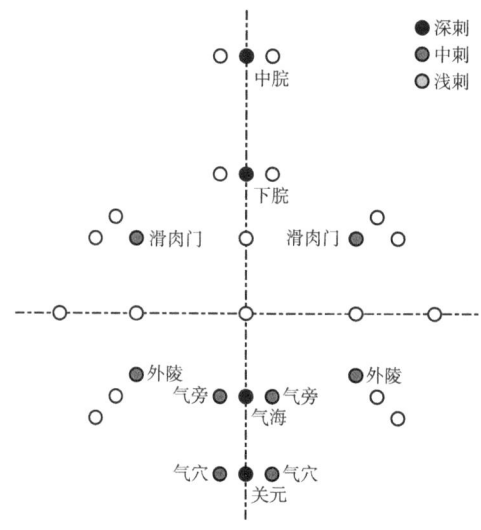

林超岱腹针处方图 49、50-1

【51 案】

　　谢某，女，61 岁。失眠 2 年余，常彻夜不寐或仅能入睡 2～3 小时，伴心悸健忘，神疲食少，四肢倦怠，腹胀便溏，偶有头晕目眩，面色少华。舌淡，苔薄，脉细弱。曾服中药治疗效不佳。证属脾虚血亏，心神失养，神不安舍。治以补益心脾、养血安神。取穴以"安神穴组"（神府、四神聪、神庭、神门）结合腹针（中脘、下脘、气海、关元、天枢、大横）为主，配以内关、三阴交、足三里。"安神穴组"、内关、三阴交平补平泻，腹针及足三里捻转补法，留针30分钟，每日1次，经治疗2疗程（12次）后，失眠症状明显减轻，睡眠时间增至5小时。再治疗1疗程（6次）后睡眠时间可长达6.5小时。半年后随访，未复发。任脉上的中脘、下脘、气海、关元四穴具有调理气机、固本培元的作用；而足阳明胃经上的天枢穴及足太阴脾经上的大横穴可促进脾胃的纳运相成、升降相因，不仅善治"胃不和则卧不安"，而且能预防长期失眠影响脾胃运化。（图51-1）

［景彩，侯书伟，肖梅 . 针刺安神穴组结合腹针治疗失眠50例 . 四川中医，2014，32（11）：145.］

点评： 本案腹针处方基本正确。长期失眠临床上较为难治，本案采用多组穴位取得良好效果。腹针方面建议加开腹四关中刺。其实单独采用腹针疗法治疗失眠效果亦不错。（林超岱腹针处方图51-1）

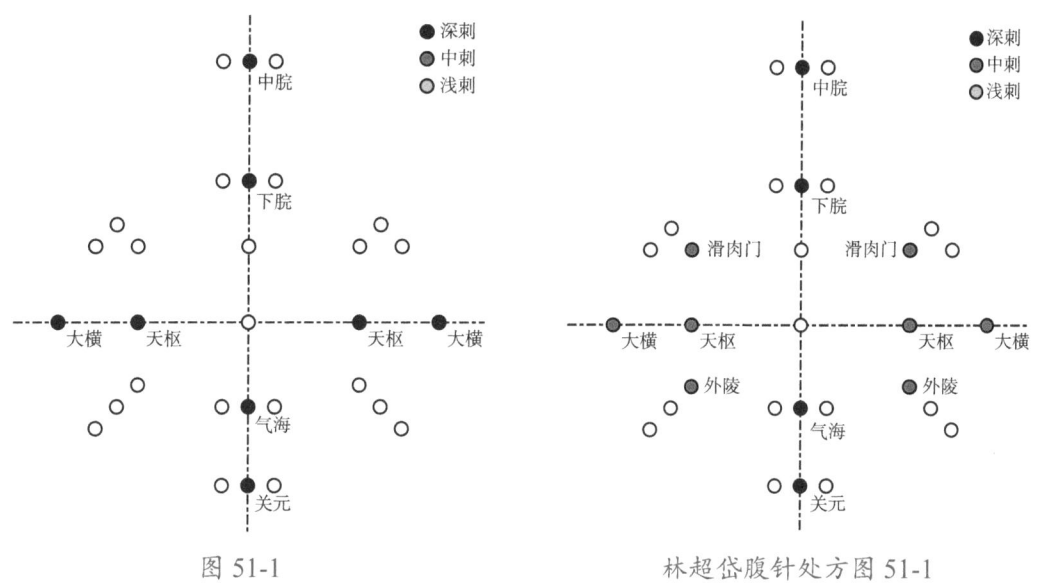

图 51-1　　　　　　　　　　　　　　林超岱腹针处方图 51-1

神经衰弱

【52案】

赵某，女，37岁，重油公司工人。因家庭压力大，出现入寐艰难，甚至彻夜难眠，依赖安眠药入睡，患者不愿服药，故求针灸治疗。查：面色萎黄，言语低微，舌淡胖，脉细弱。中医辨证：心脾两虚。处方：引气归元（中脘、下脘、气海、关元），左上风湿点、梁门、大横、气穴（双侧），神阙穴艾架灸。耳穴：心、脾、神门、内分泌，王不留行耳穴压丸左右交替，2日1次。治疗5次后，每晚可入睡6小时。（图52-1）

［黄丽，朱国建，宋文娟.腹针、耳穴结合治疗神经衰弱60例.光明中医，2007，22（11）：47.］

点评：同意本案腹针处方。（林超岱腹针处方图52-1）

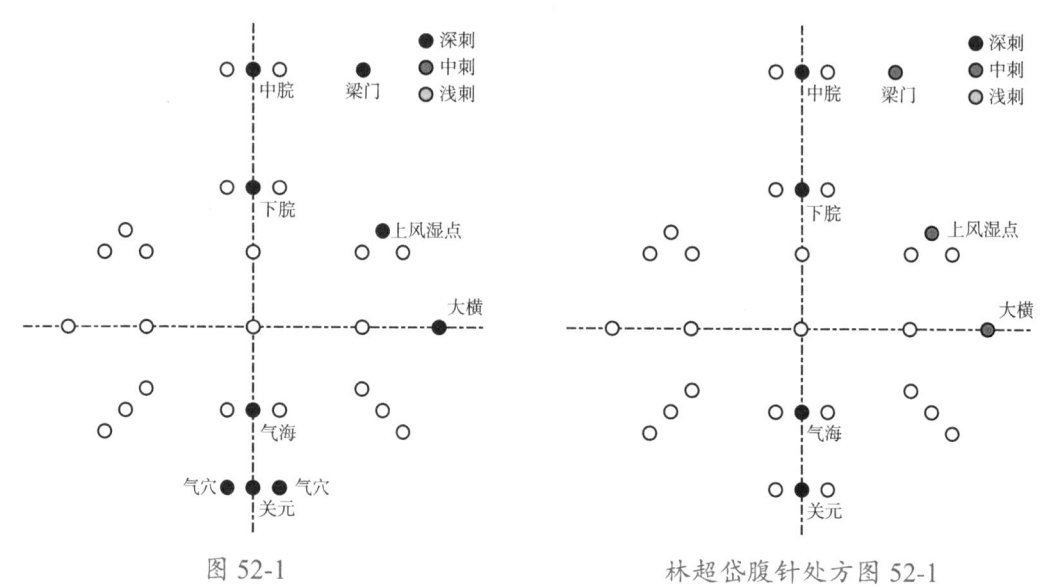

图 52-1　　　　　　　　　　林超岱腹针处方图 52-1

多　寐

【53 案】

何某，女，73 岁，农民。2004 年 9 月 10 日来诊。患者 3 个月前觉睡眠增多，逐渐加重，每晚睡眠 13 个小时以上，白天亦睡，睡时能唤醒。患者困倦态，懒言少语，面色苍白无华，消瘦，食少便溏。30 年前与家人生气后患此症，治愈后又多次复发，但此次较重，服药无效来诊。诊断：多寐。辨证：肝气郁结，脾失健运。治则：疏肝健脾。治疗：引气归元（中脘、下脘、气海、关元），开四关（滑肉门、外陵），大敦，留针 30 分钟，每日 1 次。二诊患者述清晨已能自己醒来，继针 1 次，患者睡眠恢复正常，无困倦感，精神足，3 次痊愈。（图 53-1）

［于惠成，于宏．以腹针为主治疗疑难病验案举隅．首届腹针国际学术研讨会论文汇编，2005：297．］

点评：本案腹针处方正确。（林超岱腹针处方图 53-1）

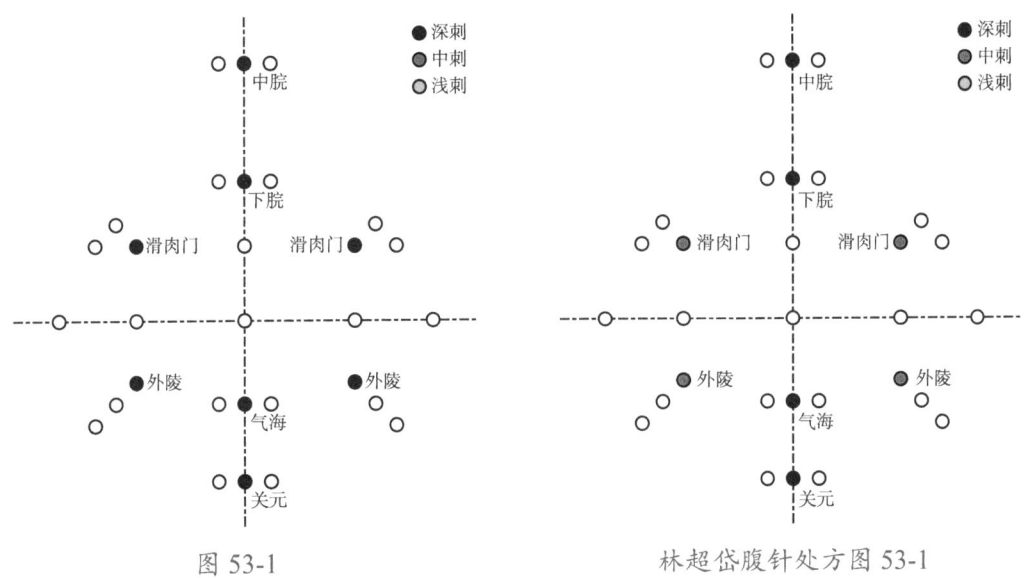

图 53-1　　　　　　　　　　　　　林超岱腹针处方图 53-1

癔 症

【54 案】

马某，女，26 岁。2006 年 12 月 18 日初诊。主诉：全身抖动震颤，言语謇涩 2 天。缘起产后烦心，压力加大，与爱人口角，言辞偏激，突然全身抖动震颤，言语謇涩，严重影响生活工作，家属陪伴来诊。刻下：全身抖动震颤，言语不清，面青肢冷，气愤不已，夜寐不安，舌淡红，苔薄白，脉弦细疾。患者自幼性格内向，不善交际，有"故意自伤综合征" 10 余年，未予正规治疗。性喜悲忧，常常割腕自伤，遇事生闷气，爱钻牛角尖。纳少，经调，二便如常。查体：神清，消瘦，扶入诊室，血压 90/60mmHg，心率 90 次 / 分，生理反射亢进，四肢肌张力正常，肢体震颤，挤眼摇头，病理征未引出。头颅 CT 未见异常。中医诊断：脏躁（肝郁气滞）。西医诊断：癔症。治疗：采用薄氏腹针疗法，安静环境，避开众人。取 30 号 1 寸毫针刺中脘（梅花刺）、滑肉门、气海，务求一针见效。继针 4 次巩固，1 个月后电话随访，一如常人，未再复发。（图 54-1）

［朱爱军 . 薄氏腹针治疗震颤语涩之妇人脏躁验案 . 首届全国腹针学术研讨会会议论文集，

2007：175.］

点评：本案处方正确。气海善解惊恐不卧，加之中脘及其梅花刺疏解病症，以致速效。（林超岱腹针处方图 54-1）

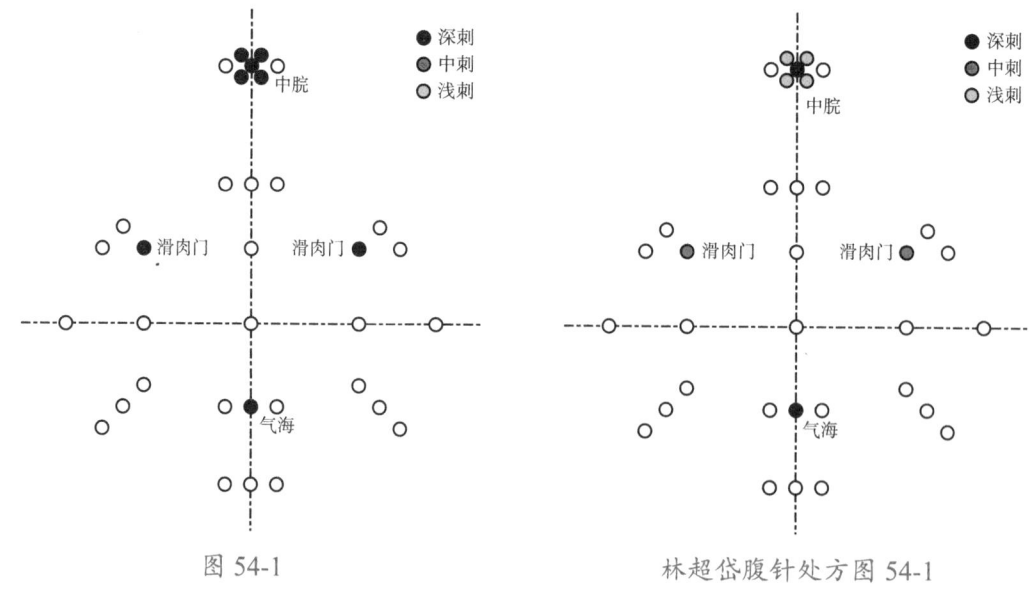

图 54-1　　　　　　　　　　　　　林超岱腹针处方图 54-1

抑 郁 症

【55 案】

患者黄某，女，50 岁。以"绝经 2 年，情绪低落半年余，加重 1 个月"来诊。家人伴其来诊时诉其已有自杀倾向，失眠，需靠安眠药入睡，目前同时服用两种抗抑郁药物。查看患者舌苔白腻，脉弦细滑。患者已惧怕服药，希望试用中医特色疗法。遂予腹针疗法，处方以"引气归元"为主，以后天补先天，调节机体神经系统，并有治心肺、调脾胃、补肝肾之功；取大横调脾气，具有去悲忧之功；交替使用阴都、商曲、太乙、气旁、气穴、关元下以改善大脑供血不足、调节脑神经、安神宁心。诸穴合用有醒脑安神、散郁解滞、柔肝补肾、清心宁志、理气调血之神功。治疗 1 周后患者开始减少抗抑郁药的使用量，加用中药治疗，针药并施，先后调理 1 月余而愈。（图 55-1）

〔张春玲.腹针疗法在妇科疑难病症中的运用举隅.首届全国腹针学术研讨会会议论文集，2007：173.〕

点评：本案处方正确。太乙两可之间。（林超岱腹针处方图 55-1）

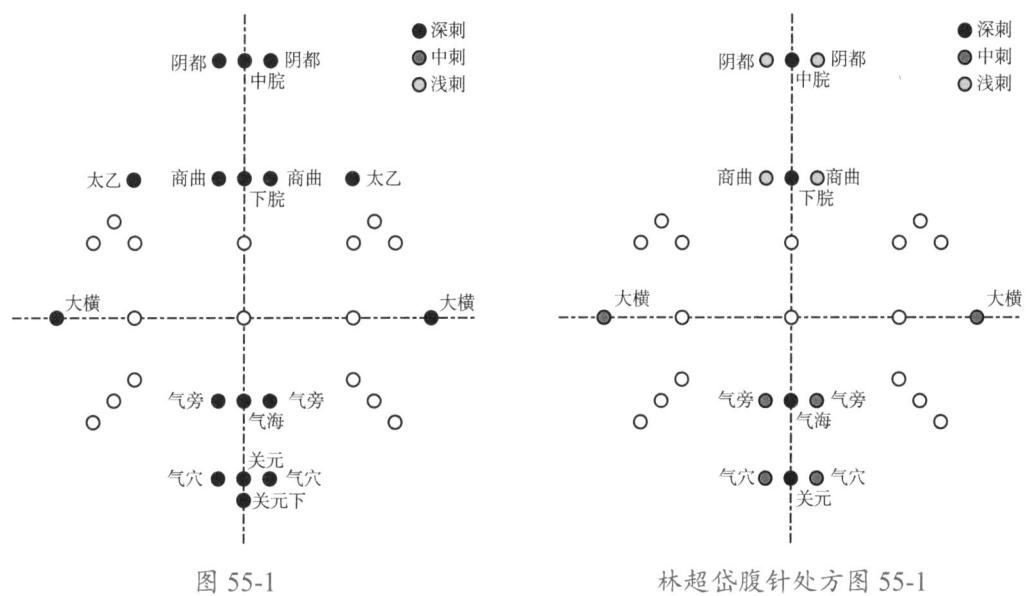

图 55-1　　　　　　　　　　　林超岱腹针处方图 55-1

外感发热

【56案】

患者，女，45岁。初诊日期：2005年3月16日。主诉：发热2天，伴流涕、咽痛、微恶风寒。现病史：患者2天前因外出感受风寒后出现发热，体温39.5℃，伴有流清涕、咽痛、微恶风寒、汗出不畅，遂到附近医院内科求诊。当时查体：体温39.5℃，神清，精神稍弱，形体偏瘦，咽微红，双侧扁桃体Ⅰ度肿大，无脓性分泌物，颈软，双肺听诊未见异常，心率135次/分，律齐。舌尖边红，舌体略胖，边有齿痕，苔薄白。实验室检查：WBC $5.6 \times 10^9/L$，N 65%，L 35%。诊断为"上呼吸道感染"。即刻给予肌肉注射安痛定2mL，必要时口服APE 0.5mg，同时处以银黄颗粒每次2袋，每日3次。经治2天，未效，热退而旋即复起，体温39.2℃，故来针灸门诊求治。现纳差，高热不退，余症及舌脉同前。中医诊断：感冒。辨证为风热犯肺，营卫失和，兼有气虚不足。停用前药，改用腹针疏通经脉、清热解毒，兼以补气扶正。处方：中脘、下脘下、上风湿点（双侧）、气海、关元。取0.22mm×40mm毫针，按照腹针的比例寸法和水平线法进行取穴。常规皮肤消毒，针刺顺序和刺法如下：中脘（浅刺），下脘下（浅刺），右侧上风湿点（中刺），左侧上风湿点（中刺），气海（深刺），关元（深刺）。每日针1次，得气后留针30分钟。一诊后体温降至38.5℃；二诊后体温降至37.5℃，余症俱减；三诊后体温降至正常，诸症俱消而告愈。按：上呼吸道感染，一般以中西药治疗为多，亦有针刺治疗退烧者，但多用三棱针放血，而使用腹针退热者鲜见。对于上呼吸道感染的治疗，腹针强调治疗局部，其治则为疏通局部经脉，清热解毒，如兼有正气不足，亦可补气扶止、托邪外出。中脘为胃之募穴，其在全息图上相当于口，浅刺可以治疗口、鼻及头面疾病；下脘下为腹部新穴，在下脘穴下0.2寸，相于咽部，浅刺可治咽喉疼痛；上风湿点亦为腹部新穴，在滑肉门外0.5寸上0.5寸，中刺该穴有清热解毒之功效；气海、关元有培肾固本、补气回阳之功，深刺此2穴，可补气扶正，鼓舞正气，托邪外出。诸穴合用，共奏疏通经脉、清热解毒、补气扶正之功。（图56-1）

［李茜.腹针治疗外感之高热不退1例.北京中医药杂志，2006，25（2）：76.］

点评：同意本案处方及其体会。（林超岱腹针处方图 56-1）

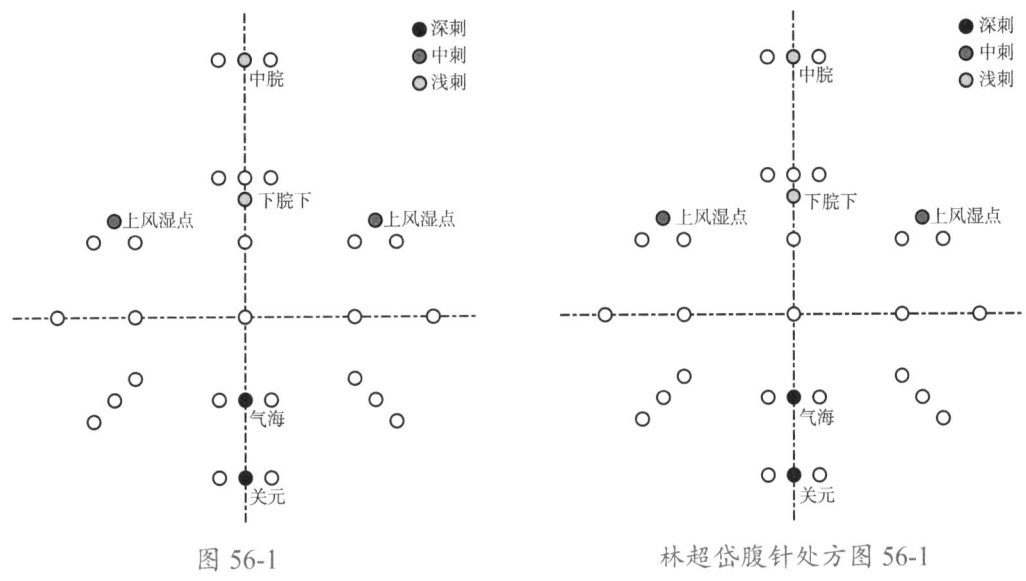

图 56-1　　　　　　　　　林超岱腹针处方图 56-1

【57案】

蔡某，女，35岁。因"反复发热10余天"就诊，发热39.8℃，伴头痛、咽痛，无恶寒、鼻塞、流涕、咳嗽、咳痰、舌红苔黄、脉浮数。查体：咽红，咽后壁充血（＋），双侧扁桃体无肿大，双肺（－），心率96次/分，律齐，无杂音。血常规、胸片未见异常。中医诊断：外感发热。西医诊断：急性上呼吸道感染。腹针治疗：中脘（浅刺）、下脘（浅刺）、上风湿点（双，中刺）、下脘下（浅刺）。疗效：针刺5分钟后患者自觉咽痛、头痛缓解；20分钟后体温降至38.2℃，随离院返家。第2日随访，患者痊愈。（图57-1）

[罗翌，范彩霞，吕海涛，等.薄氏腹针疗法治疗急性上呼吸道感染47例临床观察.第二届国际腹针学术研讨会论文汇编，2009：77.]

点评：本案处方正确、精简。一举中的，值得回味。（林超岱腹针处方图 57-1）

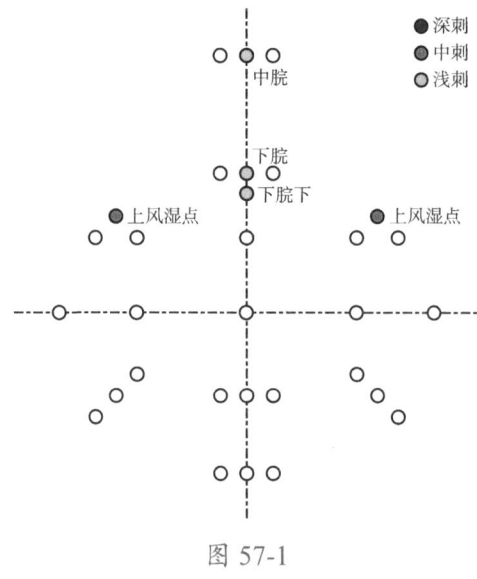

图 57-1

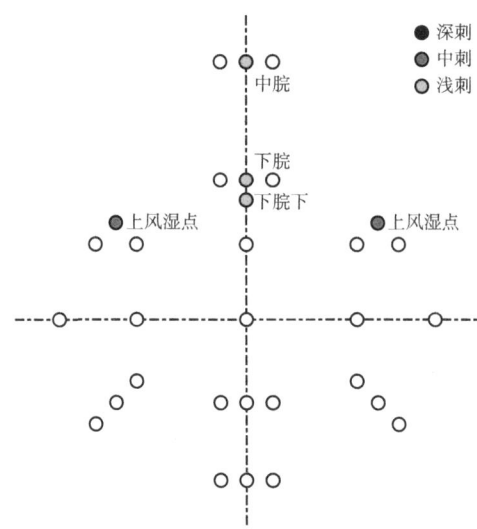

林超岱腹针处方图 57-1

单纯性肥胖

【58案】

马某，女，40岁，干部。2002年3月25日初诊。病史：身体肥胖7年，食欲旺盛，饮食量大，曾采用药物减肥，瘦约4kg停药后反弹，比减肥前更重。现患者体重80kg（身高168cm），睡眠佳，大便干结，舌胖苔白，边有齿痕，脉沉细。诊断：2度肥胖。取穴：中脘、关元、天枢、气海、水分、梁门、滑肉门、外陵、腹结、大横。在治疗期间，患者食欲降低，大便通畅，每日1~2次，精力充沛，1疗程后（每日1次，15天1疗程）体重下降13kg，即至67kg，2疗程后体重下降至61kg。（图58-1）

[古丽米娜，任莲芳.腹针治疗单纯性肥胖症70例临床观察.针灸临床杂志，2003，19（12）：13.]

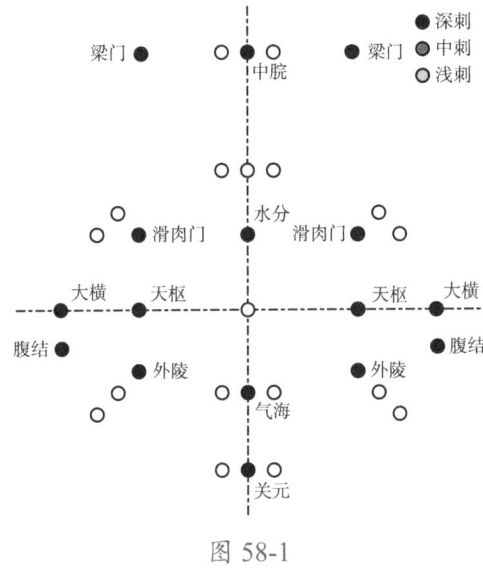

图 58-1

【59 案】

黄某，18 岁。初诊日期：2004 年 12 月 22 日。主诉：自青春期发育后，体重渐增，重达 97.5kg。查：患者形体肥胖，步履缓慢，食纳一般，大便不畅，小便 3 次 / 日，舌淡苔白腻，边有齿痕，脉沉缓。就诊时，体重 95.5kg，身高 167cm，体重指数为 34.4（标准体重为 58.2kg）。无减肥史。诊断：2 度肥胖（脾虚湿阻型）。治疗方法：主穴取府舍、腹结、腹哀、大横、大巨、天枢、滑肉门、梁门、石门、关门、中脘、关元、水道、水分、足三里。配穴：胃肠实热型加支沟、曲池、上巨虚、梁丘；脾虚湿阻型加脾俞、丰隆、阴陵泉；脾肾阳虚型加脾俞、肾俞、太溪、复溜。治疗经过，按上述脾虚湿阻型针刺后，大便由不畅变为 1 次 / 日，小便由 3 ~ 4 次 / 日增为 6 ~ 7 次 / 日，饮食、睡眠均正常。每次针后均可立即减 0.5 ~ 1kg。两个疗程（10 次为 1 疗程）后，体重降为 83kg，体重下降了 12.5kg。（图 59-1）

[陈芳华.腹针治疗单纯性肥胖之体会.首届腹针国际学术研讨会论文汇编，2005：251.]

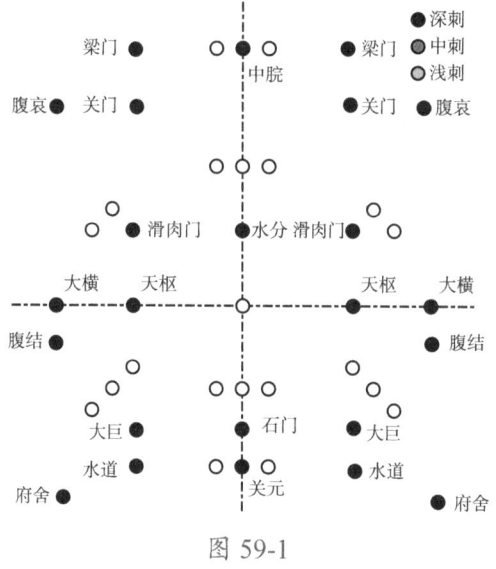

图 59-1

【60案】

患者，男，38岁。2010年11月就诊，诉近3年由于工作性质等原因，导致平日机会较少，且经常外出就餐，导致体重增加明显，平素易感冒，疲倦，精神不集中，畏寒多汗，面色少华，形体肥胖，纳少，痰多，大便偏烂，舌淡嫩有齿痕，苔白滑，脉细滑。之前曾经于当地西医院就诊，诊断为"单纯性肥胖"，予饮食调养治疗后未取得满意效果，症状反复。诊断：西医诊为"单纯性肥胖"；中医诊为"肥胖"，证属痰湿困脾型。选用中脘、下脘、天枢、大横、带脉、关元、气海、足三里、丰隆、阴陵泉等穴治疗，加腹部艾灸，治疗3个疗程（10次1疗程）后体重下降4kg，后再行1疗程巩固性治疗，除体重下降外，汗多、纳少、疲倦、精神不集中等症状亦有相当满意的改善，嘱坚持体育锻炼及注意平日饮食，改正不良生活习惯。随访半年体重未有明显反弹。（图60-1）

[甄宏鹏.腹针治疗单纯性肥胖30例.第二届全国腹针学术研讨会论文汇编，2011：114.]

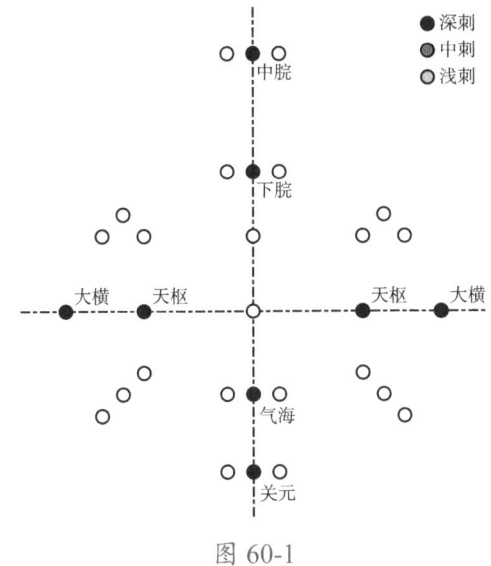

图 60-1

【61案】

患者，女，32岁。2012年10月就诊。诉产后3年，平日活动量较少，食量增多，经常熬夜，导致体重增加明显，较产前体重增加15kg以上。曾到医院就诊，诊断为"单纯性肥胖"，予控制饮食、增加运动量等健康指导，由于未能持久坚持，减肥效果欠满意。平素体健，否认其他疾病病史。查体：身高156cm，体重69kg，腹围100cm，

BMI28.3kg/m²，肥胖体型，心肺腹未有明显异常。舌淡嫩有齿痕，苔白滑，脉细滑。西医诊断：单纯性肥胖。中医诊断：肥胖，结合症状及舌脉，辨证属痰湿困脾型。针灸取穴：引气归元（中脘、下脘、气海、关元）、腹四关（双侧滑肉门、外陵），加双侧天枢、大横，辅以丰隆、阳陵泉、足三里。施术时轻而缓，只捻转不提插或轻捻转慢提插的手法，留针30分钟。隔日针刺1次，1疗程针刺10次，共20天。连续治疗3个疗程，并嘱咐患者少进食高热量食物，适量增加运动量，改善不良的生活方式。3个疗程后，患者体重63.5kg，腹围92cm，BMI26kg/m²。嘱继续坚持体育锻炼及注意平日饮食，改正不良生活习惯。随访半年，体重未有明显反弹。（图61-1）

［解晖.薄氏腹针治疗单纯性肥胖浅析.中国民族民间医药，2015，9：36.］

> **点评：** 上四案腹针处方方向均正确。因影响肥胖治疗的因素较多，故我倾向于58案所拟处方。（林超岱腹针处方图58、59、60、61-1）

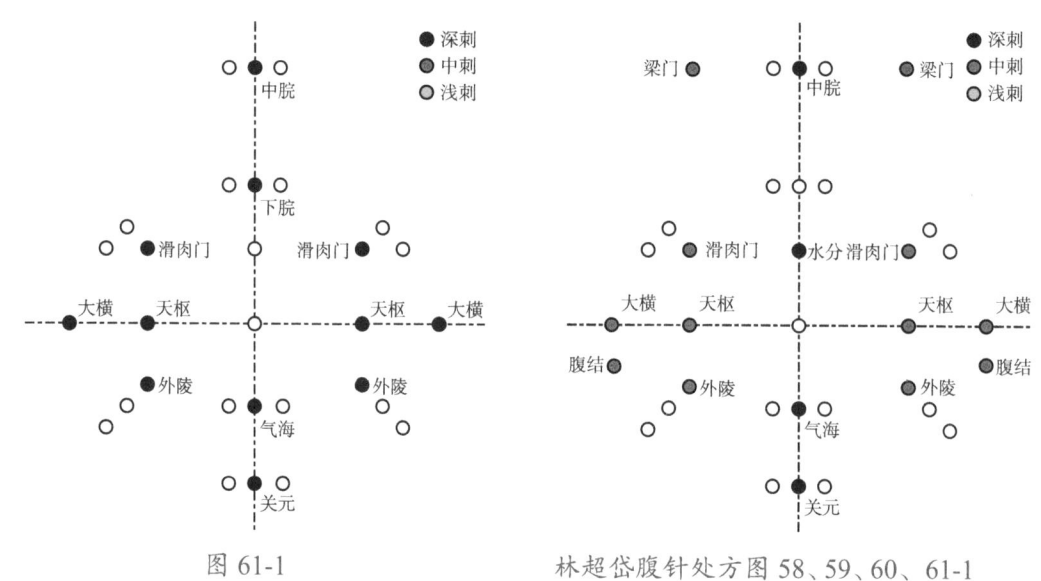

图 61-1　　　　　　　　林超岱腹针处方图 58、59、60、61-1

类风湿性关节炎

【62 案】

赵某，女，42 岁，饭店洗碗工人。2006 年 9 月 11 日初诊。主诉：双手掌指关节肿胀、疼痛 3 天。患者 3 天前无明显诱因出现双手掌指关节肿痛，呈对称性。来诊时见：双侧掌指、指间关节 II 度肿胀，晨僵 3 小时，掌指关节、指间关节活动受限，双手平均握力 50mmHg，纳差，便溏，舌暗红，苔白腻，脉滑数。实验室检查：ANA（－），抗 dsDNA（－），抗 ENA（－），RF 182IU/mL，ESR120mm/h，CRP 60.1mg/L。X 线摄片示：双手近端指关节及掌指关节间隙变窄，双小指近端关节间隙消失，骨密度减低，双手 X 线表现符合类风湿性关节炎。西医诊断：类风湿性关节炎；中医诊断：痹证（风湿痹阻，湿邪困脾型）。治疗取薄氏腹针"引气归元"穴位组合配合上风湿点的方法，予针刺中脘、下脘、气海、关元，配穴取双上风湿点、上风湿外点。治疗 4 周后复查，结果显示：双手掌指关节肿痛基本消失，晨僵时间减为 25 分钟，双手平均握力 80mmHg，掌指关节活动恢复正常；实验室检查：RF 81IU/mL，ESR 52mm/h，CRP 22.0mg/L；X 线摄片示：双手近端指关节及掌指关节间隙变窄，双小指近端关节间隙出现。骨密度轻度减低，临床症状、体征及实验室指标均明显好转。（图 62-1）

［肖炜，王春雷，黄泳，等．薄氏腹针治疗类风湿性关节炎 30 例．中医外治杂志，2008，17（4）：39.］

> **点评：**本案处方正确。建议加双滑肉门中刺。（林超岱腹针处方图 62-1）

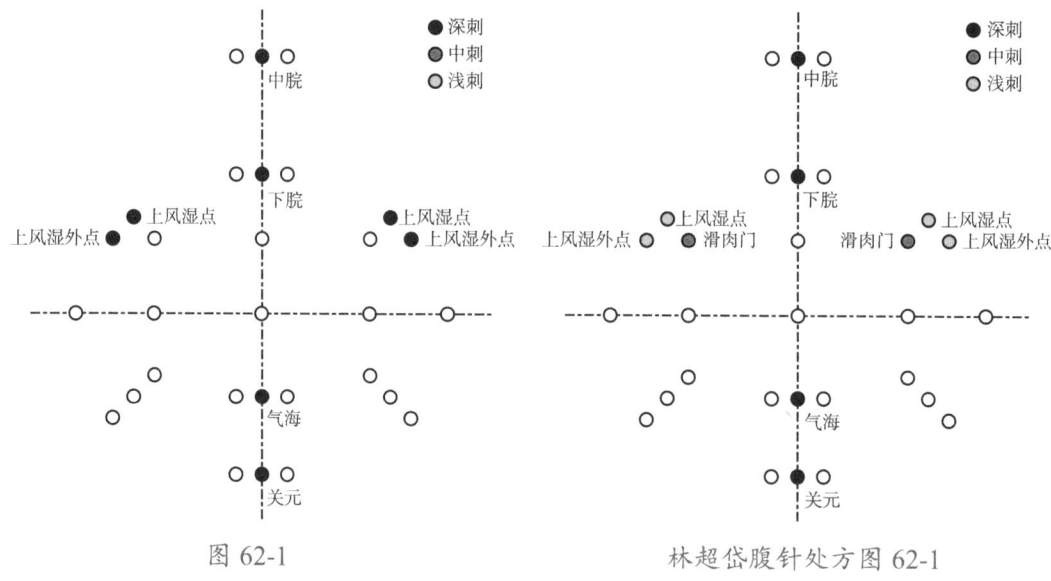

图 62-1　　　　　　　　　　　　林超岱腹针处方图 62-1

【63 案】

刘某，女，62 岁。2009 年 3 月 16 日入院，患类风湿性关节炎 6 年。现双手指、腕、肘、髋、膝、踝等关节肿胀疼痛，尤以左膝关节疼痛明显，手持物品及行走明显受限，各关节压痛明显，常因疼痛而影响睡眠，晨僵 2 小时以上，伴有腰困痛，倦怠乏力，自汗，盗汗。目前口服醋酸泼尼松龙片 5mg，每日 1 次；塞来昔布胶囊 0.2g，每日 3 次；每半个月静滴注射用环磷酰胺 0.4g，已连续使用 8 个月。查类风湿因子（＋），血沉 37mm/h，C 反应蛋白 45mg/L。双手关节 X 线示：各关节间隙变窄，骨质疏松。入院 1 周以内逐渐停用上述西药，给予腹针治疗，1 个疗程后（10 次 1 疗程）关节肿胀疼痛明显减轻，晨僵 1 小时左右，肢体关节活动明显改善；2 个疗程后，除双手指、足趾关节轻度疼痛，晨僵短至 10 分钟以内外，余无不适。复查类风湿因子（－），血沉 15mm/h，C 反应蛋白 2mg/L，继续门诊巩固治疗。腹针取穴：中脘、下脘、气海、关元、双滑肉门、双外陵、双上风湿点、双上风湿外点。（图 63-1）

［王毅 . 腹针治疗类风湿性关节炎 59 例临床报道 . 第二届腹针国际学术研讨会论文汇编，

2009：65. ］

点评：同意本案处方。（林超岱腹针处方图 63-1）

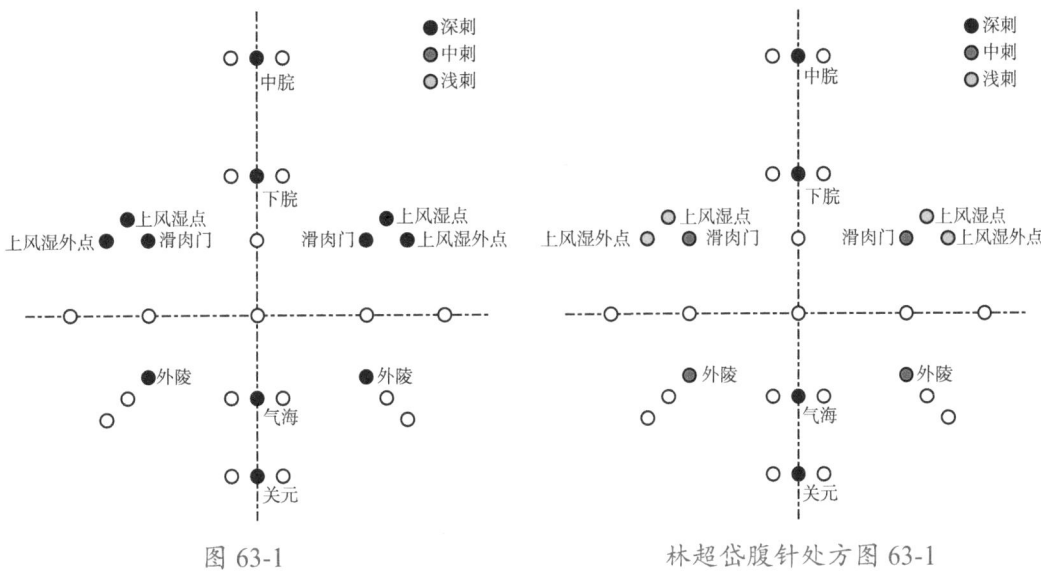

图 63-1　　　　　　　　　　　林超岱腹针处方图 63-1

【64 案】

梁某，女，42 岁。2010 年 8 月 11 日就诊。主诉：两指关节及膝关节肿胀疼痛 1 年。病史：1 年前出现两手肿胀，两肘关节疼痛，逐渐加重，活动不利，晨起明显，舌体胖、苔白腻，脉沉细。检查：左食指肿胀明显，屈伸困难，两手腕关节及肘关节肿胀疼痛，双膝关节肿胀疼痛，局部皮肤颜色无变化，夜间疼痛加重，行走困难，晨僵约 1 小时，活动后缓解。实验室检查：类风湿因子（＋），血沉 26mm/h。C 反应蛋白 42mg/L。X 线片显示：双手近端指关节及腕关节间隙变窄，骨密度减低，皮质变薄。西医诊断：类风湿性关节炎（活动期）；中医诊断：痹证（寒湿痹）。辨证：风寒湿邪客于关节，气血痹阻。治则：祛风胜湿，通经活络。腹针疗法取穴：神阙、滑肉门（双）、外陵（双）、大横（双）、上风湿点（双）、上风湿外点（双）、下风湿点（双）。操作：神阙艾条灸 30 分钟，大横针刺地部，其余腧穴针刺到人部。每次留针 30 分钟。每周针刺 3 次，并嘱患者回家后每天自灸神阙 30 分钟。针刺治疗 5 次后，左手小指肿胀明显减轻，双膝关节已不痛，晨僵亦明显减轻。继治 15 次，诸症基本消失，血沉 11mm/h，类风湿因子（−）。随访 1 年，病情稳定，未见复发。（图 64-1）

［韩燕 . 腹针疗法验案四则 . 第二届全国腹针学术研讨会论文汇编，2011：122.］

点评：同意本案处方。似乎加引气归元深刺更为稳妥。(林超岱腹针处方图64-1)

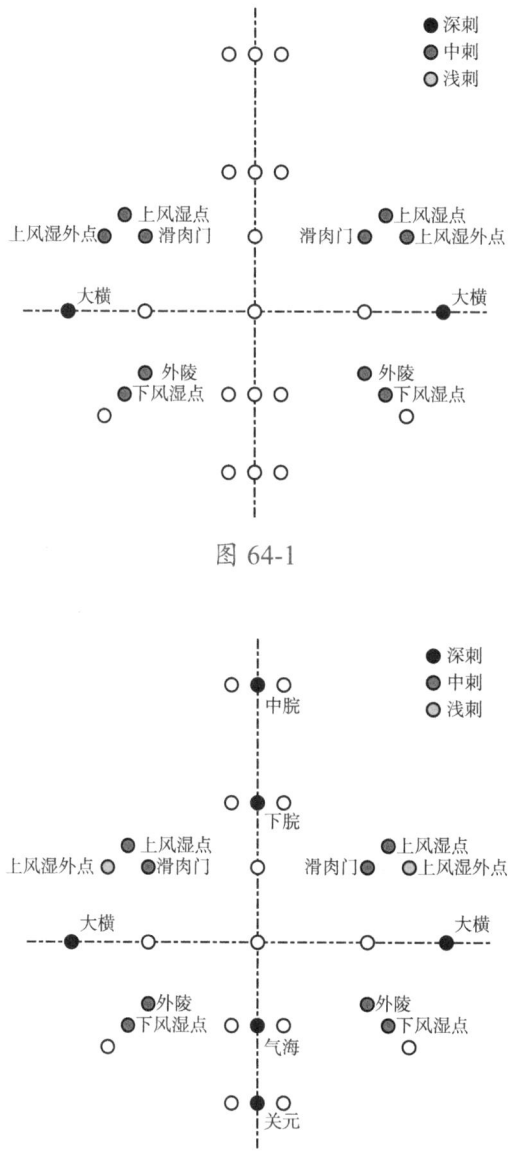

图 64-1

林超岱腹针处方图 64-1

颈动脉窦综合征

【65 案】

鄢某，女，47 岁。2004 年 1 月 6 日来诊。自述右侧颈部痛 1 年多，曾到多处求诊，诊断为颈动脉窦综合征，经服消炎止痛类西药，效果不明显，遂来我科。查颈部活动尚可，右颈动脉窦附近触痛明显，拒按，且疼痛发作与动脉搏动同步。笔者予腹针治疗，取中脘、商曲（右）、滑肉门（右），刚针毕，患者自言疼痛减轻，痛点可轻触按。再予神灯加照腹部，留针 30 分钟，出针时患者已无痛。1 年后随访未见复发。（图 65-1）

［陈福初，黄瑾莹.腹针治疗痛证的体会.首届腹针国际学术研讨会论文汇编，2005：253.］

点评：同意本案处方。（林超岱腹针处方图 65-1）

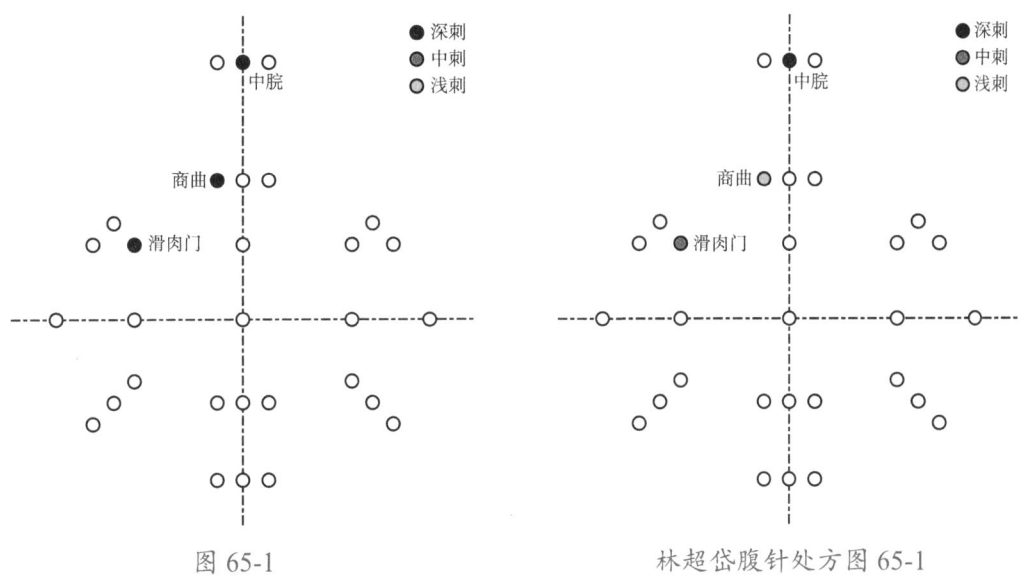

图 65-1　　　　　　　　　　　　　　林超岱腹针处方图 65-1

食道癌吞咽困难

【66案】

李某，女，80岁，铁路职工家属。2005年9月就诊。主诉：吞咽困难，食入即吐，1年余，近两周来，症状加重，完全不能吞咽。口苦，肩背疼痛，睡眠不安，大便少，小便正常。2004年5月确诊"食道癌"。查体：恶病质，消瘦，下腹膨隆，肝脾未触及。舌质暗，舌苔黄腐腻，脉弦紧。上消化道造影显示：食道中下段狭窄，长度约4个椎体，柔软度差。ECT检查显示：T4～T5癌转移。证属湿热上壅，胃气上逆。治用清利湿热、降逆止呕。取穴：引气归元、梁门、关门、太乙、滑肉门、天枢、外陵、大巨、水道、大横、腹结、水分、下脘下0.5寸、下脘旁0.2寸（双）。治疗效果：针第1次，自觉食道下段有轻松感，针刺5次可吞咽流质饮食，又针刺20次可进膳食，每次针刺时都可听到下腹部哗哗作响，患者自述小便量增多。这种现象大约持续3个月。患者腹部膨隆症状消失，肩背疼痛症状也大大减轻。以后一直坚持隔日1次进行治疗。2006年7月，上消化道造影提示：食道略窄，长度约2个椎体，柔韧度增加。患者体重增加14kg，停用止痛药物。体会：晚期癌症的治疗，临床多采取对症支持疗法，延长病人的生存年限，因此，临床极少有癌症患者到针灸科就诊。本例患者曾就诊于其他医院接受化疗、放疗，服用中西抗癌药物以及吗啡类镇痛药进行治疗，症状有所好转，但是因为食道被癌变组织梗阻不能进食进药而来针灸科就诊，竟有意外收效。腹针疗法的特点是从调理脏腑入手，兼顾经脉、局部。癌症晚期患者正气大伤，用引气归元组穴、大横、腹结健脾补肾扶正为本，太乙、滑肉门、外陵等足阳明经穴以行气活血、降逆止呕，下脘下0.5寸、下脘旁0.2寸刺至病所。诸穴共用以扶正固本、利湿消肿、化瘀通络，使顽症得以好转。（图66-1）

［马学青.腹针验案两则.首届全国腹针学术研讨会会议论文集，2007：139.］

点评：本案处方思路正确。穴位过于庞杂，似予引气归元深刺、开腹四关中刺，以及所谓的刺至病所之下脘下0.5寸、下脘旁0.2寸即可。（林超岱腹针处方图66-1）

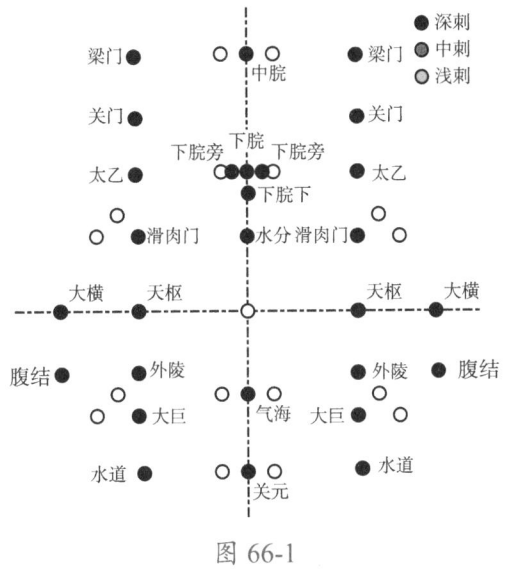

图 66-1

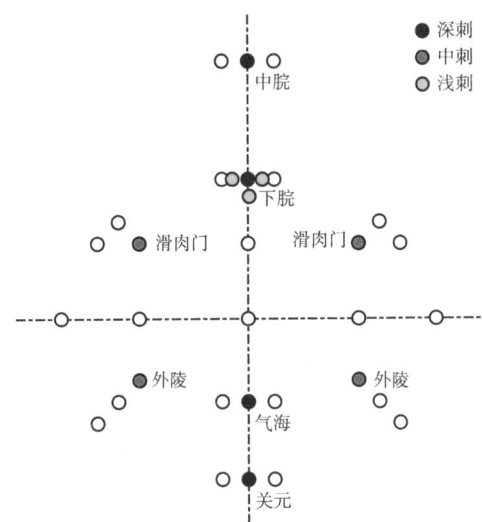

林超岱腹针处方图 66-1

呃　逆

【67 案】

　　患者，男，54 岁。呃逆半月，于 2004 年 3 月 11 日就诊。患者有直肠肿瘤病史 20 余年，去年两次手术后行化疗治疗，4 次后出现呃逆，呃声短促，低沉，持续难止，口服中西药治疗无效，求治于针灸。查体：神志清楚，精神一般，慢性清瘦面容，呃声低沉，持续难止，语言常因呃逆而中断，腹稍隆，舌质淡苔薄白，脉细弱，食纳尚可，睡眠欠佳，二便正常。证属化疗损伤阴气，阴不敛阳，真气外泄，虚气上逆犯膈，而致呃逆。治拟敛阴扶阳、益气护胃止呃，针刺中脘、下脘、关元、气海、百会、内关、足三里，平补平泻，针后 10 分钟呃逆渐减，半小时后呃逆止。次日复诊，诉针后未再呃逆，夜寐平安，续上方针 3 次，巩固疗效。呃逆俗称"打嗝"，是指因膈肌痉挛，胃气上逆而致咽喉间发生短频之呃呃声，且难于自控的病症。一般的呃逆不算什么大毛病，喝些水便可消失。顽固性呃逆可由溃疡病、脑瘤、癫痫等多种原因引起，但也有查不到病因的。临床治疗审其所因、病之新久、证之虚实寒热，顺其气、降其逆、调其中而治之。中脘、下脘、气海、关元是一组腹针基本方，方中中脘为胃之募穴，与下脘均属胃脘，两穴合用具有理中焦、调升降的作用；且手太阴肺经起于中焦，还兼有主肺气肃降的功能；气海调理气机；关元培肾固本，肾又主先天之元气。因此，四穴合用具有"以后天养先天"的作用。百会在头顶部，为清阳之会，具有升举阳气功效，内关为手厥阴心包经之络穴，通于少阴经，而少阳乃气机之枢纽，有助于脾胃之气升降，足三里为足阳明胃经之合穴。二穴合用具有调理脾胃、顺气降逆的作用，配合腹针能达到治心肺、调脾胃、补肝肾的功效。心肺得治，脾胃得调，肝肾得补，故呃逆自止。（图 67-1）

［柏巧玲，黄顺贵.腹针治疗化疗后呃逆.中国临床医生，2004，32（9）：51.］

　　点评： 本案腹针处方正确，效果迅捷。今后可以试着单独使用腹针疗法，应该同效。（林超岱腹针处方图 67-1）

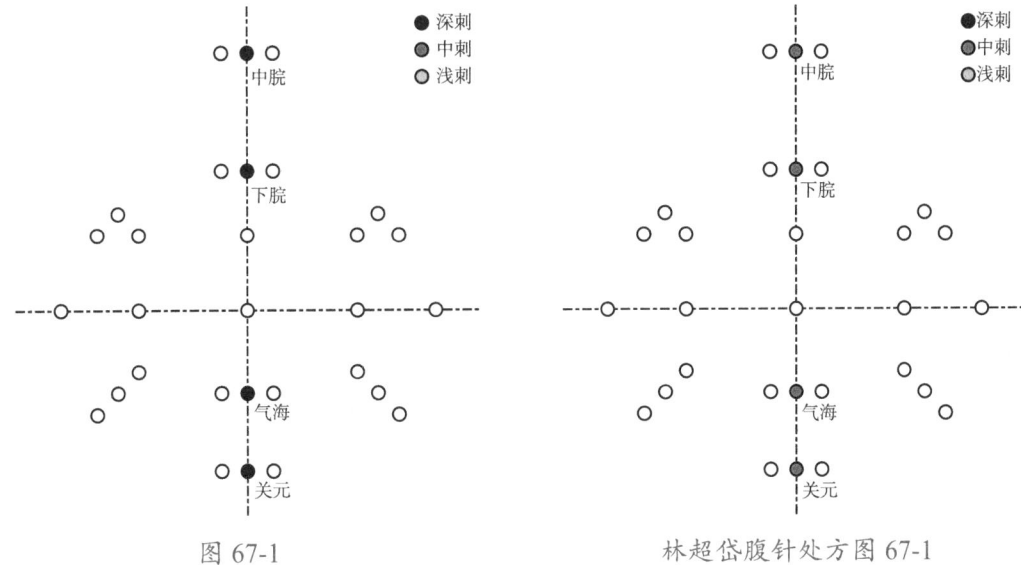

图 67-1   林超岱腹针处方图 67-1

【68 案】

李某，男，45 岁。1 周前因进食不洁之物，出现呕吐、腹泻、胃脘疼痛，到医院诊断为"急性胃肠炎"，给予抗生素输液治疗后，呕吐、腹泻、胃脘疼痛缓解，但第 2 天开始出现呃逆不止，频繁到医院就诊，肌注胃复安或 654-2 或安定等药物可以短暂缓解，回家后仍然呃逆。第 3 次来我院急诊时值班医师将其介绍给我，尝试用腹针治疗，于是根据学到的腹针知识自拟一方：中脘（浅刺）、下脘（浅刺）、气海（深刺）、关元（深刺）、阴都（双侧，浅刺）、滑肉门（双侧，中刺），除双侧阴都强刺激外，均为轻刺激。进针约 10 分钟后呃逆停止，20 分钟后出针。患者回家后再无呃逆发作，觉得腹针神奇，来电话感谢。（图 68-1）

［周红.腹针快速治愈呃逆 3 例.首届腹针国际学术研讨会论文汇编，2005：281.］

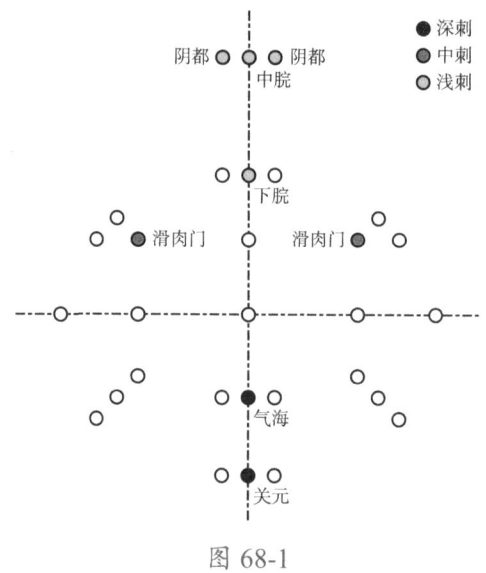

图 68-1

【69 案】

　　袁某，男，57 岁，澳门人士。5 年前患大肠癌，行手术切除后未做其他治疗。2004 年 7 月，出现大肠癌腹腔内转移再行手术治疗，术后做化疗两次，第 2 次化疗结束后第 2 天开始呃逆不止，肌注胃复安、非那根，静推格雷司琼均无效，体针治疗可短暂止呃。连续 1 周不能入睡，患者非常痛苦，来求助于中医治疗。本人征得患者同意，遂给予腹针治疗，组方为：中脘（浅刺）、下脘（浅刺）、气海（深刺）、关元（深刺）、阴都（双侧，浅刺）、滑肉门（双侧，中刺），除双侧阴都强刺激外，余均为轻刺激。患者腹针前呃逆奇响，身体震得床板颤抖，进针即刻病人呃逆停止，能闭眼休息，10 分钟后病人入睡，鼾声起，至 30 分钟欲起针家属不让，留针 1 小时后起针病人惊醒，病人诉"睡得很舒服，很久没有睡得这么香了"。病人回家后再未出现呃逆。（图 69-1）

　　　　　　　　　　　　　［周红.腹针快速治愈呃逆 3 例.首届腹针国际学术研讨会论文汇编，2005：281.］

点评：上两案处方正确。双阴都两可之间。（林超岱腹针处方图 68、69-1）

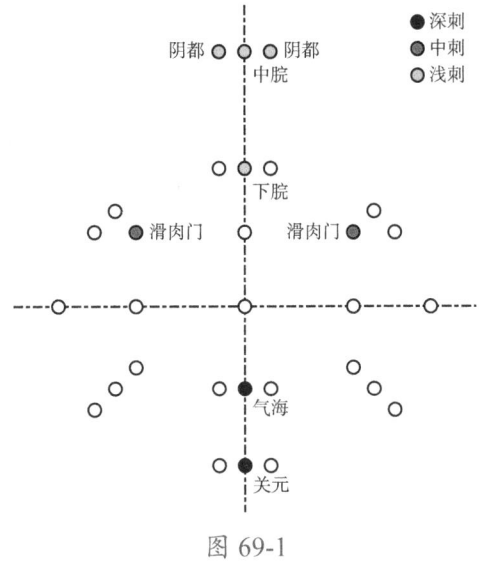

图 69-1

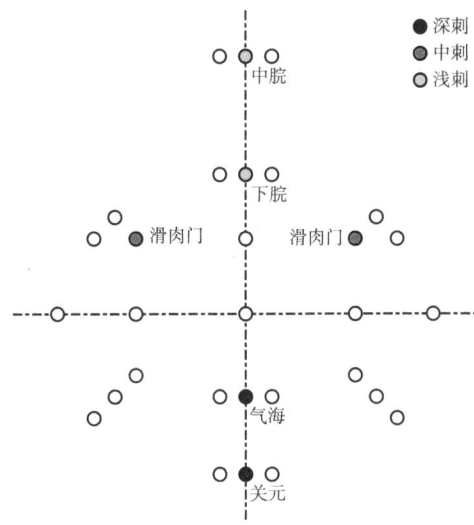

林超岱腹针处方图 68、69-1

贲门失弛缓症

【70案】

深圳患者，李某，女，10岁。初诊：2005年3月28日。症见：食后呕吐半年余。患者平素饮食不节，喜食零食，半年前渐出现餐后数分钟即呕吐，胃脘胸口顶胀感，无胃脘及腹部疼痛。中西药物及常规针灸治疗未见改善。曾到深圳医院检查，考虑"贲门失弛缓症"可能性大。钡餐检查示：贲门失弛缓症。胃镜检查示：贲门息肉。息肉摘除手术后症状无改善。复查钡餐示：贲门失弛缓症。与前片比较无变化。近期症状有所加重，每餐食后吐2～3次，胃脘胸口顶胀感，厌食纳少。形体偏瘦，发育正常，腹平软，无胀满压痛。舌淡红，苔白，脉细。西医诊断：贲门失弛缓症。中医诊断：呕吐（胃气上逆、脾肾亏虚）。腹针：深刺中脘、下脘、气海、关元；中刺梁门（右）、膻中、内关（双）。艾灸：中脘、神阙、关元。埋针：耳穴取胃、贲门、膈；体针取膈俞（右）、胃俞（左），留针3天。复诊：2005年4月2日。症见：针灸治疗后近1周，进餐后无呕吐，胃脘胸口顶胀感减轻，来广州坐车时有轻微呕吐，考虑到与晕车有关。休息后症状消除，余无不适，仍有厌食纳少。守方治疗，嘱少食多餐，注意饮食调理。（图70-1）

［李勇.腹针治疗"贲门失弛缓症"1例报告.首届腹针国际学术研讨会论文汇编，2005：287.］

> **点评：**本案腹针处方方向正确。膻中中刺要注意风险。似应加双大横中刺调脾气更宜。（林超岱腹针处方图70-1）

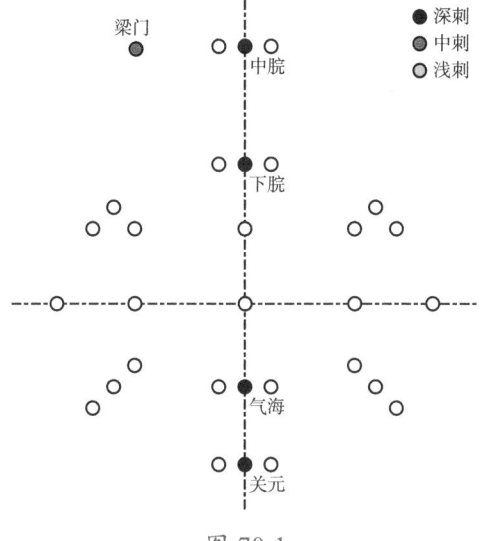

图 70-1

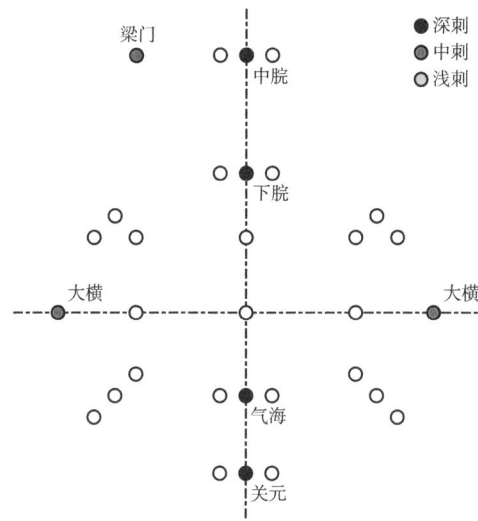

林超岱腹针处方图 70-1

慢性胃炎

【71 案】

魏某，女，74 岁，退休工人。2004 年 9 月 26 日初诊。患者胃部不适 20 多年，1 年前到沈阳医大做胃镜检查提示"浅表性胃炎"，经治疗好转。2 个月前症状加重，夜间胃部胀满、疼痛，服药无效来诊。现患者胃脘胀痛，夜间腹胀，晨起反酸，每餐只能少量进食，多则胃胀泛酸，面色苍白，体瘦，口苦便干，睡眠欠佳。诊断：慢性胃炎（反酸）。治疗：主方引气归元加开四关（滑肉门、外陵）、大横，留针 30 分钟，每日 1 次。5 次后夜间饱腹感减轻，无腹胀。改隔日 1 次。10 次 1 疗程，休息 3 天，继针第 2 疗程，共针 2 疗程。患者能吃饭及肉类，吃饱后夜间腹不胀，晨起不反酸，胃适。（图 71-1）

[于惠成，于宏.腹针"引气归元"验案三则.首届腹针国际学术研讨会论文汇编，2005：294.]

点评：本案处方基本正确。开腹四关两可之间，似应加双天枢、双大横中刺为宜。（林超岱腹针处方图 71-1）

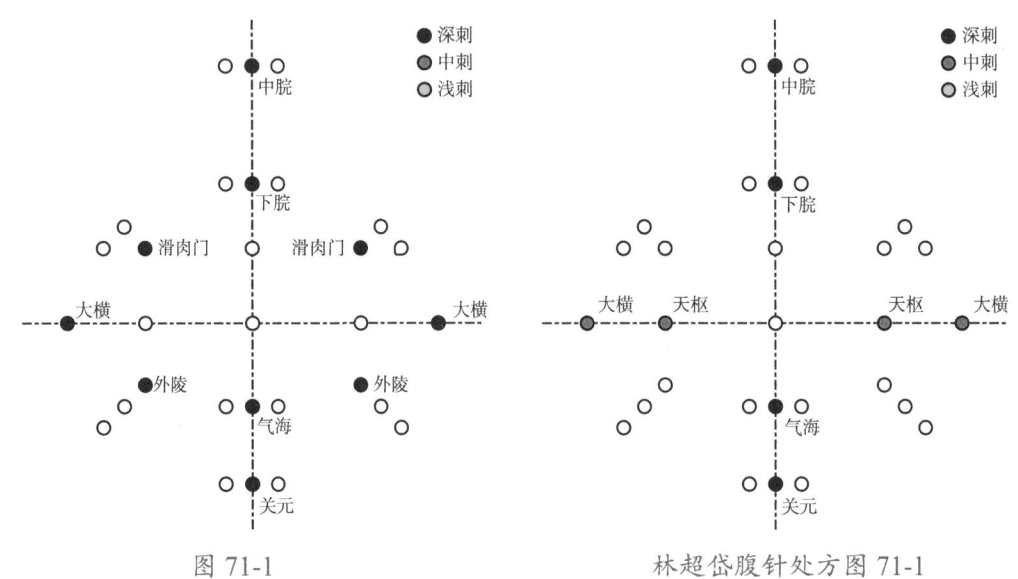

图 71-1　　　　　　　　　　　林超岱腹针处方图 71-1

嗜酸性粒细胞性胃肠炎

【72 案】

成某，男，62 岁。因"反复腹痛 4 年，再发加重 10 天"于 2005 年 5 月入院。患者 2000 年 4 月无明显原因出现持续性腹部绞痛，入我院内科诊治，相关检查未提示明显病变，经内科治疗无效转入针灸科，经灸盒重灸腹部 9 天后痛止出院，当时诊断不详。而后数年，腹痛时作，但症状不重，自行缓减。10 天前上症又发，且绞痛难忍，由门诊拟"腹痛查因"收入院。入院症见：全腹隐痛，时有绞痛，无放射痛，无恶心，无腹胀，无寒热，食欲稍差，大便量稍少质烂，小便正常，近期体重减轻。既往有哮喘、慢性荨麻疹病史。体格检查：神志清，精神一般，发育正常，自动体位，浅表淋巴结未触及肿大，桶状胸，双肺未闻及干湿性啰音，腹壁静脉无曲张，腹平软，无压痛及反跳痛，未及包块，肝脾肋下未及，莫非征（-），肠鸣音正常，双肾区叩击痛（-），神经系统检查无异常。舌质暗红，苔黄厚，脉滑。中医诊断为腹痛，证属痰瘀内阻。入院后胃镜示：胃底散在出血点，胃窦部黏膜充血水肿，花斑样改变，HP（-）；电子结肠镜检查：直肠见一宽基扁平息肉，其他结肠肠腔无狭窄、无溃烂；B 超示：肝、胆、双肾正常；血淀粉酶、血脂、肝肾功、电解质、大便常规隐血正常；血分析示：LYM 3.6g/L，嗜酸粒细胞计数 6%；腹部平片（-）；肝、胰、脾、肾 CT 扫描未见异常，腹腔少量游离腹水，腹膜后未见肿大淋巴结；消化道钡剂造影（-）。入院后内服活血化痰、理气止痛剂，并予 654-2 及杜冷丁肌注，1 周后未获效，腹痛仍作，发作时疼痛难忍，缓减后精神缓复，遂请广东省中医院消化科专家会诊，查补体 C4 偏高，嗜酸性粒细胞计数 6%，结合既往哮喘、过敏病史及理化检查，最后确诊为"嗜酸粒细胞性胃肠炎"，患者拒用激素治疗，要求转入针灸科。先常规取中脘、下脘、天枢、足三里、上巨虚、丰隆、太冲，加用电针，1 周后症状仍未减，遂改为腹针治疗。处方：中脘（中刺）、下脘（中刺）、气海（深刺）、关元（深刺）、双滑肉门（中刺）、双外陵（中刺），配合艾条温和灸双侧公孙，上下午各 1 次。3 日后腹痛明显减轻，但子夜时分仍作，10 天后疼痛消除，按上穴继续巩固治疗 5 天出院。随访 1 年未发。按：嗜酸粒细胞性胃肠炎以呕吐、腹痛、腹泻为主要症状。其治疗可筛选排除某些特异性食物，应用皮质激素、脱敏疗法，甚则手术治疗。本腹针处方中中脘、下脘均属胃脘，两穴有理中脘、调升降的作用；气海为气之海，关元为强壮要穴，培肾固本，又为三焦之募穴，主治腹泻。因此，四穴含有"以后天养先天"之意，故名"引气归元"。滑肉门及外陵是通调气血、疏理经气、引脏腑之气向全身布散的妙穴，故称"腹四关"。公孙乃足太阴脾经之络穴，络于胃经，主治脾胃两经之病症，正如《标幽赋》云"脾冷胃疼，泻公孙而立愈"。（图 72-1）

［奚玉凤.腹针治顽疾验案举隅.光明中医，2008，23（5）：662.］

点评：本案腹针处方正确。（林超岱腹针处方图 72-1）

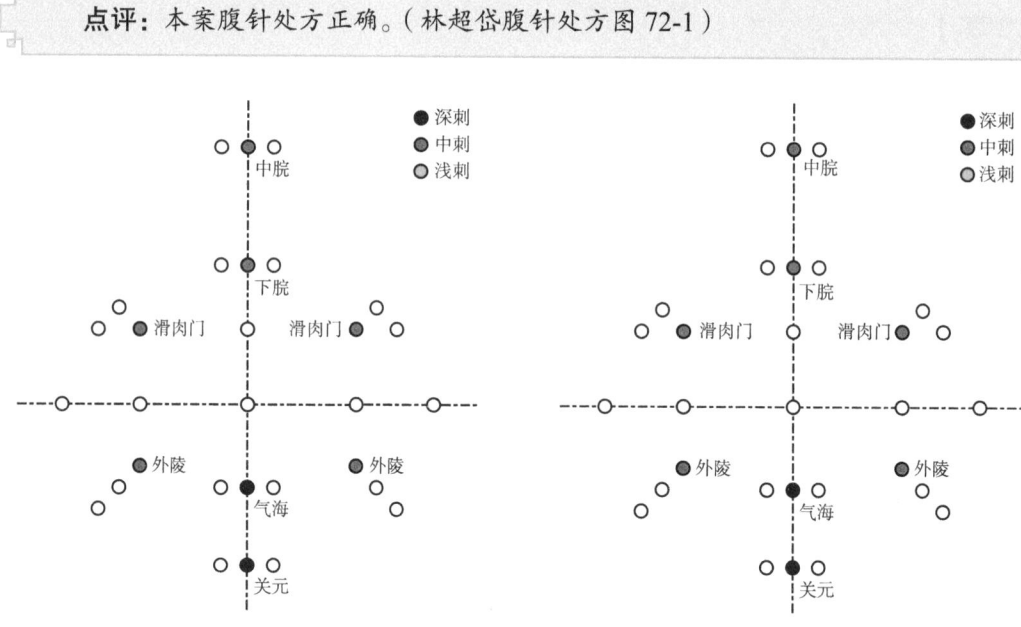

图 72-1　　　　　　　　　　林超岱腹针处方图 72-1

肝硬化腹水

【73案】

　　患者陈某，男性，58岁。于2008年9月29日就诊。患者于2002年发现乙肝肝硬化，反复腹胀、双下肢浮肿，在多家西医院予护肝、利尿、补充白蛋白、放腹水等治疗后症状缓解，但反复发作。近1个月来，患者腹胀、双下肢浮肿明显加重，服用护肝、利尿药物治疗无明显好转，遂到我院求诊。症见：乏力，腹胀，双下肢浮肿，尿少，每天约1000mL，舌暗淡，边尖齿痕，苔薄白腻，脉弦滑。查体：腹部稍膨隆，腹围96cm，肝脾肋下未及，移动性浊音（±），双下肢轻度浮肿。诊断：鼓胀（肝郁脾虚，湿瘀互结），予安体舒通20mg，每天3次，速尿20mg，每天3次口服；中药以苍牛黄芪防己汤加减，处方如下：苍术15g，黄芪30g，白术30g，防己15g，云苓15g，太子参15g，桂枝5g，甘草5g，大腹皮15g，泽泻10g。并予腹针治疗（取穴：中脘、下脘、水分、气海、关元、水道、大横、上风湿点、下风湿点等），每天1次。2008年10月8日复诊，仍感乏力，无腹胀，尿量增多，每天约1500mL。舌暗淡，边尖有齿痕，苔薄白腻，脉弦滑。查体：腹部平软，腹围86cm，肝脾肋下未及，移动性浊音（−），双下肢无浮肿。中药予加大白术用量至40g，安体舒通及速尿改变为每天1次，口服，其余治疗方案同前，继续腹针治疗，3次/周。2008年10月24日复诊，无诉不适，尿量正常，约每天1300～1500mL。舌暗淡，边尖齿痕，苔薄白，脉弦滑。查体：腹部平软，腹围82cm，肝脾肋下未及，移动性浊音（−），双下肢无浮肿。停用安体舒通及速尿，继续中医辨证及腹针治疗。（图73-1）

　　　　[池晓玲，萧焕明，蒋俊民，等.腹针疗法治疗肝硬化腹水的机理探讨.第二届腹针国际学术研讨会论文汇编，2009：148.]

　　点评：同意本案腹针处方。（林超岱腹针处方图73-1）

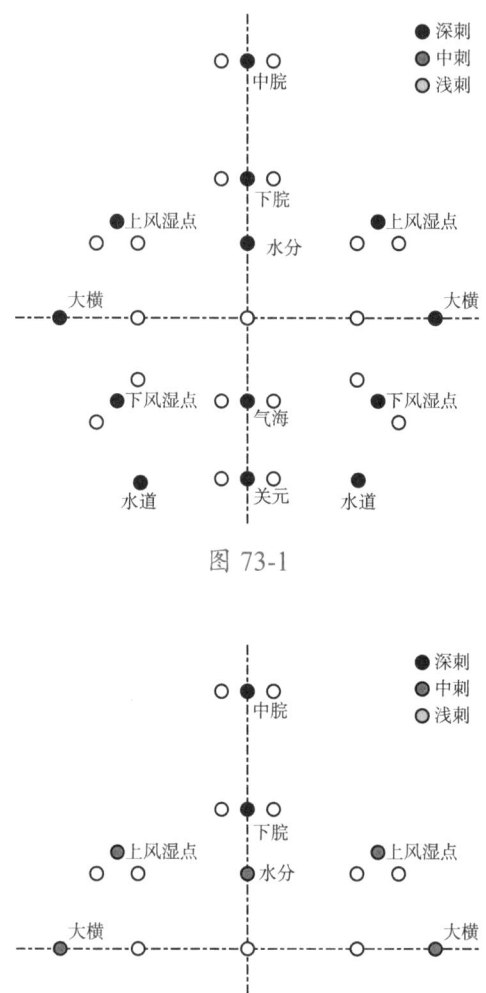

图 73-1

林超岱腹针处方图 73-1

慢性胆囊炎

【74案】

　　某患者，女，50岁，农民。主因反复发作右上腹痛 2 年，加重 1 个月，于 2007 年 7 月 5 日前来就诊。患者常感右上腹痛，反复发作，常因进食油腻食物或劳累而诱发，伴口苦、腹胀、纳呆，不伴发热，近 1 个月加重，持续痛，不能卧，日日坐眠，甚为痛苦。做腹部 B 超：慢性胆囊炎。中医诊断：胁痛。西医诊断：慢性胆囊炎。腹针治疗：中脘（深刺）、下脘（深刺）、气海（深刺）、关元（深刺）、天枢（双，中刺）、上风湿点（右，深刺）、大横（双，中刺）。疗效：针刺 5 分钟后可平卧，右上腹痛缓解，20 分钟后痛止。每日 1 次，10 次为 1 疗程。针治 7 次痛除，又巩固 3 次，病愈。追访 1 年未再复发。（图 74-1）

［王铁云，刘克勤 . 腹针疗法治疗慢性胆囊炎 47 例临床观察 . 第二届腹针国际学术研讨会论文汇编，2009：79.］

点评：同意本案处方。（林超岱腹针处方图 74-1）

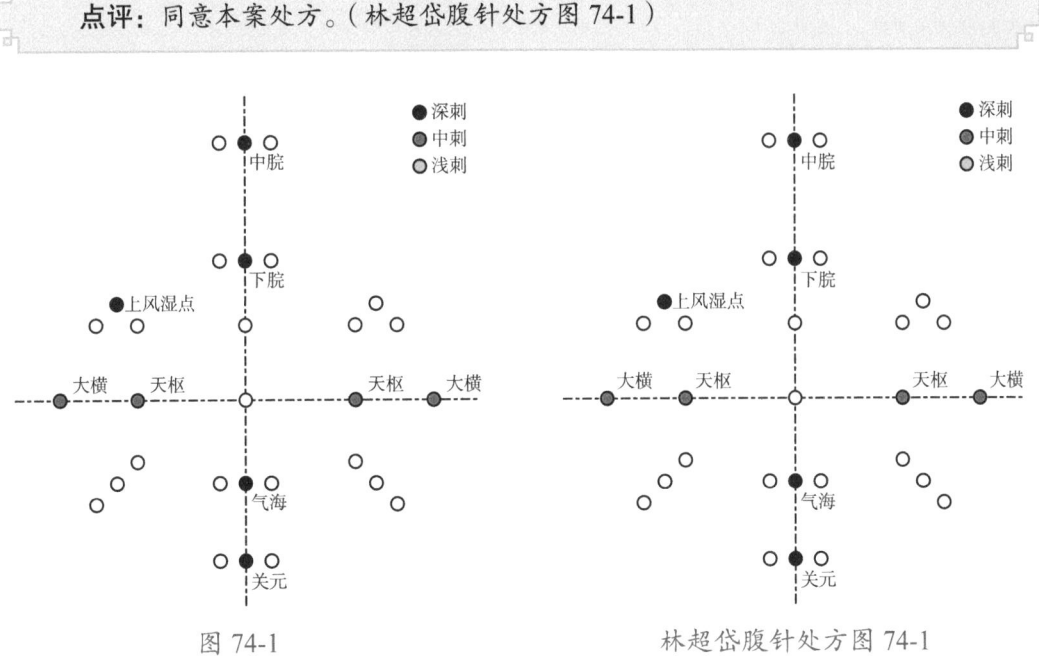

图 74-1　　　　　　　　　林超岱腹针处方图 74-1

急性肠炎

【75 案】

患者，女，30 岁。2007 年 7 月 24 日就诊。患者于 3 天前误食变质饭菜，2 小时后出现腹痛、腹泻、恶心、呕吐，腹泻水样黏液便，1 小时 2～3 次，口服氟哌酸、吡哌酸两天不见好转。查体：急性痛苦面容，体温 37℃，血压 90/60mmHg，便常规有白细胞，患者明显口干，脉象细数，皮肤弹性差，诊断为急性肠炎伴中度脱水。治疗 1 次后，腹痛明显减轻，大便次数明显减少，经过 3 次治疗后，饮食及排便恢复正常，各种症状基本消失。取穴：中脘、下脘、气海、关元、滑肉门（双）、外陵（双）、脐四边穴、梁门。（图 75-1）

［刘洪兰，刘芳.腹针配合磁振热疗治疗急慢性肠炎 60 例临床体会.中国实用医药，2009，4（1）：165.］

点评：本案处方正确。（林超岱腹针处方图 75-1）

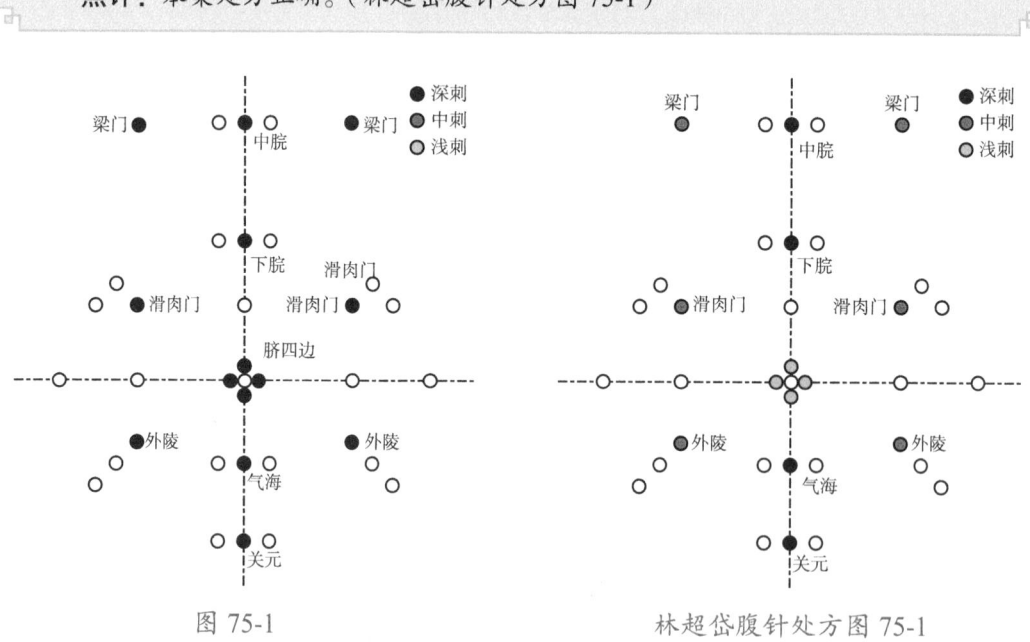

图 75-1　　　　　　　　　林超岱腹针处方图 75-1

【76 案】

邱艳霞，女，20 岁。因"腹泻腹痛 1 天"就诊。患者因进食不洁食物后出现腹泻 20 余次水样便，腹痛，无发热恶寒，无恶心呕吐。查体：血压 120/85mmHg，心肺（－），腹部（－），神经系统（－）。中医诊断：泄泻。西医诊断：急性肠炎。一般治疗：静脉补液。腹针取穴：引气归元、腹泻、天枢（双）。疗效：针刺 20 分钟，患者腹泻次数与频率明显减少，腹痛缓解。（图 76-1）

［罗翌，吕海涛 . 针刺止痛在急诊的应用 . 第二届腹针国际学术研讨会论文汇编，2009：71.］

点评：本案处方正确。疗效描述语意不详，针刺 20 分钟应是卧床吧，腹泻次数与频率如何明显减少？（林超岱腹针处方图 76-1）

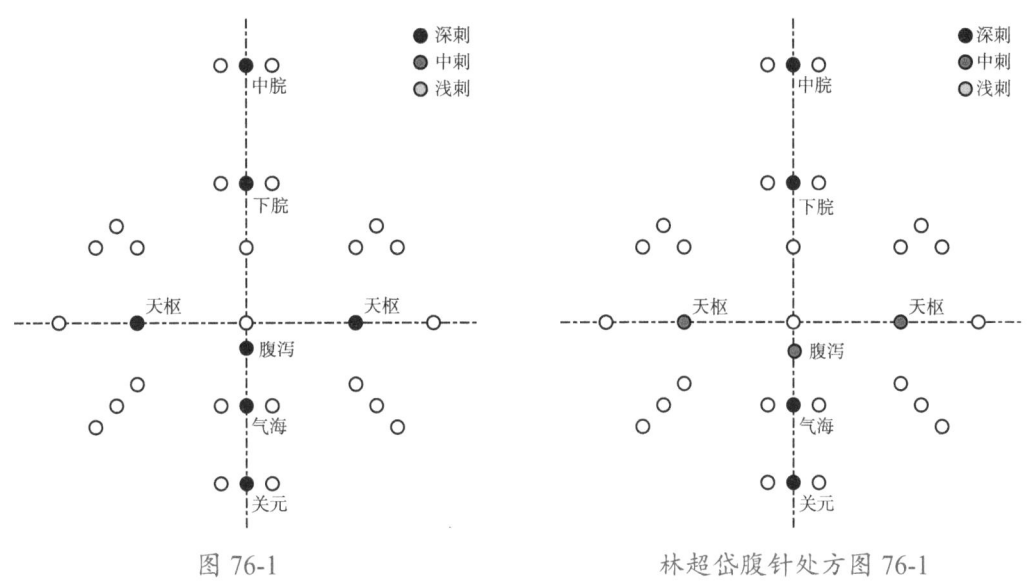

图 76-1　　　　　　　　　　林超岱腹针处方图 76-1

【77 案】

罗某，男性，20 岁。因"反复腹痛伴腹泻、发热 3 天"就诊，患者 3 日前饮食不洁出现腹痛、腹泻 10 余次水样便，伴发热 38.4°C，输液治疗后腹痛、腹泻无好转，到我院就诊。症见：腹痛，泻褐色水样便 2 次，舌红苔干，脉弦细。查体：腹部弥漫轻压痛，反跳痛（－），板状腹（－）。血常规：WBC 1.2×10^9/L，NE 86.8%。中医诊断：腹痛（湿热蕴结）。西医诊断：急性胃肠炎。一般治疗：静脉补液。腹针处方：腹痛腹泻方＋水道（双）中刺。取穴：中脘、下脘、气海、关元、天枢（双）、腹泻、水道（双）。疗效：针刺后 10 分钟患者腹痛缓解，便意消失。随访患者再无腹痛发作及腹泻，休息 3 日后痊愈。（图 77-1）

［罗翌，吕海涛. 针刺止痛在急诊的应用. 第二届腹针国际学术研讨会论文汇编，2009：72.］

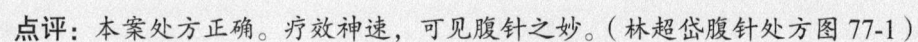

点评： 本案处方正确。疗效神速，可见腹针之妙。（林超岱腹针处方图 77-1）

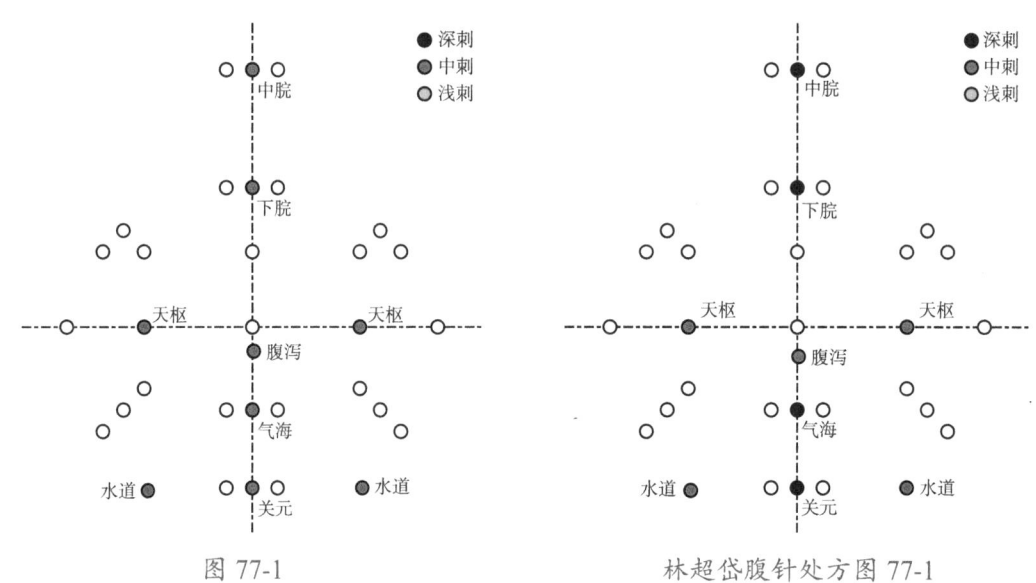

图 77-1　　　　　　　　　　　林超岱腹针处方图 77-1

慢性肠炎

【78 案】

患者，男，45 岁，本院干部。患慢性肠炎 5 年。患者 5 年来，腹痛、腹泻反复发作，每天凌晨均要腹泻 1 次，每天大便均在 3 次以上，时好时坏，日久不愈。多家医院诊断为慢性肠炎，曾服用中药、西药效果不佳。查体：脐周及左下腹有轻度压痛，面色黄而瘦，全身乏力，营养欠佳，心肝脾胃未见异常。穴取中脘、下脘、气海、关元、滑肉门（双）、外陵（双）、梁门（双）、脐四边穴。针刺时遵循三步法，针尖刺至地部，留针 30分钟，然后磁疗两导子上下对置 20 分钟，治疗 2 次后腹痛明显减轻，大便次数明显减少，经过 15 次治疗后痊愈。随访 3 年未复发。（图 78-1）

［刘洪兰，刘芳 . 腹针配合磁振热疗治疗急慢性肠炎 60 例临床体会 . 中国实用医药，2009，4（1）：166.］

点评：本案处方正确。全部刺地部必要性不是太大。（林超岱腹针处方图 78-1）

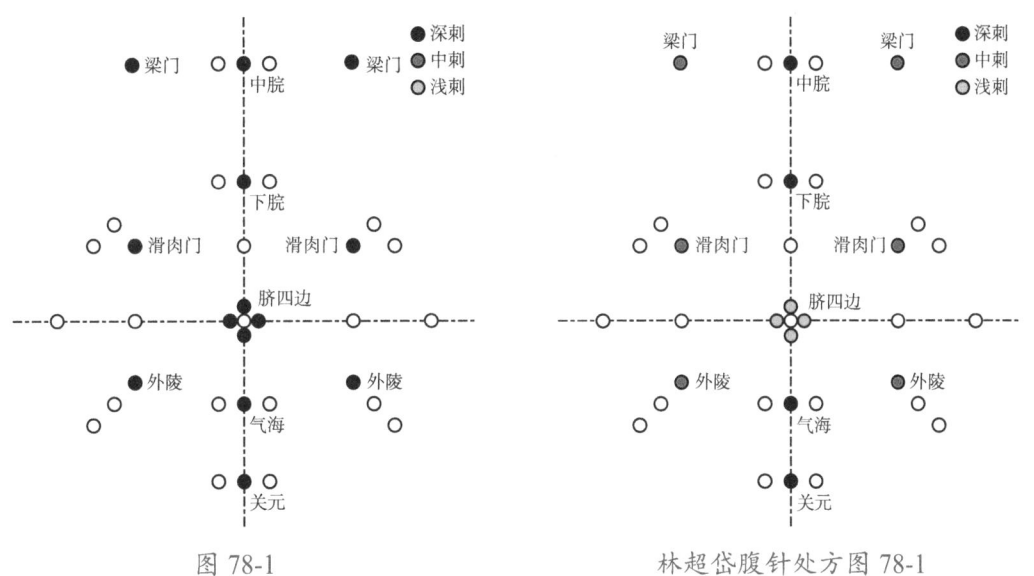

图 78-1　　　　　　　　　　　林超岱腹针处方图 78-1

慢性结肠炎

【79案】

李某，男，65岁，干部。初诊日期：2003年12月5日。病史自述：患者腹痛、腹泻反复发作10余年，曾多方治疗未能得到有效控制。近4个月，病情加重，每日大便5次以上，不成形并伴有全身倦怠、纳呆、头晕、心悸，每次进食后5~10分钟左右腹痛必泻。结肠镜示：肠壁充血、水肿，有浅表溃疡，诊断：慢性结肠炎。治疗方法：引气归元（中脘、下脘、气海、关元）、腹四关（左右滑肉门、外陵）。留针1小时，神阙加薄氏神阙散，10天为1疗程，2个疗程后观察结果。用上方治疗2次后，进食腹痛减轻，大便次数减少3次，又连续治疗5次后，腹痛明显好转，大便次数每日最多2~3次，全身倦怠、纳呆、头晕、心悸等症状亦明显好转，连续治疗2个疗程后症状及体征消失。结肠镜复查：肠壁无红肿，浅表性溃疡痊愈。随访1年，未见复发。（图79-1）

[王艳娥. 腹针疗法在临床上的临证及心得体会. 首届腹针国际学术研讨会论文汇编，

2005（8）：267.]

> 点评：本案处方正确。效果不错。（林超岱腹针处方图79-1）

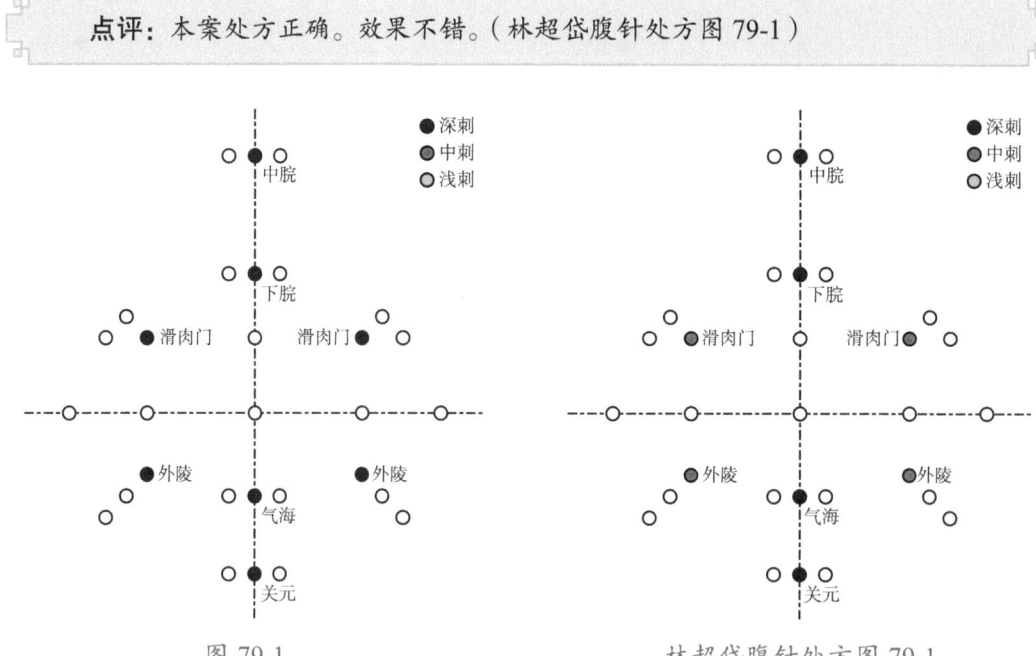

图 79-1　　　　　　　　　　林超岱腹针处方图 79-1

肠道激惹综合征

【80 案】

　　车某，男，51 岁，韩国人。2005 年 6 月初诊。主诉：腹痛便溏 30 余年。治疗经过：腹痛不剧，大便稀水样，2 次 / 日。每服思密达 1 包，每日 3 次，则大便日行 1 次。腹针取穴：中脘（深刺）、下脘（深刺）、气海（深刺）、关元（深刺）、水分（中刺）、天枢（双，中刺）、大横（双，中刺）；同时配合神阙穴盒灸。（没有疗程，原文如此）1 年后随访未复发。（图 80-1）

［艾宙 . 腹针疗法临床验案 . 首届全国腹针学术研讨会会议论文集，2007：141.］

　　点评： 本案处方正确。（林超岱腹针处方图 80-1）

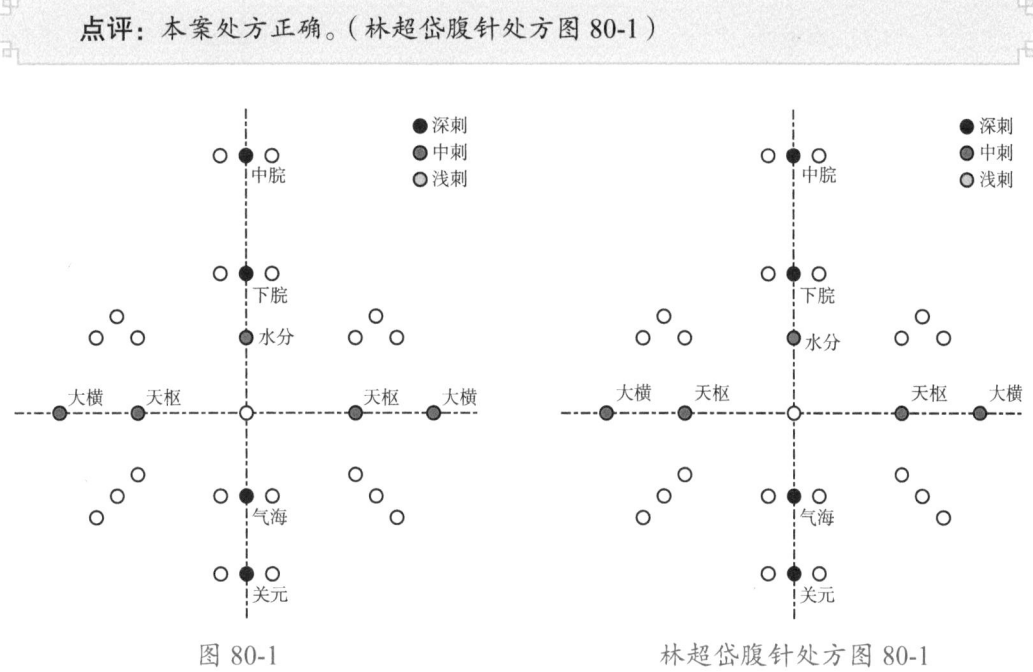

图 80-1　　　　　　　　　　　　　林超岱腹针处方图 80-1

【81 案】

陈素月，女，48 岁。2005 年 6 月初诊。治疗经过：腹痛腹泻伴失眠 10 余年。腹痛不剧，大便稀水样，4～5 次 / 日。腹针取穴：中脘（深刺）、下脘（深刺）、气海（深刺）、关元（深刺）、水分（中刺）、气穴（中刺）、气旁（中刺）、滑肉门（中刺）、天枢（双，中刺）、外陵（双，中刺）、大横（双，中刺）；同时配合神阙穴盒灸。（图 81-1）

［艾宙. 腹针疗法临床验案. 首届全国腹针学术研讨会会议论文集，2007：142.］

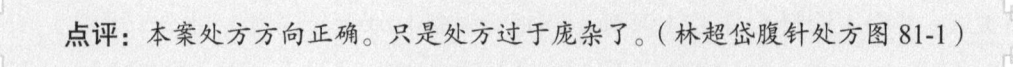

点评：本案处方方向正确。只是处方过于庞杂了。（林超岱腹针处方图 81-1）

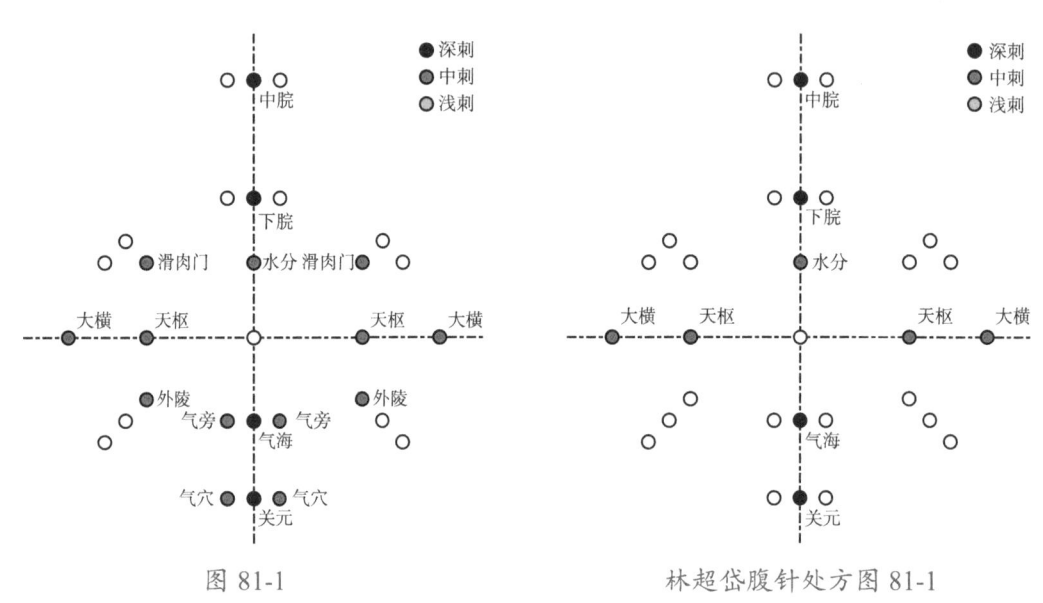

图 81-1　　　　　　　　　林超岱腹针处方图 81-1

老年性便秘

【82案】

朴某，男，73岁，退休干部。2004年9月8日来诊。患者10年前患脑血栓，经治疗生活自理。近日总有便感，每晚起床10多次，严重影响睡眠。现面色苍白，神疲，腹无胀痛，便初干不硬。诊断：气虚便秘。治疗：主方"引气归元"加天枢（双）、大横（双），留针30分钟，每日1次。治疗1次后患者大便畅通，治疗两次后患者无便感，一夜未醒，睡眠好，巩固1次，共3次痊愈，大便恢复正常。（图82-1）

［于惠成，于宏.腹针"引气归元"验案三则.首届腹针国际学术研讨会论文汇编，2005：294.］

> 点评：本案处方正确。见效快。（林超岱腹针处方图82-1）

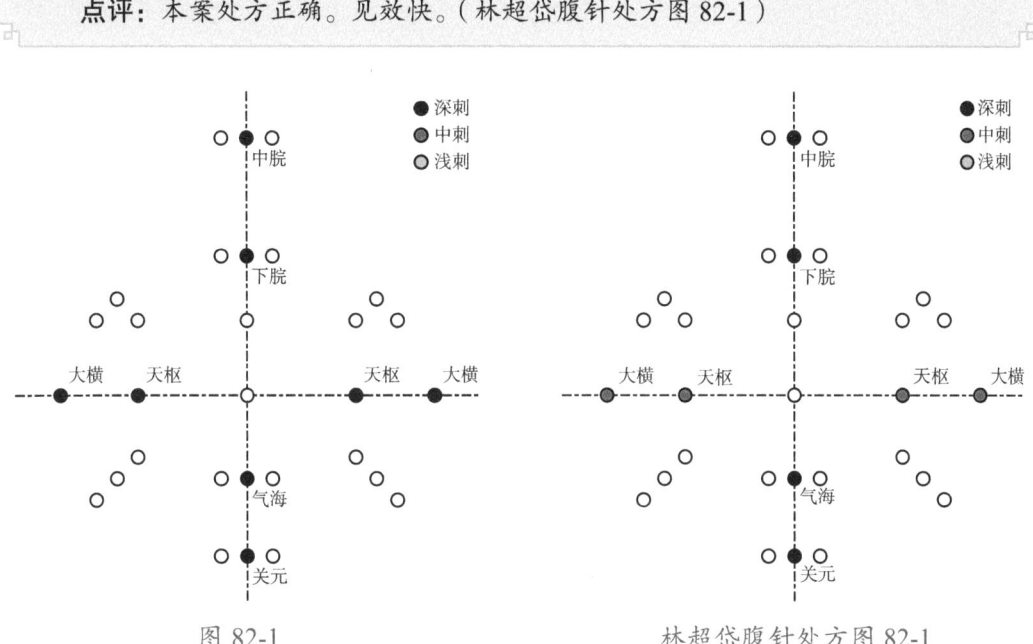

图 82-1   林超岱腹针处方图 82-1

压力性尿失禁

【83案】

　　黄某，女，52岁，教师。2006年3月10日初诊。病史：尿频、尿急2年。近半年时常出现咳嗽时尿液不自主流出，眠差，夜尿1～2次，纳可。舌质淡红、苔薄白，脉弦细。诊断：压力性尿失禁。证型：肾虚不固。治法：补肾益气。腹针疗法选穴：引气归元、水分、水道、大横、气旁（双）、气穴（双）、中极。配：足三里、三阴交、太溪（双）；灸箱悬灸神阙30分钟，使皮肤潮红为度。治疗方法：腹针用深刺留针。下肢穴常规针刺得气，留针30分钟后起针。每日治疗1次，治疗12次1疗程。随后观察症状消除，目前随访无复发。（图83-1）

［李勇．腹针疗法治疗下尿路疾病53例临床报告．首届全国腹针学术研讨会会议论文集，2007：191．］

> **点评：** 本案腹针处方基本正确。均用深刺似可不必，中极可有可无。（林超岱腹针处方图83-1）

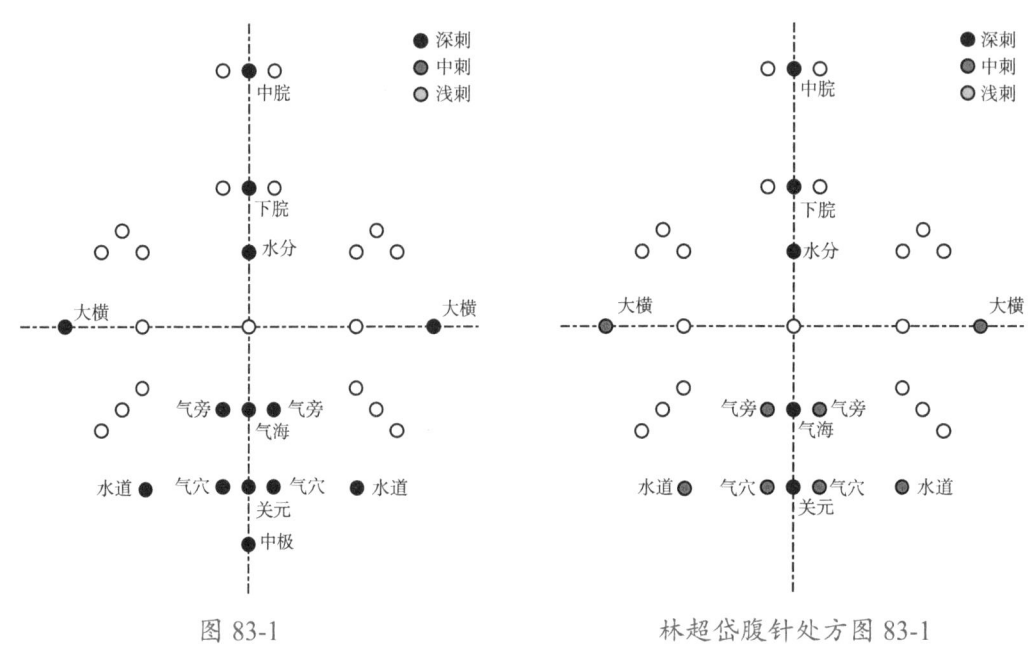

图83-1　　　　　　　　　　林超岱腹针处方图83-1

【84 案】

　　患者赵某，女，45 岁。自觉难以忍尿半年余。患者半年前有一好友来访，该好友恰逢患尿道炎，频频如厕，自此赵某开始出现尿频症状，且日渐严重，渐至见水即有尿意难忍，多方求医，先后服用过补肾固涩以疏肝理气、健脾利湿等中药都未效。应诊时查看患者舌质淡红，脉弦滑，右关脉细，尺脉不沉。辨证：肝郁乘脾，水湿代谢异常。施与腹针疗法：用"引气归元"调脾胃、补肝肾，调节机体神经系统；取双侧大横调脾气；取水分通调水道；取气旁、气穴舒肝解郁。连续治疗 5 天后症状明显改善，以后隔日 1 次，共治疗 10 次而愈。（图 84-1）

［张春玲.腹针疗法在妇科疑难病症中的运用举隅.首届全国腹针学术研讨会会议论文集，

2007：173.］

点评：本案处方正确。（林超岱腹针处方图 84-1）

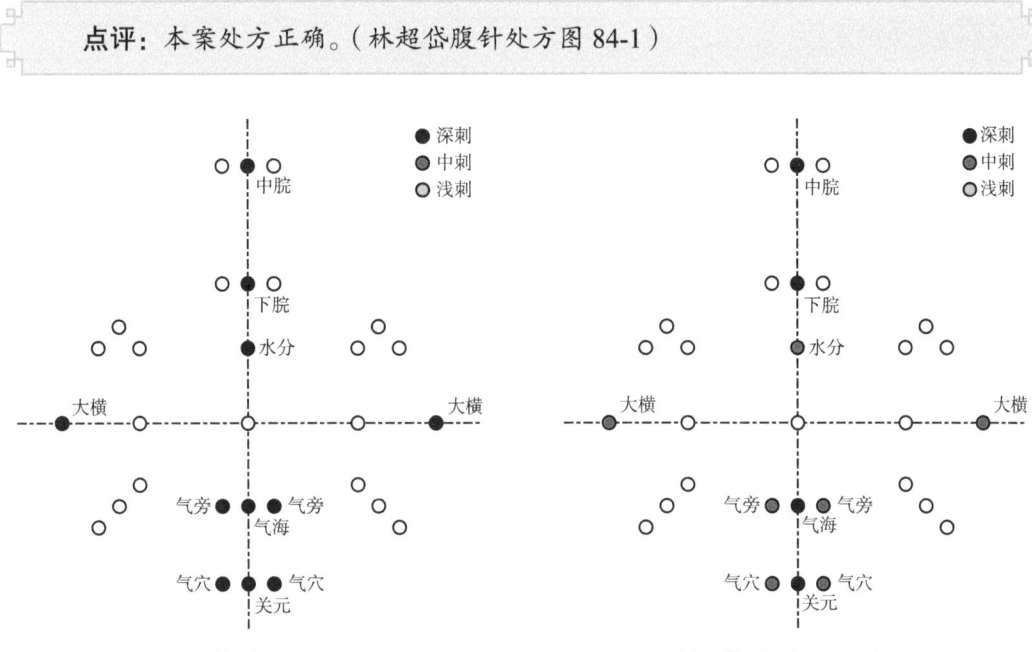

图 84-1　　　　　　　　　　　　　　林超岱腹针处方图 84-1

尿 频

【85 案】

孙女士，60 岁。初诊日期：2003 年 3 月 5 日。主诉：尿频、尿急，夜尿 4 次以上，已 8 年。近 1 个月因劳累、受寒病情加重，白天 30 分钟左右排尿 1 次，夜间 7～8 次，睡眠受到严重影响，全身疲乏无力。舌质淡、苔白，脉沉细弱。腹针治疗取穴：中脘、下脘、气海、关元、中极、气穴（双）、天枢（双）、水道（双），神阙加灸。经 5 次治疗后尿频、尿急症状明显缓解。白天每 60～90 分钟排尿 1 次，夜间 2～3 次，每次排尿量也明显增加。再经 5 次治疗，尿频、尿急症状消失，白天每 2～3 小时排尿 1 次，夜间 1～2 次。（图 85-1）

[袁淑美，马淑芬.腹针治疗中老年女性尿频 32 例.首届腹针国际学术研讨会论文汇编，2005：213.]

点评：同意本案处方。（林超岱腹针处方图 85-1）

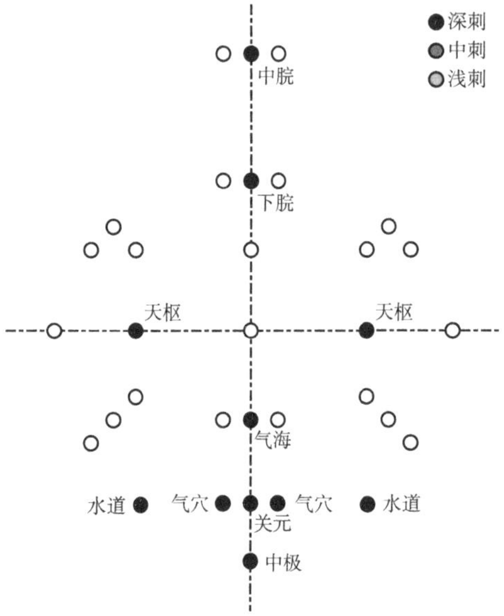

图 85-1 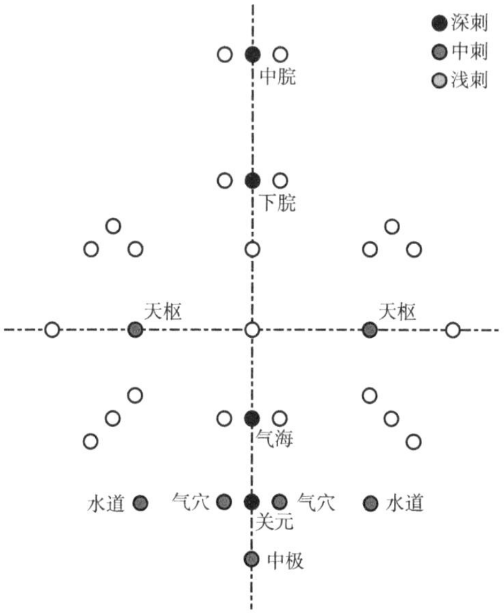　　　　　　　　　　　　　林超岱腹针处方图 85-1

【86 案】

患者林某，男，71 岁。2004 年 11 月 3 日就诊。患者既往有前列腺肥大史 1 年，左肩疼痛 1 年，活动受限。高血压 2～3 年、糖尿病 2～3 年，尿频，夜尿 1～2 次每晚。患者先后于 2004 年 5 月和 6 月两次因为脑梗死住院治疗，头晕、乏力，每日小便 20～30 次。出院后上述症状好转，但是仍然尿频，每晚起夜 7～8 次，严重影响睡眠。小便色黄，大便偏干，伴有口干、口苦，咳痰黏稠，量多色黄白，乏力，恶寒，手脚发凉。患者平日性急易怒，嗜食肥甘厚味，形体肥胖。查体：患者神清，步态尚稳，左肩活动受限。舌体胖大，苔黄厚腻，略湿。取穴：中脘、下脘、气海、关元皆深刺，外陵、大横皆中刺，关元下、旁 0.5 寸浅刺。操作方法：用 0.30mm×40mm 毫针刺入皮下，分别到达所需深度要求。深刺不能刺入腹腔，觉针下有抵触感即可；浅刺刺入皮下、皮内即可。不要求针感。每针留针 30 分钟，每日 1 次。每次针刺时患者都自觉左肩至手有酸、麻、胀感，取针后此感即消失。针刺 2 次后，患者夜尿次数开始减少，10 次后每晚减少 2～3 次。15 次后每晚 1 次。（图 86-1）

［王旭，赵宇翔.腹针治疗前列腺肥大一例.首届腹针国际学术研讨会论文汇编，2005：283.］

> **点评：** 本案处方正确。0.30mm×40mm 毫针似乎有点粗了。（林超岱腹针处方图 86-1）

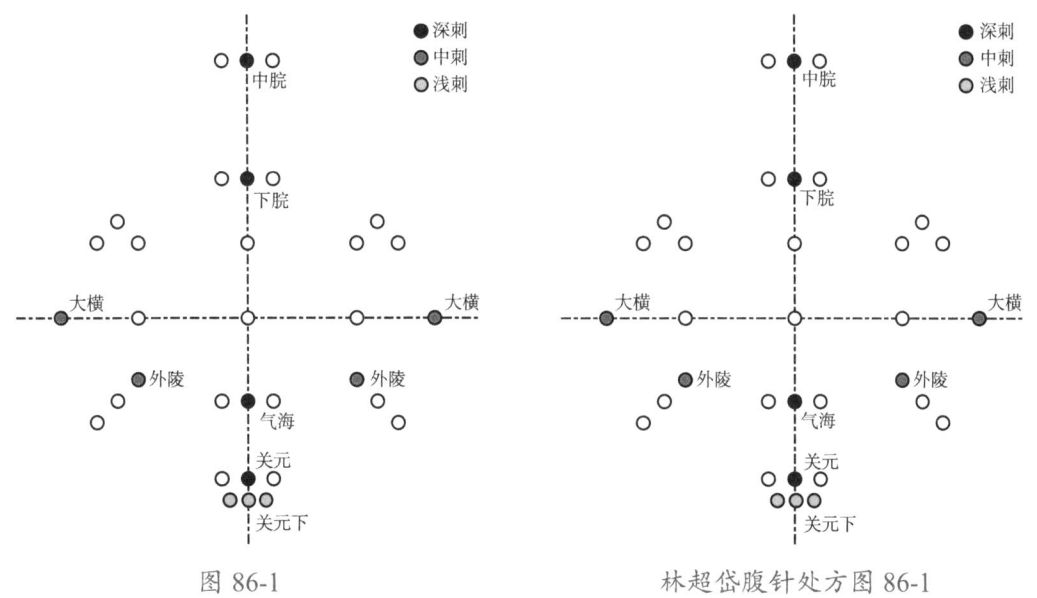

图 86-1　　　　　　　　　　　　　　林超岱腹针处方图 86-1

干燥综合征

【87 案】

温某，女性，71 岁。2013 年 11 月 11 日初诊。患者主因口干、眼干涩 2 年来诊。现病史：患者于 2 年前无明显诱因逐渐出现口干、眼干涩、阴道干涩，口服药物无改善。就诊于中日友好医院，经下唇腺病理及免疫指标检测确诊为干燥综合征，经治疗后症状改善不明显，特求中医治疗来诊。症见口干、咽干，无唾液，眼干涩，阴道干涩，纳可，眠欠安，大便干、小便频。舌质淡暗、质润，略见水滑，舌上可见细小裂纹，无苔，脉细滑。既往：冠心病病史。西医诊断：干燥综合征。中医辨证：阴虚内热，治以滋阴清热。初诊以阴虚立法，予以滋阴清热药物治疗后患者症状无明显变化。11 月 18 日二诊：对患者进行仔细问诊，患者虽有口干但饮水不多，偶有怕冷之状，舌淡暗质润而略见水滑，脉为细滑之脉。于是转变思路，考虑为脾虚津液不能上承，故健脾温阳通经为主，滋阴清热为辅。方药：茯苓 30g，桂枝 12g，白术 12g，甘草 12g，石斛 30g，知母 12g。7 剂，水煎服，日 1 剂，分早晚两次温服。针灸：引气归元、腹四关、阴都、肓俞、气穴、鱼际、水泉、内庭、行间、太白。梅花针扣刺眼周。11 月 25 日三诊：患者口干及眼干症状较前均有缓解，舌质暗淡，苔少而干，仍有咽干，考虑肾阴不足兼有内热，予上方加玄参 12g，黄柏 9g，7 剂水煎服，日 1 剂，分早晚两次温服。继续上述治疗 1 个月，患者症状缓解明显。按：本患考虑为饮停中焦，影响到上焦及下焦津液的布化，特别是肺肾两脏。肺阴不足，口干，咳痰量少，肝肾阴亏故见眼干涩、阴道干涩。阴虚燥热固然是患者的表现，但是阴液亏乏的根本确是脾胃亏虚后动力的不足，津液无法上承、四布濡养脏腑。以苓桂术甘汤通阳化气、温化水饮，以助三焦气化，加用石斛、知母养肺肾之阴，清肺肾之虚火。复诊随证加减效果明显。针刺治疗以腹四关健脾调畅气机，以肾经三穴三焦同取滋阴，配合肺脾肾三经荥、郄穴清热。（图 87-1）

［张树源，王丽平．王丽平教授应用苓桂术甘汤为主配合腹针临证经验．世界中西医结合杂志，2014，9（12）：1274.］

点评：同意本案腹针处方。干燥综合征属难治病，针药结合，多管齐下效果明显。（林超岱腹针处方图 87-1）

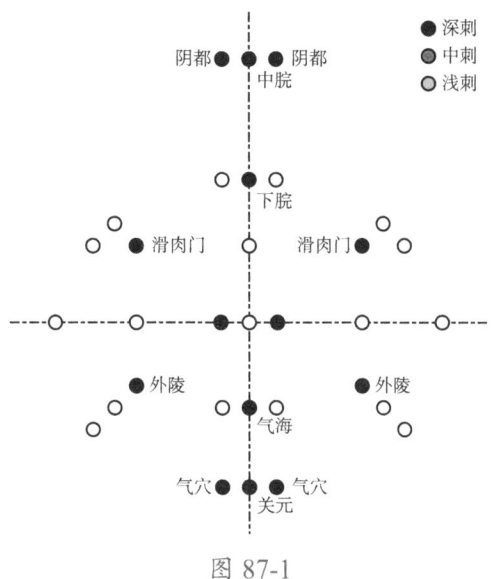

图 87-1

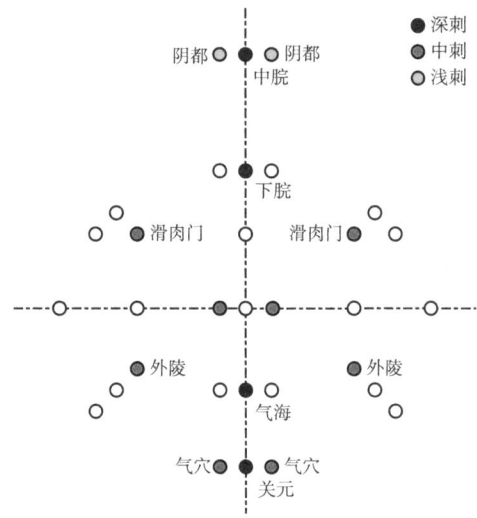

林超岱腹针处方图 87-1

外科

急性肠梗阻

【88案】

王某，男，45岁。2009年10月2日初诊。主诉：腹满胀痛，大便秘结。病史：患者因腹满胀痛，大便秘结2天入院，经西医检查诊断为肠梗阻，嘱其准备手术。因患者惧怕手术，请求针灸会诊。诊见：面红，口臭，腹胀如鼓，痛而拒按，舌红，苔黄，脉弦。诊断：腹痛。辨证：气滞肠结。治则：通腑散结。腹针疗法取穴：天枢（双）、中脘、下脘、气海、关元。操作：天枢针刺地部之地部（原文如此），其余穴均针刺地部之天部，缓慢进针至相应部位，针下有得气感即停，不捻转，留针1小时。针后半小时，患者自感腹部胀痛感减轻；针后1小时，患者解下约1痰盂黑便，诸症大减，转危为安。按：肠梗阻是常见急腹症之一，目前治疗以手术为主。本病属于中医学腑实证，大肠为传化之腑，泻而不藏，以降为顺，以通为用。患者因饮食失常，肠腑气机失调，从而导致气血痞满，湿热蕴结，腑气不通。根据中医学"六腑以通为用"的原则，故治疗以通腑散结为主。天枢为大肠募穴，在腹针疗法中，深刺天枢至地部之天部（原文如此）可以通腑散结；中脘、下脘、气海、关元深刺地部之天部可以调五脏六腑气机，以配合天枢通肠散结，疗效迅捷，实为意外。（图88-1）

［韩燕.腹针疗法验案四则.第二届全国腹针学术研讨会论文汇编，2011：123.］

点评：同意本案处方及其体会。（林超岱腹针处方图88-1）

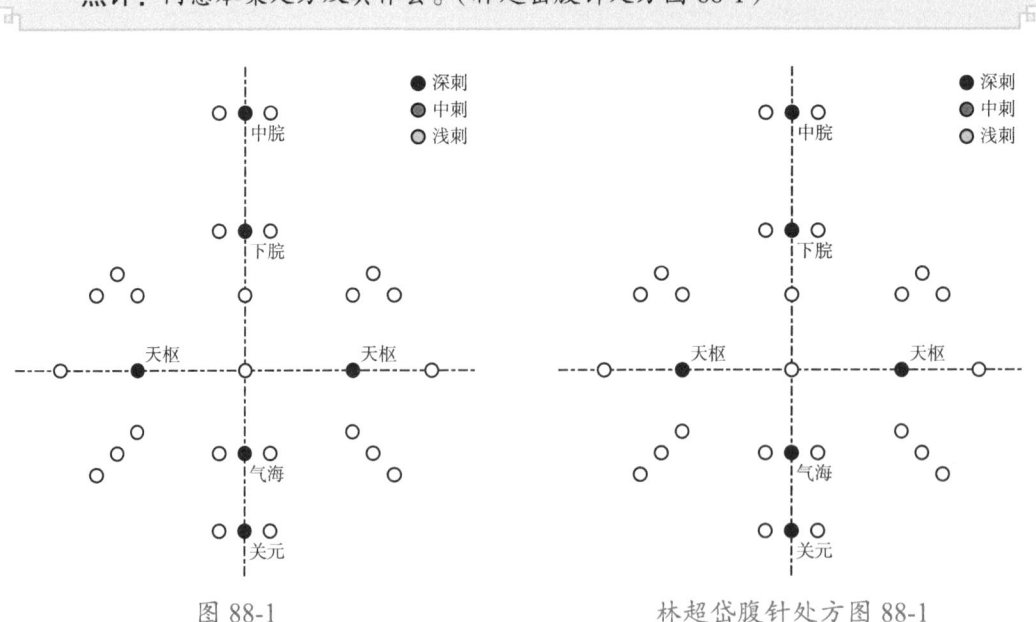

图88-1　　　　　　　　　　　　　　　　林超岱腹针处方图88-1

肠梗阻并尿潴留

【89 案】

曹某，男，67 岁，干部。2006 年 11 月 10 日外科住院部申请会诊病人。因 "腹胀、腹痛伴排二便困难 1 天" 入院。病史：半年前有胃部分切除术史，入院检查诊断为：肠梗阻并尿潴留。多次予插尿管导尿、灌肠、胃肠减压，3 天仍未能自行排尿、排便，腹胀、腹痛明显，烦躁不安，坐卧不宁，保留尿管、胃管。舌质暗红，苔白厚腻，脉弦滑。诊断：肠梗阻并尿潴留。证型：气机失调。治法：通调气机。腹针选穴：引气归元、水分、水道、大横、气旁、气穴（双）、中极；配：天枢、腹结、足三里、上巨虚、三阴交（双），红外线照射神阙。治疗方法：腹针用中刺留针，避免刺伤内脏。下肢穴常规针刺得气，留针 30 分钟后起针。每日治疗 1 次，第 2 日大便矢气已通，腹胀、腹痛明显减轻，撤除胃管。第 3 日腹胀、腹痛已消除，拔除尿管，能自行排尿。巩固治疗 3 次后，观察无复发出院。（图 89-1）

[李勇.腹针疗法治疗下尿路疾病 53 例临床报告.首届全国腹针学术研讨会会议论文集，2007：191.]

> **点评：** 本案腹针处方正确。照顾全面，故而效显。双气旁、双气穴两可之间。
> （林超岱腹针处方图 89-1）

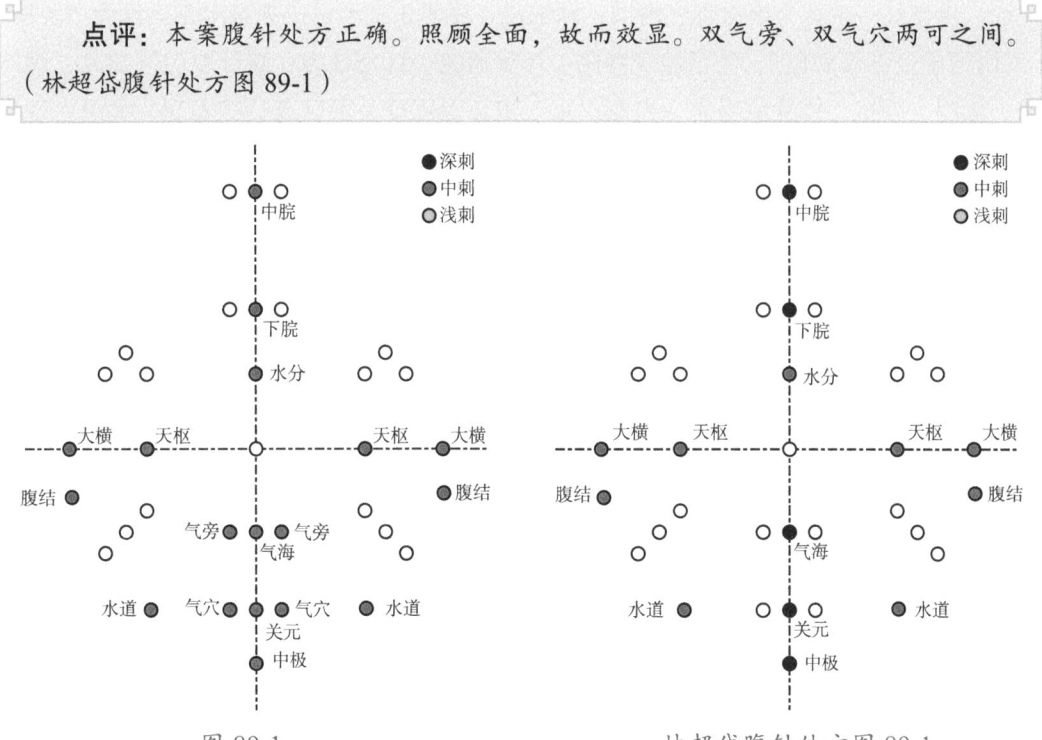

图 89-1　　　　　　　　　　林超岱腹针处方图 89-1

癌性不完全性肠梗阻

【90案】

　　颜某，女性，62岁。因"结肠癌手术后9月余，腹痛7个月"入本院肿瘤科。患者于2008年10月于外院行"右半结肠切除术＋肿瘤转移小肠切除术＋腹壁转移肿瘤切除术"，术后恢复良好，后行两次化疗。至2009年1月患者再次出现腹痛，遂又进行4次化疗，2009年7月在外院行手术病理会诊，K-RAS基因监测为野生型，后患者拒绝化疗，一直中医门诊治疗。入院CT示：肠癌术后改变，局部肿瘤复发，并切口周围、下腹部及盆腔多发转移，累及右侧输卵管；不完全性肠梗阻，中量腹水。会诊时症见：神清，精神疲倦，腹胀，右侧腹部疼痛，恶心欲呕，食入即吐，大便3日未解，经中药灌肠后能解少量稀烂便，无矢气排出。腹部膨隆，触及包块，压痛明显，无反跳痛。纳眠差，舌质紫红少苔，脉细滑。辨证分析：本病为邪毒瘀血阻络肠道、血行不畅、肠管气血瘀结所致，形成肠道梗阻不通之势，故出现腹胀、停止排便；肠腑气阻，胃肠之气上逆，则恶心呕吐、食入即吐；腹部膨隆，为气滞于中，升降失常，肠内气体和液体积聚之征；舌紫红，少苔为瘀血毒气内结；脉细滑，说明正气不足，夹有湿毒。诊为"关格"（气阴两虚，毒瘀内蕴）。治以益气养阴、祛瘀通腑。针灸处方：腹针取引气归元、腹四关、梁门、天枢。体针取合谷、血海、足三里、上巨虚、下巨虚、三阴交、太溪。每日1次，每次30分钟，10日为1疗程。疗效：经1疗程的治疗后，患者精神好转，无腹胀，右侧腹部疼痛消失，偶有恶心，无呕吐，可自行解出成形大便，每日1次。腹部较前变软，仍触及包块，压痛不明显。可进食流质食品，夜眠改善，舌质暗红，少苔，脉细滑。复查腹部CT示：考虑小肠低位性不完全梗阻，对比10日前腹部CT，肠梗阻较前有所改善，仍有少量腹水。（图90-1）

［张中成，骆悠，李宝.腹针配合体针治疗癌性不完全性肠梗阻1例.

第二届腹针国际学术研讨会论文汇编，2009：164.］

　　点评：本案腹针处方基本正确。建议去梁门、滑肉门，加双大横中刺、双水道中刺。（林超岱腹针处方图90-1）

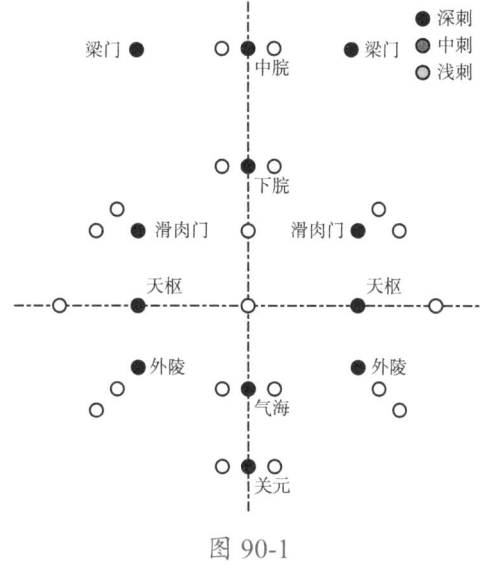

图 90-1

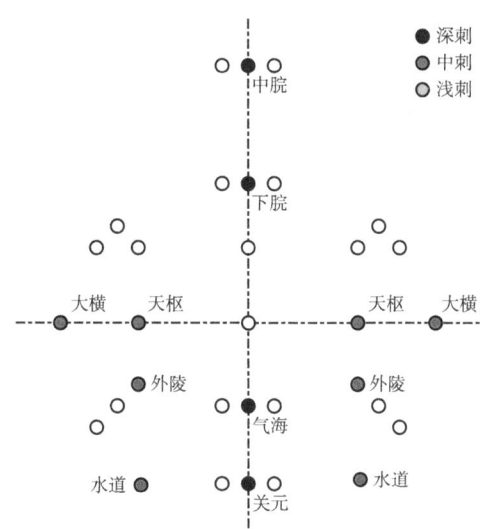

林超岱腹针处方图 90-1

重症脑外伤

【91 案】

男性，52 岁，某修配厂职工。于 2005 年 4 月 13 日自 2 楼坠楼，左枕部着地，当即昏迷，左侧外耳道溢液，呕吐数次为胃内容物。CT 示：颅内出血。当即于当地医院行去骨瓣减压术、气管切开术。5 月 10 日出现体温中度热，颅内高压症状。5 月 13 日转入我院。治疗方案以抗感染、降颅压为主，并且进行腹针促醒及床边康复训练。6 月 4 日清醒，伴偏瘫、面瘫、完全性失语、情感障碍，处于 Brunnstrom 分期的第一阶段延缓阶段，左侧术区脑膨出，左侧肢体肌力 5 级，右侧肢体肌力 0 级。治疗方法：主穴取中脘、下脘、气海、关元；配穴取滑肉门（右）、外陵（右）、上风湿点（右）、下风湿点（右）。手功能障碍配上风湿点（右）、上风湿外点（右）；下肢无力配大巨（右）、气旁（左）；足功能障碍配下风湿下点（右）、下风湿内点（右）；上下肢功能障碍均较重配滑肉门（左）、大横（左）。确定无禁忌证后施治，根据体型选用 32 号 1.5 寸针具，避开血管、毛孔轻缓进针，针刺人部。每日 1 次，留针 30 分钟。10 次为 1 疗程。治疗结果：腹针治疗 3 个疗程，康复训练（包括运动、语言、平衡的训练）2 个疗程后，面瘫症状明显减轻，上下肢 Brunnstrom 分期为第二阶段痉挛阶段，躯干力量增强，可自行翻身、起坐，可发出单音节字母，反复刺激训练后可模糊发出有意义的汉字如"你好"、"再见"，精神症状喜怒无常减轻，在一人少量辅助下单独站立，坐位平衡 II 级，一人少量辅助可进行床轮椅转移。（图 91-1）

［杨燕，马林儒.腹针康复训练治疗重症脑外伤 1 例.首届腹针国际学术研讨会论文汇编，

2005：291.］

点评： 同意本案腹针处方。效果显著。（林超岱腹针处方图 91-1）

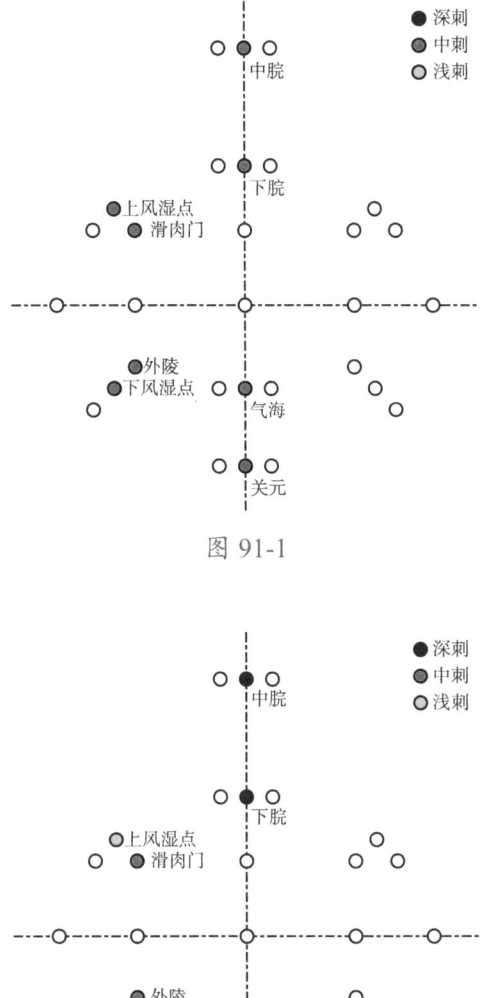

图 91-1

林超岱腹针处方图 91-1

静脉曲张

【92 案】

　　李某，男，61 岁，工人。于 2004 年 8 月 31 日就诊。主诉：因右上肢胀疼 2 月余来诊。患者曾于 20 多年前，因右上肢静脉曲张在积水潭医院手术，留有约 8cm 疤痕，检查活动尚可，右上肢腕部桡静脉充盈。诊断：静脉曲张。腹针治疗：引气归元、滑肉门（双）、上风湿点（右）、上风湿上点三角（右）、大横（左）、下风湿点（左）。针刺到第 3 次时，右上肢胀疼明显减轻，6 次基本痊愈。（图 92-1）

［马淑芬. 腹针验案两则. 首届腹针国际学术研讨会论文汇编，2005：289.］

点评：本案处方正确。（林超岱腹针处方图 92-1）

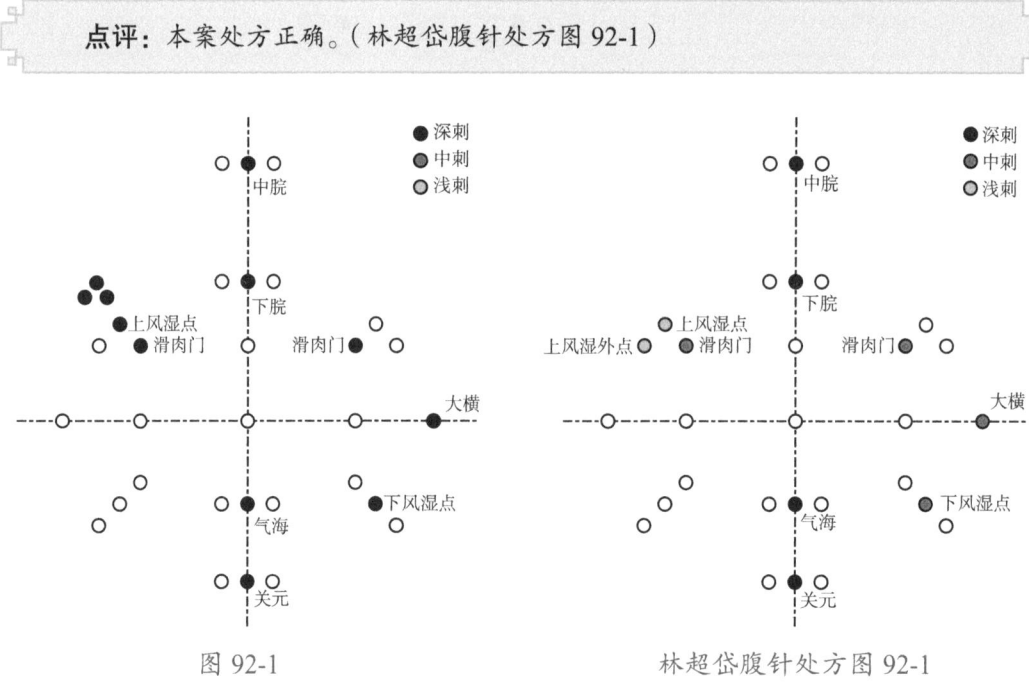

图 92-1　　　　　　　　　　　林超岱腹针处方图 92-1

【93 案】

患者，男，80 岁，长期从事体力劳动。2007 年 9 月 15 日就诊。患者 30 余年前开始无明显诱因出现双下肢静脉迂曲扩张，每于劳累或长久站立之后下肢肿胀、沉重、酸困，曾服用中西药治疗，病情无明显改善，常年穿弹力袜进行保护。随着年龄的增长，病情仍然呈进行性加重，双下肢静脉迂曲扩张，久立久行后有沉胀感。检查可见，双侧小腿下 2/3 及足背部、内踝周围皮肤色素沉着，左腿较右腿重，呈紫黑色，双小腿肌肤甲错、干燥脱屑。左小腿 2 度凹陷性水肿，无破溃。患者身体瘦弱，有颈性眩晕多年，睡眠欠佳，纳差食少，二便调，舌质暗，舌苔薄白，脉沉弦细，尺脉弱。腹针取穴：中脘、下脘、气海、关元、气穴（左）、气旁（右）、下风湿点、下风湿下点，下肢对应点。体针取穴：足三里、三阴交、阴陵泉、太溪、太白、太冲。常规皮肤消毒，选用0.22mm×40mm 毫针，补法为主，得气后留针 30 分钟，腹部用神灯照射。每周治疗 3次，6 次为 1 个疗程，疗程之间休息 5 ~ 7 天。治疗 2 次后，患者自诉下肢沉胀感明显减轻，睡眠和食欲均有好转。治疗 3 次后皮肤色素沉着开始变浅。1 个疗程结束后，患者下肢甲错的表皮开始脱落，皮肤变得光滑。共治疗 3 个疗程。患者下肢沉胀感消失，左小腿水肿消失，右侧小腿肤色恢复正常，左小腿皮肤色素沉着基本消失，且皮肤光滑，无干燥脱屑。3 个月后随访无复发。体会：下肢静脉曲张主要表现为下肢表浅静脉迂曲扩张，小腿肿胀，足靴区色素沉着，多发生于持久从事体力劳动或站立工作人员，中医学称之为"筋瘤"。明代《外科正宗》描述为"筋瘤者，坚而色紫，垒垒青筋，盘曲甚者，结若蚯蚓"。该患者长期劳累，劳伤筋脉，耗伤气血，气血运行不畅，日久而成"筋瘤"。患者为老年男性，病程长，久病体虚，治宜补虚扶正为主。中脘、下脘、气海、关元在"腹针疗法"中称为"引气归元"，中脘、下脘两穴含有理中焦、调升降的作用，气海为气之海，关元培肾固本。四穴合用，具有调脾胃、补肝肾的作用，加用气穴、气旁加强其扶正效果。患者色素沉着主要分布于小腿内侧，为足三阴经所过部位，太溪、太冲、太白为足三阴经之原穴，"经脉所过，主治所及"，且原穴为原气所经过和留止的部位，不仅具有祛邪的作用，而且还有补虚扶正的特点。三阴交系足三阴经之交会穴，可治疗足三阴经所主治之病症。腹部用神灯照射，可以加强对腹部腧穴的治疗作用。以本病例而言，毫针针刺取得了满意的疗效，虽仅 1 例，但对于针灸治疗下肢静脉曲张具有一定的参考价值。（图 93-1）

[刘云霞，蔡仲逊.腹针为主治愈下肢静脉曲张淤积性皮炎 1 例.中国民间疗法，2008（8）：9.]

点评：本案腹针处方正确。建议加双外陵中刺以疏通气血。（林超岱腹针处方图 93-1）

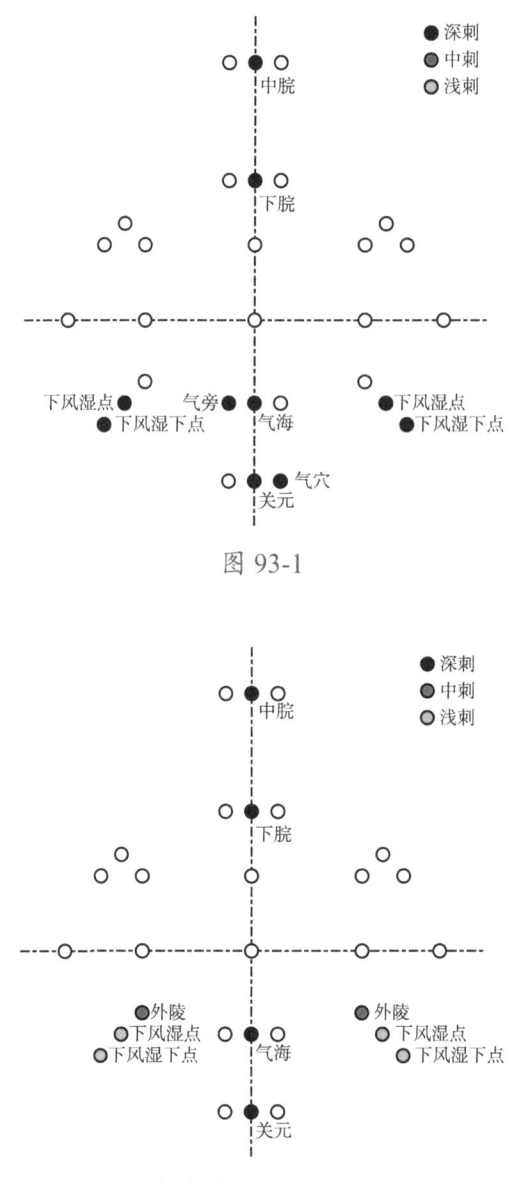

图 93-1

林超岱腹针处方图 93-1

会阴部外伤后遗胀痛

【94案】

关某，男性，37岁。2008年4月9日就诊。主诉：左侧会阴部胀痛8年。患者8年前因车祸碰撞会阴部后，出现左侧睾丸上下方疼痛，胀痛为主，痛处固定，伴尿频、小便涩痛，无尿血，无排尿困难。曾在外院行前列腺液及精液测试，提示为"前列腺炎"（具体检验结果不详）。经口服药物治疗后症状无改善，遂来我科就诊。舌暗红，苔黄腻，脉弦。查体：腹平软，未扪及包块，无压痛及反跳痛，外阴发育正常，阴囊无红肿及触痛。诊断：前列腺炎（湿热下注，瘀阻脉络）。处方：天地针（中脘、关元）、中极、水道（双）、下风湿点（双）、曲骨。治疗：选用0.20mm×30mm腹针，10天为1疗程。开始5天每日针刺1次，随后改为隔天针刺1次，每次留针30分钟。疗效：取上方针刺治疗第1次后，患者自觉睾丸胀痛，痛处局限在睾丸上、下方，笔者在关元穴及曲骨穴附近循按寻找敏感点，于曲骨穴左下得一反应点，针后患者自觉胀痛减轻。继续守上方针刺3次，痛处转移至左侧睾丸下方，胀痛及尿频有所缓解，但左下肢从会阴部到足内踝有一股放射热感。不断调整针刺深度，再治疗6次，以上症状基本消失，结束治疗。随访1个月，患者左侧睾丸疼痛基本消失，无尿频及小便涩痛。（图94-1）

[李慧玲.腹针巧治疑难病.第二届腹针国际学术研讨会论文汇编，2009：171.]

> **点评：** 本案处方正确。根据病情变化有思考有探索。（林超岱腹针处方图94-1）

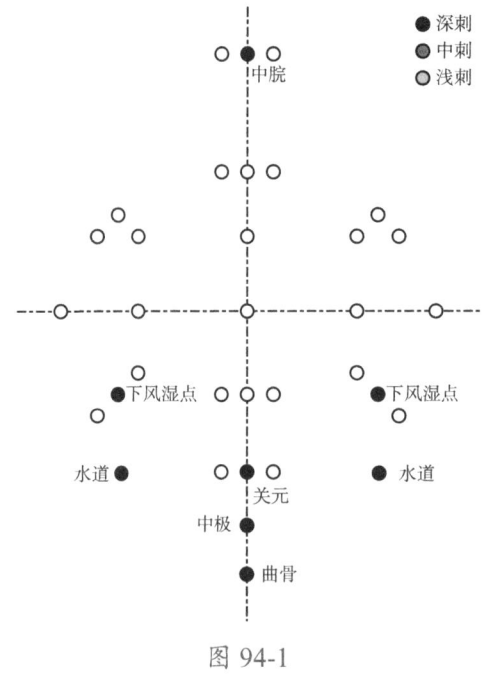

图 94-1

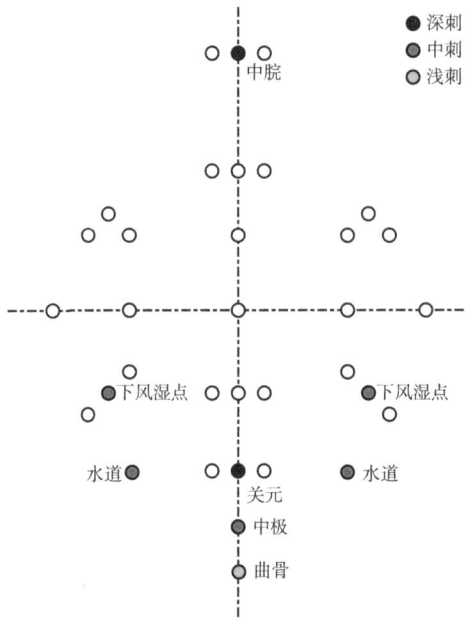

林超岱腹针处方图 94-1

肛周疼痛

【95案】

邓某,男,46岁。2008年10月20日就诊。主诉:肛周疼痛2年。患者因肛周不适,排便异常,两年前在外院诊断为"内痔",行药物注射消痔术后出现骶尾部疼痛,触痛明显,提肛运动及排便时痛甚,平素大便困难,大便成形、质软,呈细条状。面色无华,体型偏瘦,胃纳一般,小便清长,畏寒肢冷。经药物内服及外洗效果欠佳,遂到我科就诊。舌淡,苔薄白,脉沉迟。查体见肛周皮肤颜色正常,皱襞呈放射状,直肠壁静脉曲张,肛门指检触诊肛门括约肌紧张,直肠壁粗糙。诊断:功能性便秘、内痔、直肠炎。属脾肾阳虚。处方:引气归元(中脘、下脘、气海、关元)、天枢(双)、外陵(双)、下风湿点(双)、中极、曲骨。10天为1疗程,开始5天每天针刺1次,随后隔天针刺1次。选用0.20mm×30mm腹针,每次留针30分钟。加艾条温和灸神阙穴。疗效:针刺治疗第1次后肛周疼痛稍减,第2次治疗时在中极至曲骨旁寻找敏感点(中极左右两旁0.1寸)加针,患者疼痛明显减轻。守前方治疗4次,患者肛周疼痛减轻,骶尾部疼痛基本消失,触痛减轻,患者自述能骑摩托车。大便较前轻松通畅,大便成形。继续治疗3次,患者诉四肢畏寒,加大灸量,灸神阙连续3壮。在原方基础上增加滑肉门(双)。继续治疗5次,患者畏寒改善,大便由细条状渐增粗。继续守上方治疗,共治疗20次,患者大便困难消失,大便形状基本正常,骶尾部偶有局限性疼痛,肛周疼痛消失,结束治疗。嘱患者病情复发必来诊,至今未闻。(图95-1)

[李慧玲.腹针巧治疑难病.第二届腹针国际学术研讨会论文汇编,2009:172.]

点评: 同意本案处方及治疗调整方案。(林超岱腹针处方图95-1)

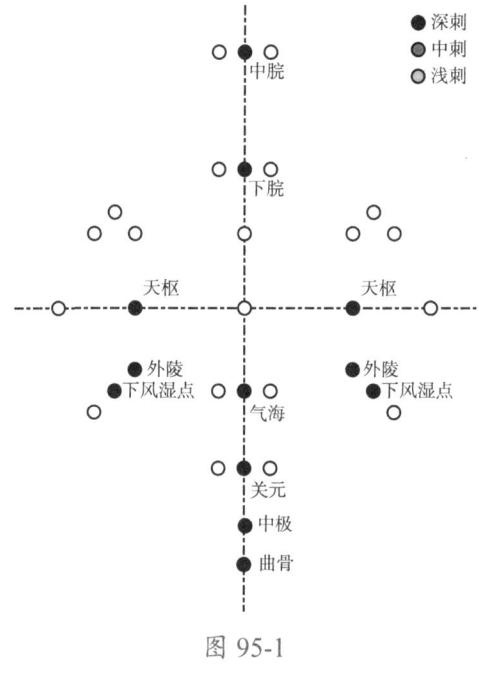

图 95-1

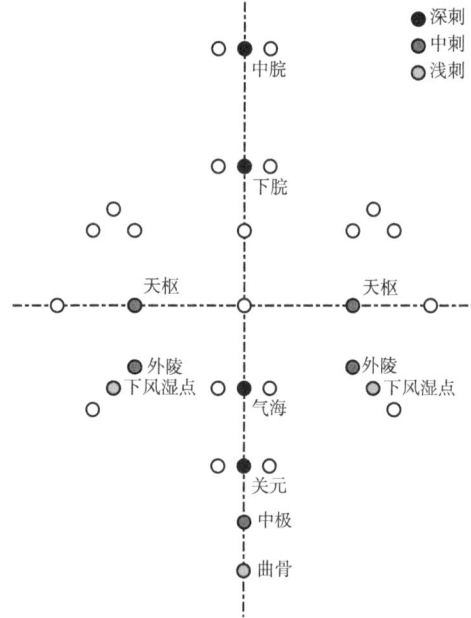

林超岱腹针处方图 95-1

痔　疮

【96 案】

患者，邹红，女，48 岁。因"肛门肿物脱出疼痛伴出血 3 天"就诊，现患者肛门肿物脱出疼痛，胃纳可，眠差，口中和，小便正常，大便日 1 行，质常，便时疼痛伴出血，色鲜红，舌暗红苔淡黄，脉细。外科肛检：肛管外缘水肿，黏膜见糜烂。中医诊断：便血（下焦瘀热）。西医诊断：痔疮。治疗：中脘（中刺）、下脘（中刺）、气海（深刺）、关元（深刺）、中极（深刺）、双侧气旁（深刺）、双侧气穴（深刺）、双侧大横（中刺）、双上风湿点（浅刺）、双侧水道（中刺）。疗效：针后患者肛门疼痛即刻消失。方义分析：上方引气归元有益气升提、缩提肛门之功；气旁、气穴、中极邻近取穴，加强局部的治疗作用；予双上风湿点以清热解毒，双侧水道以利水消肿。（图 96-1）

［罗翌，吕海涛 . 针刺止痛在急诊的应用 . 第二届腹针国际学术研讨会论文汇编，2009：73.］

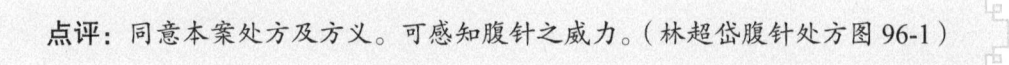

点评： 同意本案处方及方义。可感知腹针之威力。（林超岱腹针处方图 96-1）

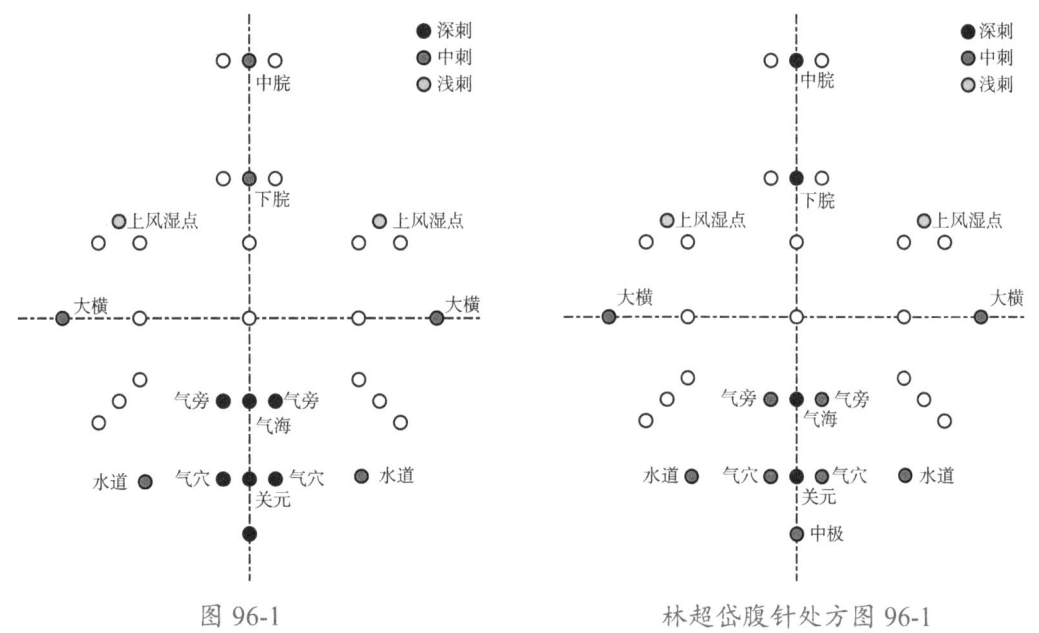

图 96-1　　　　　　　　　　林超岱腹针处方图 96-1

【97 案】

邹某，女，48 岁，因"肛门肿物脱出，疼痛伴出血 3 天"就诊。现患者肛门肿物脱出疼痛，胃纳可，眠差，口中和，小便常，大便日一行，质常，便时疼痛伴出血，色鲜红。舌暗红，苔淡黄，脉细。外科肛检：肛管外缘水肿，黏膜见糜烂。中医诊断：便血（下焦瘀热）。西医诊断：痔疮。腹针处方：中脘（中刺）、下脘（中刺）、气海（深刺）、关元（深刺）、中极（深刺）、双侧气穴（深刺）、双侧气旁（深刺）、双侧大赫（中刺）、双上风湿（浅刺）、双侧水道（中刺）。针后患者肛门疼痛即刻消失。按：予引气归元以益气升提，具有缩提肛门之功；气穴、气旁、中极邻近取穴以加强局部的治疗作用；予双上风湿点以清热解毒，双侧水道以利水消肿。痔疮有虚实之分，实者因湿、热、瘀之邪下注所致；虚者乃气虚不能固摄升提之故。本例患者乃下焦瘀热之证。瘀热内生，故予上风湿点以清热解毒；针刺气穴、气旁、大赫、中极调理局部气机，以通经活络止痛，改善肠蠕动。水道通，气机畅，瘀血祛也。从腹针全息图解释，中极对应尾骨尖，大赫对应直肠，故针刺后刺激直肠的蠕动，使嵌顿的肛肠回复，故疼痛即刻消失。（图 97-1）

[吕海涛.罗翌教授运用腹针疗法经验撷英［J］.新中医，2014，46（11）：47.]

点评： 同意本案处方及方义。（林超岱腹针处方图 97-1）

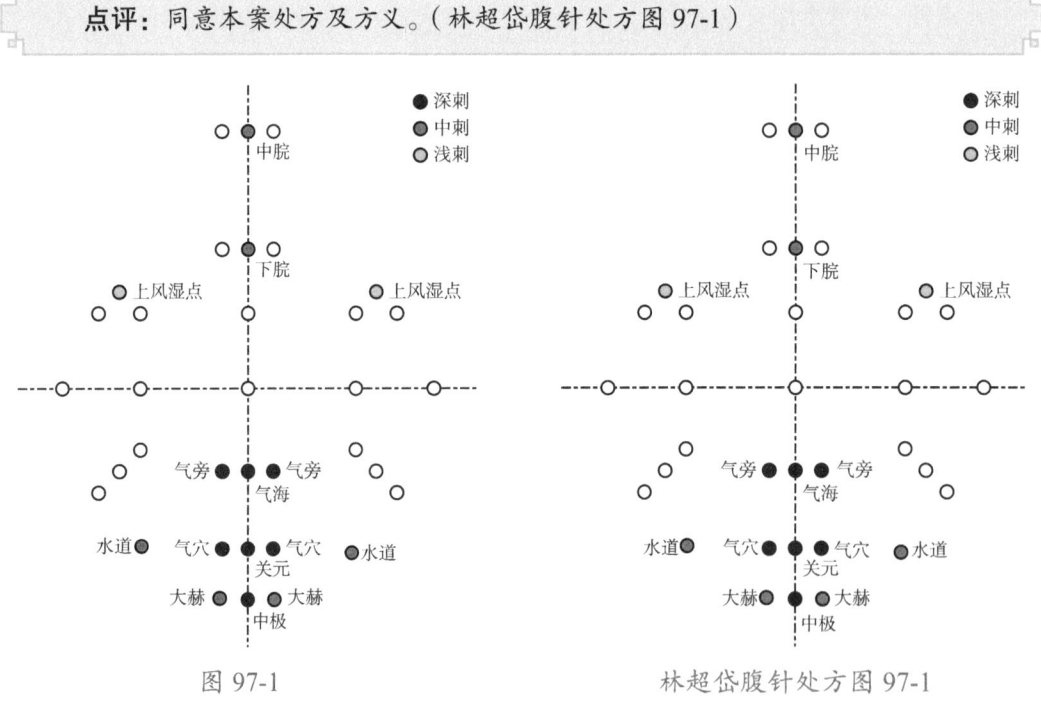

图 97-1   林超岱腹针处方图 97-1

妇科

月经不调

【98 案】

患者杨某，女，36 岁。2004 年 7 月初诊。经水先后无定期，本次推迟 1 月未行，精力下降，胸胁胀闷不舒，烦躁易怒，面部黄褐斑增多，忽冷忽热，纳差，睡眠欠佳。妇检正常，雌性激素全套检查正常，全身酸楚，头昏痛，舌苔薄白，脉弦细。证属肝郁脾虚，气血失调。治宜理气解郁，培土养血。取穴：引气归元（中脘、下脘、气海、关元）、阴交、气穴、太溪，每日 1 次，留针 30 分钟。治疗第 5 次，患者月经来潮，但量少色暗红，继续治疗 10 次停针。治疗后患者月水如期而至，量适中，精神好。（图 98-1）

[黄丽，卢琰.腹针治疗月经不调 78 例.光明中医，2005，20（6）：55.]

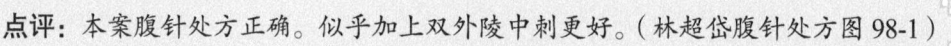

点评：本案腹针处方正确。似乎加上双外陵中刺更好。（林超岱腹针处方图 98-1）

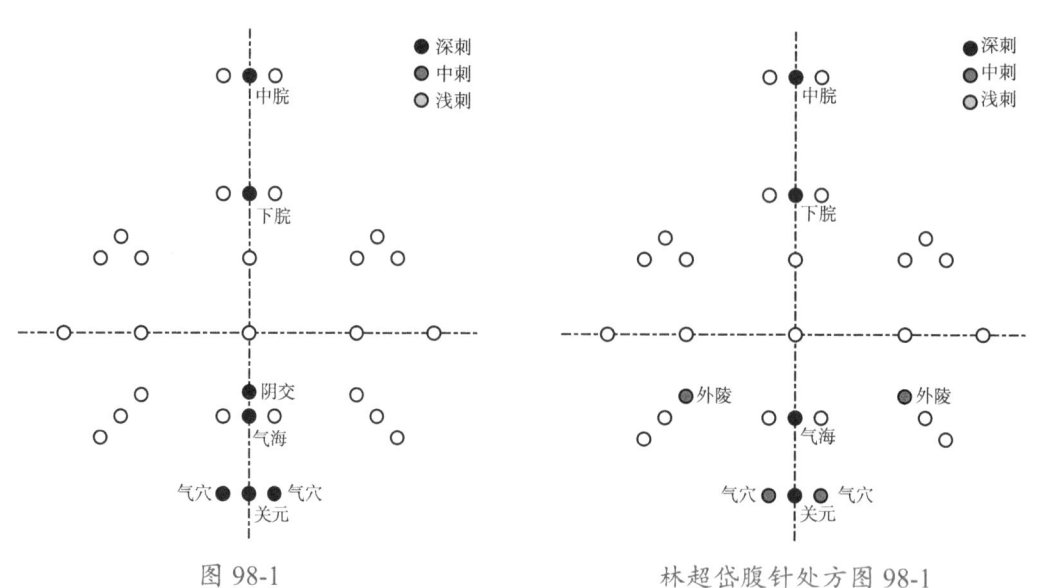

图 98-1　　　　　　　　　林超岱腹针处方图 98-1

【99 案】

傅某，女，33 岁。2009 年 10 月 20 日就诊。主诉：20 天经行 1 次。病史：近两年来，月经提前 1 周左右，严重时半个月经行 1 次，量多，色紫黑有块，质黏稠，在行经前腰酸腹胀，心烦易怒，口干苦，胸闷不适。检查：舌质红，苔白，脉弦数。诊断：月经先期。辨证：肝郁化火，热伤冲任，迫使月经先期而下。治则：疏肝解郁，养血清热。腹针疗法取穴：中脘、下脘、气海、关元、气穴（双）、右上风湿点、天枢（双）。操作：右上风湿点、天枢针刺地部，其余穴均针刺人部（原文如此），缓慢进针至相应部位，针下有得气感即停，不捻转，每次留针 30 分钟。每周针刺 3 次，于月经期结束后施针。治疗期间，嘱其放松心态，调整情绪。按上法针刺治疗 10 次，月经于 29 天后来潮，腰酸腹胀减轻，量比上次减少，色鲜红无块。原口干苦、胸闷不适之症明显减轻，继续治疗 6 次，原不适症状消失，舌已不红，脉缓。随访月经周期正常。按：《素问·举痛论》云："百病生于气也。"怒、喜、思、悲、恐、惊、忧皆可导致气机紊乱，若进一步影响冲任，则发生妇科疾病。此患者月经先期乃由情志内伤，气机郁结化火，损伤冲任二脉所致。病在冲任，以调理冲任为主，佐以疏肝清火。故取任脉的中脘、下脘、气海、关元中刺调任脉气机。《素问·骨空论》："冲脉者，起于气街，足少阴之经，挟脐上行，至胸中而散。冲脉为病，逆气里急。"气穴虽为肾经腧穴，同时也为冲脉穴位，中刺可调冲脉气机（原文如此）。右上风湿点为腹针疗法中脏腑取穴，深刺可以疏肝，配合深刺天枢通调大肠，共奏清肝火之功。同时嘱其慎情志，诸法合力，庶可收功。（图 99-1）

[韩燕.腹针疗法验案四则.第二届全国腹针学术研讨会论文汇编，2011：121.]

点评：同意本案处方及其体会。（林超岱腹针处方图 99-1）

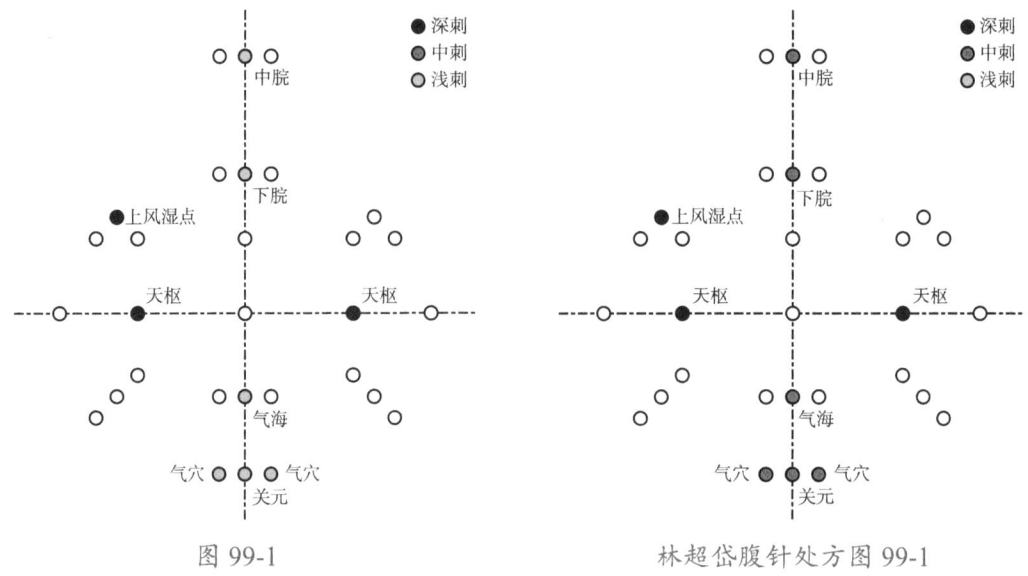

图 99-1　　　　　　　　　　　　林超岱腹针处方图 99-1

【100 案】

　　胡某，女，27 岁。2010 年 8 月 11 日就诊。主诉：月经错后，2 个月来潮 1 次。病史：1 年前，每次行经错后，精神郁闷，量少色淡，两月 1 行。经前小腹坠胀，腹胀纳差怕冷，腰部酸困，经水完后上述症状逐渐好转。检查：舌苔白根腻，脉沉细涩带弦。诊断：月经后期。辨证：脾肾两虚，肝郁气滞，冲任失调。治则：健脾益肾，疏肝解郁。腹针疗法取穴：中脘、下脘、气海、关元、天枢（双）、中极、左右上风湿点。操作：上穴均针刺地部，神阙艾条灸 30 分钟，每次留针 30 分钟。每周针刺 3 次，于月经期结束后施针，针刺治疗 10 次，月经来潮，经血量增，色转红，食欲好，小腹痛亦减轻，唯腰部仍酸困不适。继续原法治疗 10 次，月经恢复正常。随访半年正常。（图 100-1）

[韩燕.腹针疗法验案四则.第二届全国腹针学术研讨会论文汇编，2011：122.]

　　点评：同意本案处方及其刺法。在调整脏腑时深刺是必要的。（林超岱腹针处方图 100-1）

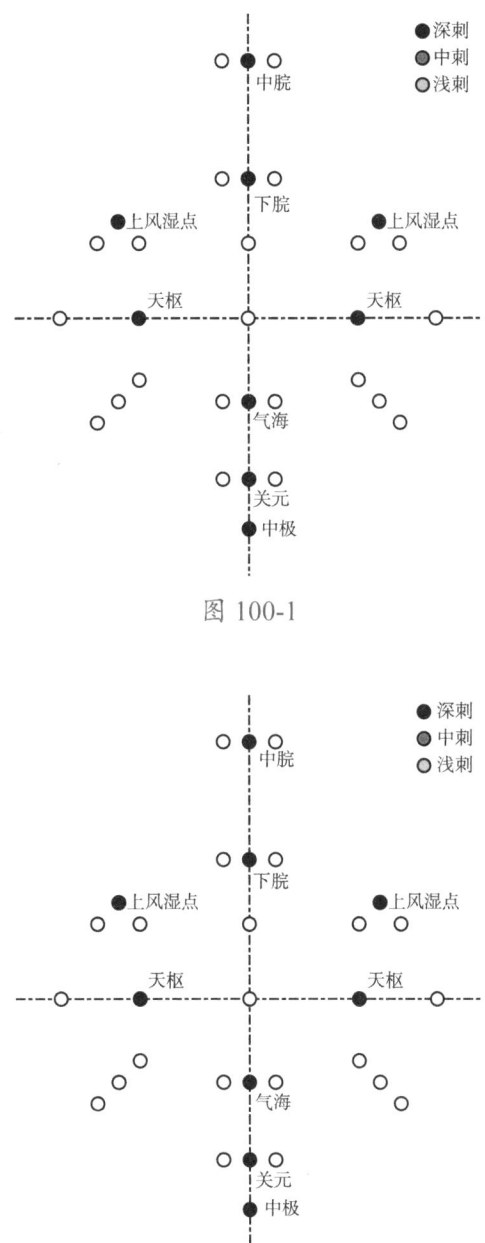

图 100-1

林超岱腹针处方图 100-1

经行头痛

【101 案】

患者张某，女，21 岁。2011 年 7 月 19 日初诊。患者因体虚易感，咳嗽则缠绵难愈而来接受冬病夏治贴敷治疗。在详问病史、做信息调查表时发现，患者患行经头痛 1 年。起因于 1 年前因自觉肥胖而进行不科学的节食饥饿减肥法 3 个月后，机体免疫功能明显下降，易感冒咳嗽，冬季畏寒明显，饮冷食寒则易腹胀痛便溏，月经量减少。1 年来，常在经期及行经前后出现头部两侧绵绵作痛，伴头晕目眩，发作前几分钟或几小时出现头晕、恶心等前驱症状，发作时伴有眼花、恶心、呕吐。症见面色萎黄不荣，神疲乏力，形体偏胖。舌质淡红，舌体胖边齿痕明显，苔白，脉细软乏力。诊断为血虚型经行身痛。予以冬病夏治贴敷治疗，同时建议行经前 1 周来接受针刺艾灸治疗经行头痛。治疗取穴：主穴：引气归元（中脘、下脘、气海、关元）、腹四关（即双侧滑肉门和双侧外陵）；配穴：足三里、三阴交，采用平补平泻法。选取规格 0.25mm × 40mm 一次性毫针直刺上述穴位皮下，缓慢进针至地部。当手下有轻微阻力时停止进针，轻微捻转针体，不做提插。把腹部针体折弯（以便艾灸盒搁置腹部而不影响针体深度），留针时加用自制艾灸盒，放置在铺好纱布的以神阙为中心（最好能使艾灸盒覆盖下脘、天枢、气海）的腹部，内置 2 ~ 3 枚艾柱（底部直径约 20mm，高约 20mm）进行艾灸，待灸完后再放置 2 ~ 3 枚艾柱进行艾灸，灸完后即治疗结束。起针后以消毒干棉签按压针孔半分钟。经前 1 周开始治疗至月经结束为 1 疗程，治疗 3 个疗程后，经行头痛消除，体质改善。半年后随访，经行头痛未曾复发，体质明显改善，很少感冒，面色红润，精神状态佳，体重下降 3kg。（图 101-1）

［韦莉莉，楼国平.腹针引气归元加开四关配合神阙艾灸在妇科疾病中运用举隅.浙江中医杂志，2013，48（10）：752.］

点评：本案腹针处方正确。去掉外陵亦可。艾灸亦有协同作用。（林超岱腹针处方图 101-1）

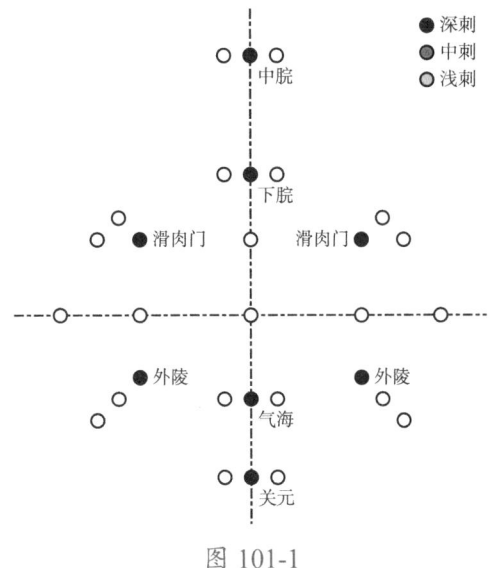

图 101-1

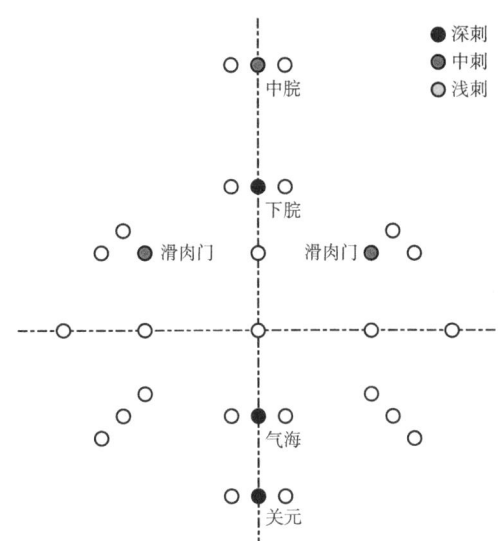

林超岱腹针处方图 101-1

经行身痛

【102 案】

患者李某，27 岁。2012 年 5 月 3 日初诊。自述经期及经后身体疼痛数月。患者于半年前分娩时失血过多，产后休息不佳，常感神疲乏力、头晕心悸，每于经期及经后 2～3 天全身肢体酸痛麻木，软弱无力，关节酸胀。曾服美洛昔康等药，暂时可缓解症状。血检血沉、风湿全套无异常，妇科检查已排除盆腔炎、原发性或继发性痛经、盆腔子宫内膜异位症等。现正值月经来潮，面色苍白无华，全身关节酸胀，肢体酸软乏力，背寒阵阵，腹痛隐隐，月经量少、色淡。舌质淡红，苔薄，脉沉细。诊断为气血亏虚型经行身痛。治疗取穴：主穴：引气归元（中脘、下脘、气海、关元）、腹四关（即双侧滑肉门和双侧外陵）；配穴：足三里、三阴交，行补法。选取规格 0.25mm×40mm 一次性毫针直刺上述穴位皮下，缓慢进针至地部。当手下有轻微阻力时停止进针，轻微捻转针体，不做提插。把腹部针体折弯（以便艾灸盒搁置腹部而不影响针体深度），留针时加用自制艾灸盒，放置在铺好纱布的以神阙为中心（最好能使艾灸盒覆盖下脘、天枢、气海）的腹部，内置 2～3 枚艾柱（底部直径约 20mm，高约 20mm）进行艾灸，待灸完后再放置 2～3 枚艾柱进行艾灸，灸完后即治疗结束。起针后以消毒干棉签按压针孔半分钟。操作结束后，即感全身酸痛明显缓解，背寒消除，腹部温暖。至月经净后 3 天，持续治疗 5 次，诸症改善明显。次月，月经前 1 周即开始如上治疗，每日 1 次，月经期和经后全身酸痛明显减轻，月经量增多，色红。第 3 个月，继续同前治疗，诸症基本缓解。半年后随访，经期身痛基本消除，偶尔因疲劳等原因有隐隐不适之感，自行温灸关元和足三里，可得缓解。（图 102-1）

［韦莉莉，楼国平.腹针引气归元加开四关配合神阙艾灸在妇科疾病中运用举隅.浙江中医杂志，

2013，48（10）：752.］

点评：本案腹针处方正确。艾灸亦有协同作用。（林超岱腹针处方图 102-1）

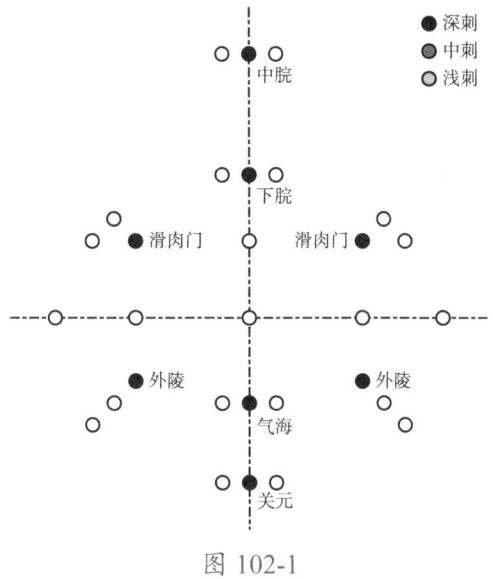

图 102-1

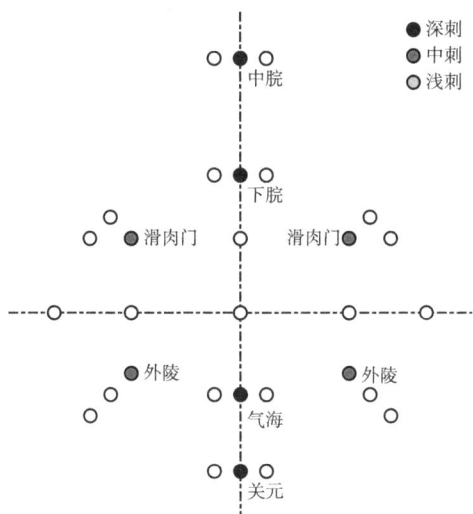

林超岱腹针处方图 102-1

原发性痛经

【103 案】

黄某，女，18 岁。于 2011 年 8 月就诊。行经腹痛近 2 年。14 岁月经初潮，平素常喜欢食生冷食物，经期也不例外。2 年前始月经来潮时小腹冷痛，经量少、有紫块。经妇科检查，生殖器无异常病变。诊断为原发性痛经。经腹针配合 TDP 治疗 3 个疗程后，症状消失，随访半年未复发。腹针选中脘（深刺）、下脘（深刺）、气海（深刺）、关元（深刺）、中极（深刺）、双侧气穴（中刺）、双侧外陵（中刺）、双侧归来（中刺）、双侧大横（中刺）。选用 0.22mm×30mm 的毫针，常规消毒，对准穴位直刺，不捻转或轻捻转慢提插手法。配合 TDP 治疗仪照射下腹部，灯距约 30cm 左右，以感觉有舒适的温热感为宜。每日 1 次，每次留针 30 分钟。10 天为 1 疗程。（图 103-1）

［柯玲玲.腹针疗法配合 TDP 治疗原发性痛经 40 例.实用中医药杂志，2013，29（7）：574.］

点评：同意本案处方。（林超岱腹针处方图 103-1）

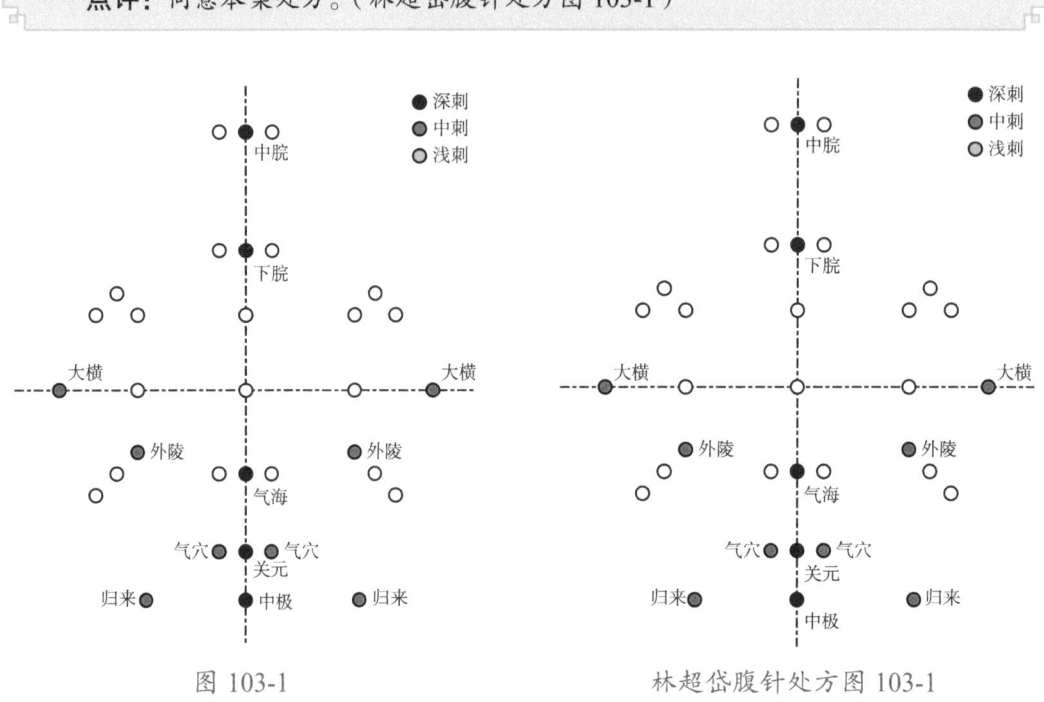

图 103-1   林超岱腹针处方图 103-1

【104 案】

患者，女，学生，16 岁。2012 年 11 月 17 日初诊。主诉：痛经 1 年多。患者 12 岁月经来潮，每次来潮均会出现小腹胀痛，经量少而不畅，经色紫黑并夹有血块，经期第 1 天痛甚，7 天后症状随之逐渐消失。以往都是服西药止痛，现因饮冷受凉，小腹剧痛难忍，夜不成寐，要求改用针灸治疗，予以腹针配合超短波治疗，1 次痛止。治疗方法：患者取仰卧位，主穴取气海、关元，辅穴取下风湿点（气海旁开 2.5 寸，双穴）。局部常规消毒后，选用 0.18mm×30mm 薄氏腹针一次性针灸针，首先应避开毛孔、血管，施术要求精准、轻巧，针刺至地部，30 分钟后起针，再将超短波电极板前后对置于关元穴灸 20 分钟。（图 104-1）

[孙亚威.腹针治疗原发性痛经 1 例.中国民间疗法，2013，21（9）：13.]

点评：本案腹针处方正确。（林超岱腹针处方图 104-1）

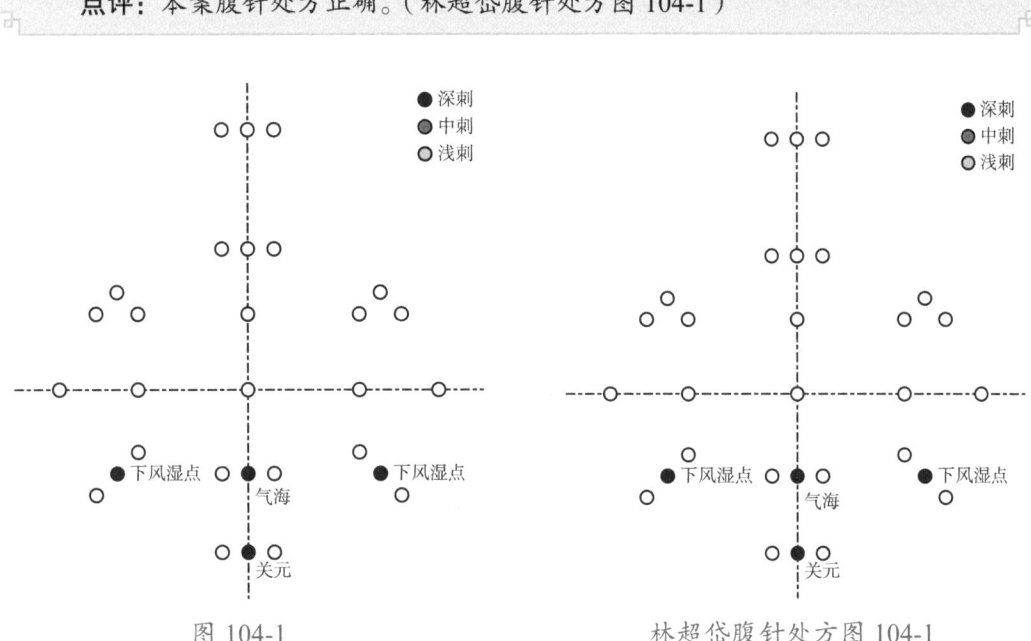

图 104-1　　　　　　　　　　林超岱腹针处方图 104-1

闭 经

【105 案】

张某，女，38 岁。2000 年 6 月 20 日初诊。月经停来伴肥胖 1 年。患者 1 年来无月经来潮，体重渐增，精力下降，多睡，性欲淡漠，面部黄褐斑明显增多。食欲一般，舌淡苔薄，脉细濡。检查：雌性激素全套测定均正常，妇检正常。中医辨证为脾肾不足，冲任亏虚。治以补脾肾，充冲任，调气血。取穴：中脘、下脘、气海、关元、气穴和水道。操作方法：针刺地部，针下有轻微阻力，而患者无任何感觉时停针，留针 30 分钟，1 周 3 次。治疗到第 8 次时患者月经来潮，但量少，色暗，继续原方法治疗 12 次停针，在治疗期间患者体重下降 8kg，精神好，精力充沛，有性欲，面部斑块减少。随访半年，患者月经正常。（图 105-1）

［韩燕.腹针疗法调冲任治疗继发性闭经 33 例的临床报道.针灸临床杂志，2002，18（8）：3.］

点评：本案处方正确。双气穴、双水道中刺亦可。（林超岱腹针处方图 105-1）

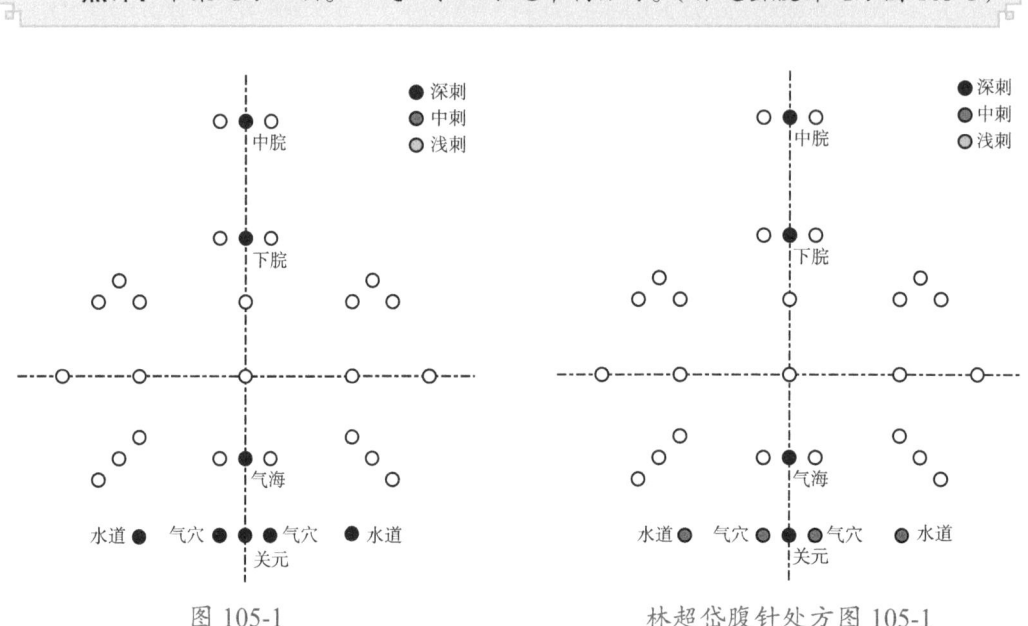

图 105-1　　　　　　　　　　林超岱腹针处方图 105-1

【106 案】

　　患者，女，36 岁。2003 年 10 月 25 日初诊。主诉：闭经 3 年余。3 年前，即 2000 年 7 月正值月经第 2 天，与家人生气吵架，吵架第 2 天月经突然停止，后经注射黄体酮及服用中药均未能使月经来潮，因无其他不适故放弃治疗。近 3 个月来，患者烦躁易怒不能自控，稍不如意即吵闹不休，自觉面部色斑明显增多，经人介绍来我科治疗。查：面色晦暗，无光泽。B 超示：子宫正常大小，宫壁回声均匀，内膜厚 0.4cm，双附件区未见异常。诊断：继发性闭经。腹针治疗 3 次，自觉心情舒畅，针刺 10 次月经来潮，但自觉量较少。后每周来针灸治疗 3 次，连续治疗 3 个月，月经每月按时来潮，即停止治疗。半年后偶遇该患者，其面色白皙红润，色斑已不明显，诉月经每月按时来潮，经色、经量均可。治疗方法：主穴为引气归元（中脘、下脘、气海、关元）；辅穴为商曲、气穴、滑肉门、外陵、上风湿点。伴烦躁易怒加右下风湿点；伴不孕症加石关；伴肥胖症加天枢、大横；伴腰膝酸软加关元下；伴便秘加左下风湿点。（图 106-1）

［王秋红 . 腹针治疗闭经 36 例 . 中国针灸杂志，2008，28（7）：550.］

　　点评：本案处方正确。双上风湿点两可之间。（林超岱腹针处方图 106-1）

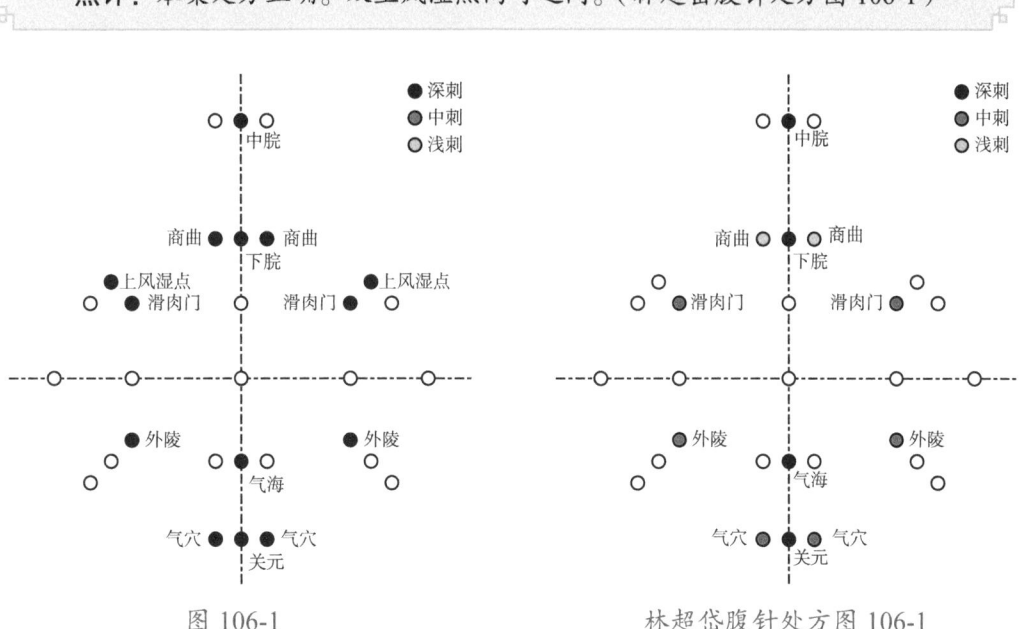

图 106-1　　　　　　　　　　　　林超岱腹针处方图 106-1

围绝经期综合征

【107 案】

张某，女，48 岁。2004 年 11 月 2 日初诊。患者 2 年前开始出现月经紊乱，烘热汗出，怕风怕冷，虚烦难寐，偶有头痛头晕，神疲腰酸腿软，纳差，心情焦虑。经妇科诊治，疗效不显，遂来我科就诊。查血压正常，患者面色无华，皮肤黏膜无黄染，五官检查无异常。两肺呼吸音清晰。心电图提示：正常心电图。腹部未触及包块。生化报告：肝功、肾功、血糖、血脂均正常。舌红少苔，脉弦细。诊断：围绝经期综合征。腹针治疗取穴：主穴取引气归元（中脘、下脘、气海、关元）、开四关（双侧滑肉门、外陵）、大横、气穴、关元下。针刺 10 次，患者自觉精神好转，食欲增强，汗出减少，夜能入睡，但仍觉轻微烦躁，偶有头痛，腰部酸软无力。继续原方治疗，配合心理疗法，15 次停针，诸症皆大减，患者精神明显好转，精力充沛，面色红润，心情愉悦。随访半年未见复发。（图 107-1）

［王升旭，陈静.腹针疗法治疗围绝经期综合征的临床观察.首届腹针国际学术研讨会论文汇编，

2005：160.］

点评：同意本案处方。（林超岱腹针处方图 107-1）

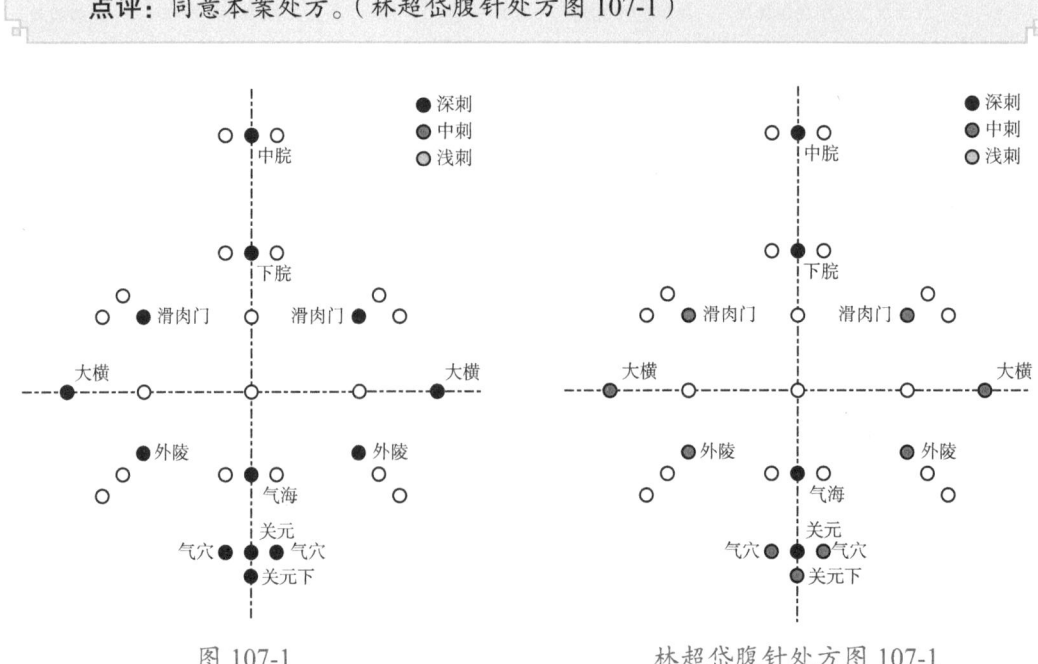

图 107-1　　　　　　　　　林超岱腹针处方图 107-1

慢性盆腔炎

【108 案】

金某，女，41 岁。2003 年 7 月 26 日初诊。主诉：小腹坠痛十余日，以左侧为重，带下量多，色白，月经后期伴腰酸乏力。妇检：左小腹有条索状物，轻压痛，外阴（－）。查体：舌质淡，苔白，脉细弱。西医诊断：慢性盆腔炎。腹针治疗，取穴：水分、气海、关元、曲骨刺地部，气旁（双）、气穴（双）、下风湿点（双）刺人部。1 个疗程（5 天 1 疗程）后症状明显减轻，2 个疗程后症状、体征消失，随访半年未见复发。（图 108-1）

［王艳娥. 腹针疗法在临床上的临证及心得体会. 首届腹针国际学术研讨会论文汇编，2005：266.］

> **点评：** 本案处方基本正确。曲骨、双气旁、双气穴两可之间。建议加双外陵、双水道中刺。（林超岱腹针处方图 108-1）

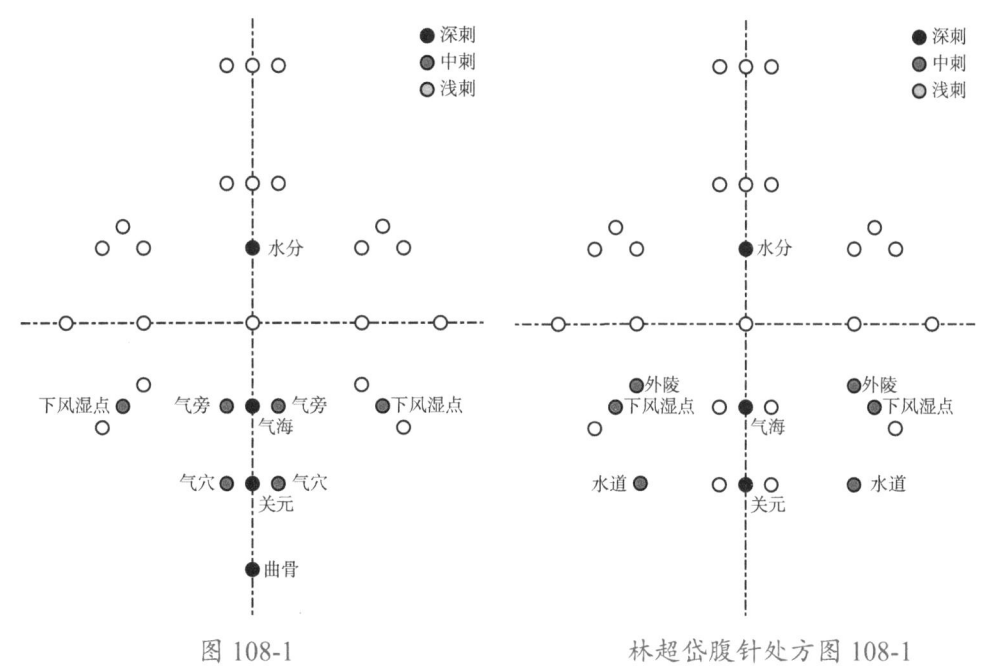

图 108-1　　　　　　　　　　　林超岱腹针处方图 108-1

【109案】

患者，女，32岁。2004年10月20日初诊。双侧下腹部疼痛，以右侧为重，伴腰骶部酸痛，遇冷加重，行走时腹痛明显加剧，两侧触到条索状包块。曾在当地附属医院就诊，西医诊断为附件炎，经静脉点滴抗生素，加中药灌肠疗法，症状未见明显改善，故要求中医针灸治疗。患者舌质暗，苔薄白，脉沉细涩。证属寒凝经脉，气血瘀滞。采用腹针综合疗法治疗10次后，下腹疼痛消失，腰骶部酸痛减轻，行走时下腹部未见疼痛。2个疗程后，全部治愈。随访1年未见复发。治疗方法：取穴天地针（中脘、关元）、护宫（气海旁开2.6寸）、肠遗（中极旁开2.5寸）及神阙穴。用0.35mm×40mm毫针刺入中脘、关元、护宫、肠遗穴，捻转得气后，用TDP照射下腹部。同时神阙穴采用艾条灸，使之产生温热感，每次20~40分钟。每日1次，10次为1个疗程，疗程间休息3~5天，治疗2个疗程后统计疗效。（图109-1）

［陈建华.腹针配合艾灸治疗慢性盆腔炎疗效观察.上海针灸杂志，2008，27（4）：26.］

点评：本案处方正确。建议加双水道中刺。（林超岱腹针处方图109-1）

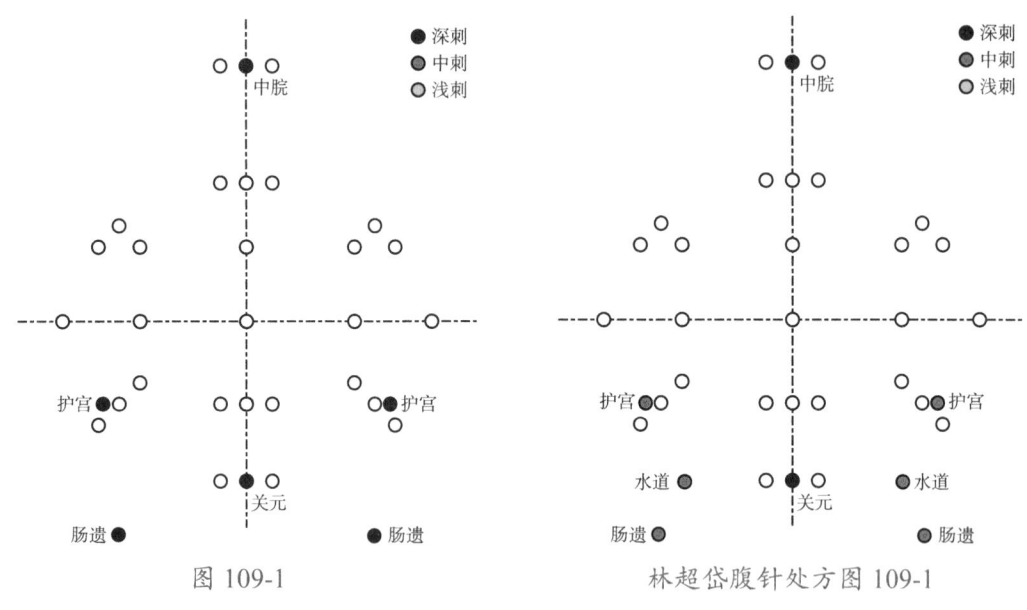

图109-1　　　　　　　　林超岱腹针处方图109-1

阴道疼痛肛门坠胀

【110案】

患者陈某，女，35岁，已婚育。2周前经历1次例行妇科检查后开始出现阴道疼痛，放射至肛门，有坠胀感，症状逐渐加重，以致不能进行正常夫妻生活，妇科检查阴道未触及明显疼痛点。患者多方求医，医者多以其为心理因素影响而开导之，甚至运用镇静剂治疗。患者来诊时，无其他不适，舌脉正常。反复考虑，难以辨证用药，遂单以腹针疗法施治。处方如下：引气归元（中脘、下脘、气海、关元）、腹四关（双侧滑肉门、外陵）加上双侧气穴。施针第1次后患者肛门坠胀感明显减轻，第2次后阴道疼痛感发作间隔延长，连续3次治疗后改成隔日1次，共行6次治疗后，患者症状完全消失告愈。（图110-1）

［张春玲.腹针疗法在妇科疑难病症中的运用举隅.首届全国腹针学术研讨会会议论文集，2007：173.］

点评：本案处方正确。（林超岱腹针处方图110-1）

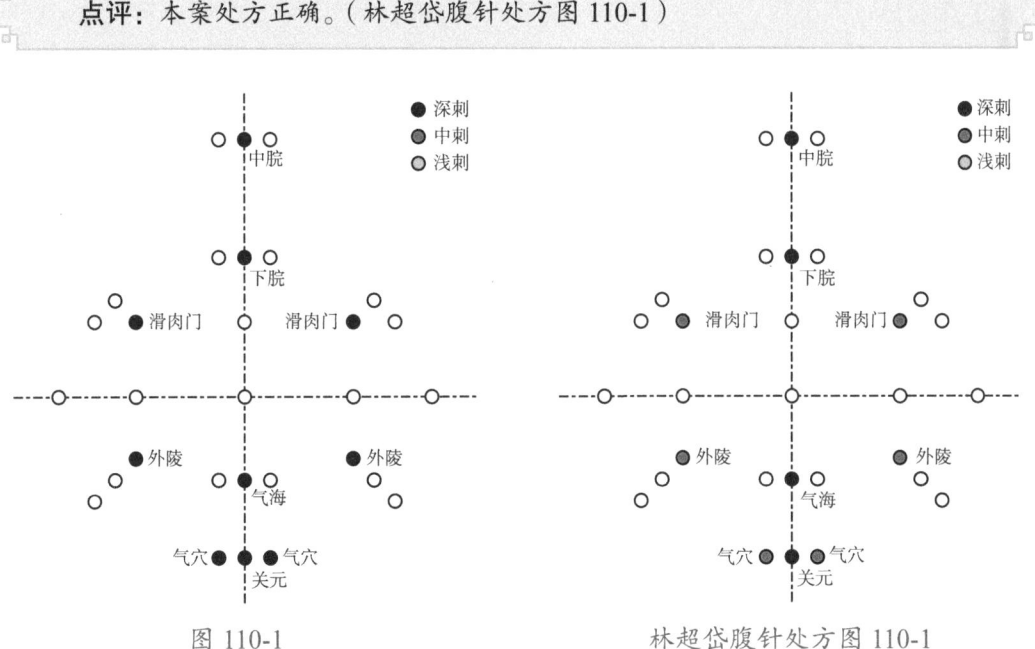

图 110-1　　　　　　　　　　林超岱腹针处方图 110-1

卵巢囊肿

【111 案】

　　冯某，女，24 岁，营业员。因双侧卵巢巧克力囊肿复发半年，于 2006 年 11 月 11 日来针灸科门诊就医。患者于 2005 年 8 月因月经期双下腹疼痛入住珠海市妇幼保健院，经查诊断为双侧卵巢巧克力囊肿、子宫内膜异位症，遂行腹腔镜下电熔术，术后症状消除。2006 年 9 月，小腹隐痛时作，月经量少，色暗，夹瘀块，月经周期正常，面色少华，体虚易疲，舌紫暗，脉弦细。B 超提示：子宫左上方及右侧各见一大小约 19mm×14mm×16mm 及 15mm×13mm×16mm 的低密度影，子宫肌层回声均匀，子宫左上方及右侧小囊，诊断为双侧巧克力囊肿，患者因担忧再次手术影响生育而来寻求针灸治疗。即予腹针治疗，处方：水分（中刺）、气海（深刺）、关元（深刺）、关元下（深刺）、双下风湿点（中刺）、双水道（深刺）、双归来（深刺）、双子宫（深刺），隔日 1 次，治疗 20 次后，适逢春节休息 1 周，患者自觉经期下腹疼痛消失。2007 年 2 月 23 日 B 超示：子宫轮廓清，宫体约 5.1cm×2.8cm×4.3cm，被膜连续，肌层回声均匀，左侧附件见长型暗区，大小约 2.3cm×1.6cm，边厚，边界清，右附件未见明显异常回声，诊断为左侧附件小囊。继续按以上处方隔日治疗 15 次。2007 年 4 月 2 日盆腔 B 超提示：左侧附件小囊消失。按：痛经、月经过多、不孕是子宫内膜异位症的主要临床表现，中医诊断为"痛经"、"癥瘕"，辨证为气虚血瘀。腹针可以调冲任、通胞脉，气行血畅而止痛，腹针能调节雌激素分泌，抑制子宫肌瘤（原文如此）的生长。（图 111-1）

[奚玉凤.腹针治顽疾验案举隅.光明中医，2008，23（5）：663.]

点评： 本案处方正确。按语与病案似乎有所出入。（林超岱腹针处方图 111-1）

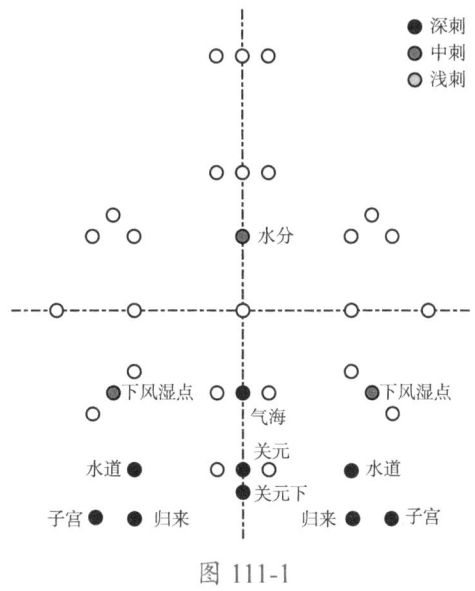

图 111-1

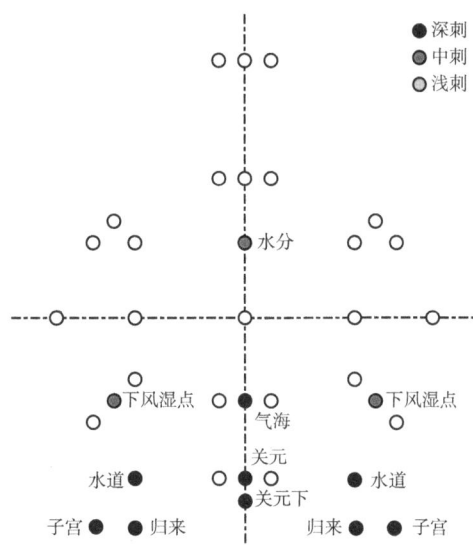

林超岱腹针处方图 111-1

产后身痛

【112 案】

　　患者许某，38 岁。2012 年 10 月 20 日初诊。自诉人流术后 1 个月，伴身痛半月。患者于 9 月中旬流产后，因忙于经商，未曾好好休息调养，出现遍身关节疼痛、虚乏无力、面部浮肿，曾服温阳通络止痛中药 14 剂，诸症未明显改善。刻诊：虽 10 月天未大寒，见厚衣棉裤裹身，面色虚浮无华，四肢无力，神情委顿，纳谷不香，二便常。舌淡胖边有齿痕，苔薄，舌下静脉瘀紫，脉细涩。查血肝肾功能、风湿全套、血沉等各项指标均正常，诊断为肾虚兼寒湿内停型产后身痛。治疗取穴：主穴：引气归元（中脘、下脘、气海、关元）、腹四关（即双侧滑肉门和双侧外陵）；配穴：足三里、阴陵泉。选取规格 0.25mm×40mm 一次性毫针直刺上述穴位皮下，缓慢进针至地部。当手下有轻微阻力时停止进针，轻微捻转针体，不做提插。把腹部针体折弯（以便艾灸盒搁置腹部而不影响针体深度），留针时加用自制艾灸盒，放置在铺好纱布的以神阙为中心（最好能使艾灸盒覆盖下脘、天枢、气海）的腹部，内置 2~3 枚艾柱（底部直径约 20mm，高约 20mm）进行艾灸，待灸完后再放置 2~3 枚艾柱进行艾灸，灸完后即治疗结束。起针后以消毒干棉签按压针孔半分钟。每日 1 次，每周 5 次，2 周为 1 疗程。针刺 1 个疗程后，浮肿开始消退，畏寒有所改善，全身疼痛略有缓解。完成第 2 个疗程，胃纳如常，食之有味，面部无浮肿，面色有润泽，肢体虚乏无力改善，下肢寒痛缓解，双肩关节寒痛仍隐隐。效不更方，第 3、4 疗程调整为每周 2 次，巩固治疗。治疗结束，诸症消除。患者自述：接受针灸治疗前，月经时提前或延后 3~7 天，色偏紫暗，夹有血块，量少，常伴有经行腰骶酸痛，颈项酸胀。现月汛如期，色红量多，腰骶颈项酸胀也改善。其次，平素时头痛颈部酸胀，容易中暑，针灸治疗后，很少发生，纯属意外收获。（图 112-1）

　　[韦莉莉，楼国平.腹针引气归元加开四关配合神阙艾灸在妇科疾病中运用举隅.浙江中医杂志，2013，48（10）：752.]

　　点评：本案腹针处方正确。腹针处方简洁，假以时日必见良效。艾灸亦有协同作用。（林超岱腹针处方图 112-1）

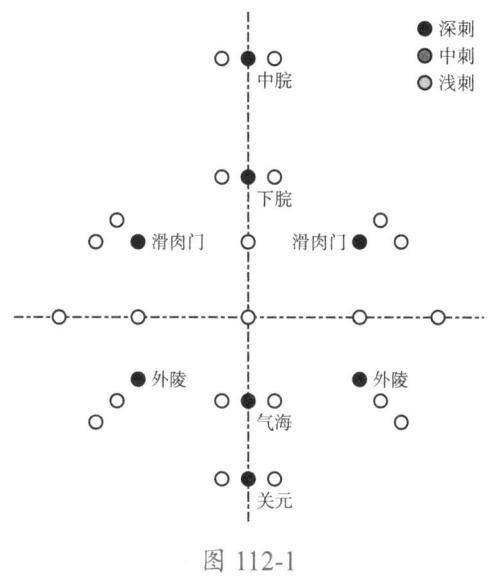

图 112-1

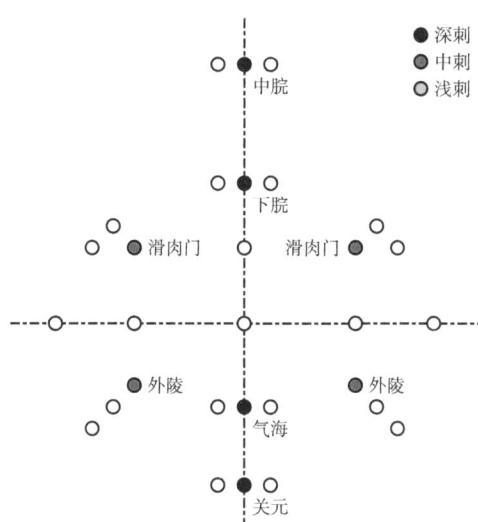

林超岱腹针处方图 112-1

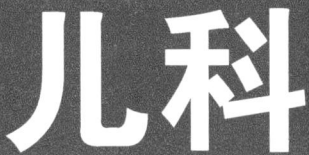

FUZHENLINCHUANGXIAOANDIANPING

腹针临床效案点评

儿科

幼儿颅脑损伤

【113 案】

幼儿患者，1 岁 10 个月。于 2001 年 12 月 25 日因外伤致重型颅脑损伤，脑挫裂伤，蛛网膜下腔出血。发病时昏迷伴严重呕吐，由他院转入时生命体征稳定。CT 示脑池纵裂增宽高密度影。1 周后 MRI 检查示：双侧枕部及后颅凹硬膜外出血以右侧枕部明显，右侧顶枕部叶局限性脑灰质信号异常。20 日后做脑血流灌注断层显像见：两半球不对称，中性结构正中，脑血流灌注不对称，提示右侧大脑半球及小脑缺血灶（右额枕叶脑细胞重度损伤）。查体：左上肢肌力 0 级，左下肢 1 级，神志清楚，语言正常。治疗方法：腹针主方取引气归元（中脘、下脘、气海、关元四穴）等。每日 1 次，10 次为 1 疗程，共治疗 3 个疗程。电针针刺穴位：主穴取肩髃、曲池、外关、合谷、中渚、髀关、阳陵泉、足三里、悬钟、解溪、太冲，配穴随证加减，通电 15～20 分钟，每日 1 次，15 次 1 疗程，针刺 4 个疗程共 67 次。康复训练运用神经生理学理论，采用促通技术，每天按摩患肢 15 分钟，挤压患肢关节，并使偏瘫肢体被动运动，患儿康复训练的特殊性体现在要以亲切慈爱和欢乐愉快的方式鼓励和奖励患儿，操作时动作要轻柔，避免疼痛。早期康复训练以翻身、坐、骨盆训练治疗 10 天，左下肢肌力已达到 2 级，改为训练站立（以患肢负重站立为主）、爬行，用手托住左足跟训练蹬脚抬臀，上肢以被动训练为主。经过 52 天的住院治疗，康复评定左上肢肌力 2 级、左下肢 4 级，能下地行走但跛行，有轻度足内翻。家属要求出院后继续门诊治疗。11 个月后，患儿门诊复查了脑血流断层显像，与前一次相比，右额颞上回、枕叶放射性较前增高（成活脑细胞），右颞上回及顶叶缺血灶，左上肢肌力 5 级，左手 5 级，左手抓握东西自如，左下肢肌力正常，足内翻纠正，智力与同龄儿无异，语言交流正常。（图 113-1）

［邹西兰，马林儒.早期康复训练加腹针电针治愈幼儿颅脑损伤 1 例.首届腹针国际学术研讨会论文汇编，2005（8）：300.］

> **点评：**本案腹针处方正确。建议加开腹四关中刺。从本案可以看出，危重症病人均应采用综合疗法，而腹针疗法发挥了基础性作用。（林超岱腹针处方图 113-1）

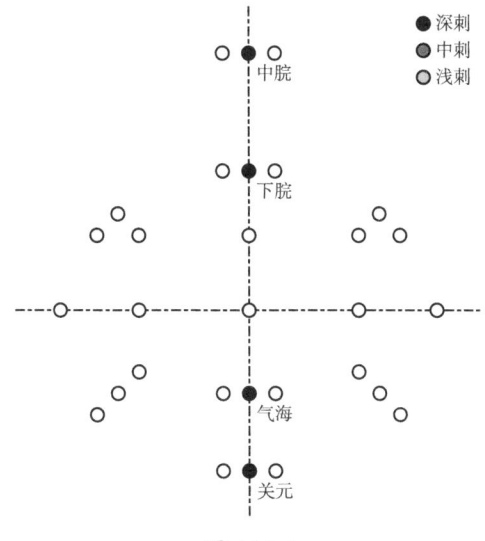

图 113-1

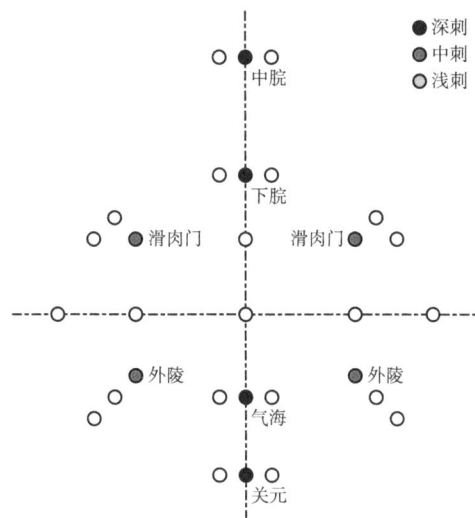

林超岱腹针处方图 113-1

小儿脑瘫

【114 案】

陆某，男，7 个月。2009 年 4 月开始来我院进行康复训练。因生后 7 个月不会翻身，四肢肌张力低下就诊，在我院康复门诊诊断为"小儿脑瘫"，予粗大运动训练、腹针疗法等综合治疗。就诊时见：神清，反应欠佳，头偏大，全身消瘦，未能自主翻身，俯卧位抬头时间短，转动不灵活，流涎多，易出汗，纳差，睡眠欠安，小便多，色清，大便溏，舌质淡，苔薄白，指纹淡。专科检查：四肢及躯干肌力低，3 级，四肢肌张力低，腱反射弱，外展角 160°、腘窝角 160°、足背屈角 30°。头颅 CT 示大脑发育不良，GMFM 评分为 27。西医诊断：脑瘫（肌张力低下型）；中医诊断：五迟五软，证属脾胃亏虚。腹针处方：中脘（深刺）、下脘（深刺）、气海（深刺）、关元（深刺）、天枢（双，中刺）、气穴（双，深刺）、气旁（双，深刺）、商曲（双，浅刺）、下脘上（浅刺），留针 30 分钟，隔日 1 次（图 114-1）。针刺 10 次后，患儿俯卧位抬头时间明显较以前长，并可左右转动。针刺 1 个月后，患儿可翻身，但动作欠灵活，在上述处方基础上加滑肉门（双，浅刺）、上风湿点（双，浅刺）（图 114-2），至患儿 1 岁 1 个月时可自己由卧位双手撑着坐起来，但四肢力量较正常同龄儿差。后腹针处方修改为在上述处方基础上加外陵（双，浅刺）、下风湿点（双，浅刺）、下风湿下点（双，浅刺）（图 114-3）。患儿在 1 岁 3 个月时学会四点爬行，1 岁 7 个月左右可以扶着东西站起，1 岁 9 个月时可独立站 5 分钟左右，1 岁 11 个月时可独自走几米，2 岁 3 个月结束治疗时可以自主行走，可以扶着栏杆上下楼梯，GMFM 评分为 194。

［黄嫚，宋雄.腹针为主治疗肌张力低下型脑瘫验案二则.第二届全国腹针学术研讨会论文汇编，2011：117.］

点评：同意本案处方及其演变治疗方案。（林超岱腹针处方图 114-1、114-2、114-3）

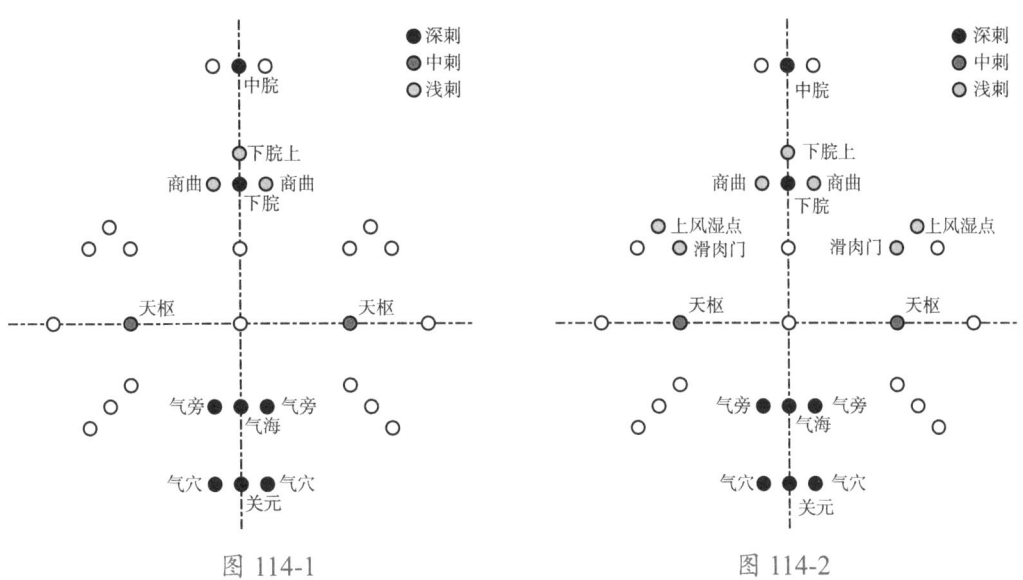

图 114-1　　　　　　　　　　　　　图 114-2

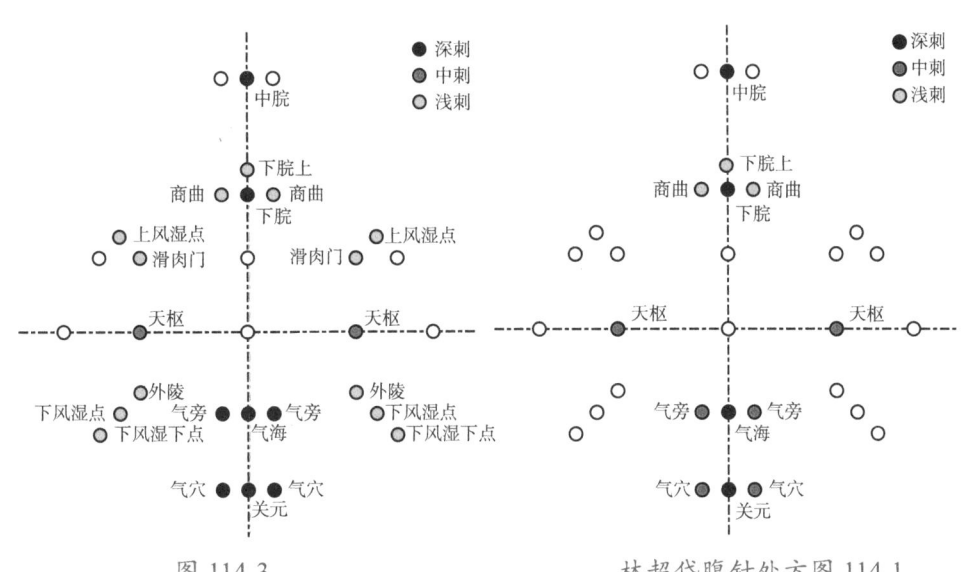

图 114-3　　　　　　　　林超岱腹针处方图 114-1

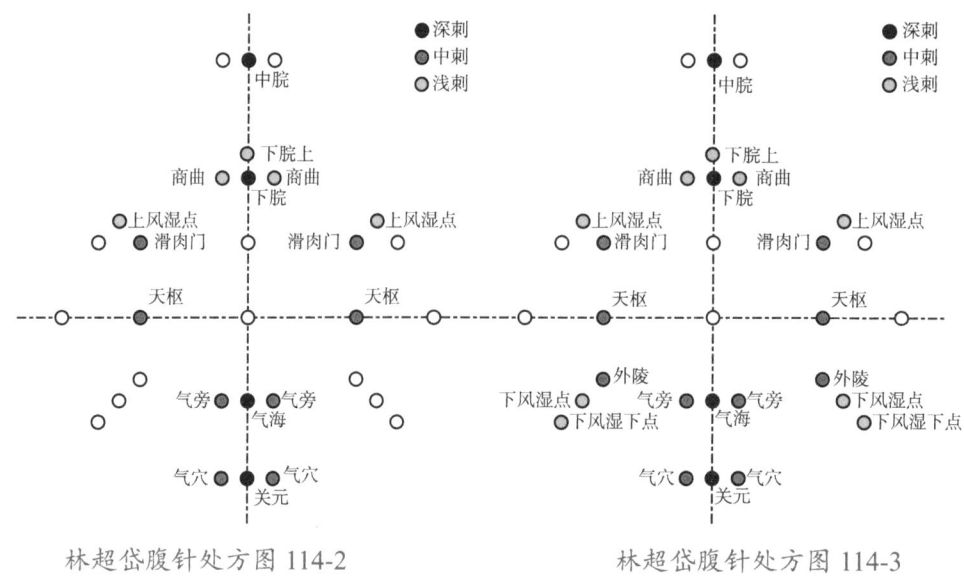

林超岱腹针处方图 114-2　　　　林超岱腹针处方图 114-3

【115 案】

尹某，男，2 岁 10 个月。2010 年 3 月就诊。患儿生后 7 个月因抬头不能在他院进行康复治疗，因体质较弱未能进行连续系统的康复训练，至 2 岁 10 个月仍未能独立行走，改投我院康复科门诊治疗。初诊：神清，反应迟钝，消瘦，可以独立坐，未能完成四点爬行，未能独立站立、行走，可听从简单指令，未有有意义的发音，汗出多，睡眠欠佳，纳少，二便尚可，舌淡苔薄白，指纹淡。专科检查：四肢及躯干肌力低，双上肢 3 级，双下肢 2 级，外展角 180°、腘窝角 170°、足背屈角 15°；头颅 MR 示：蛛网膜下腔积液，GMFM 评分为 92。西医诊断：小儿脑瘫（肌张力低下型）；中医诊断：五迟五软，证属心脾两亏。腹针治疗：取引气归元处方，加双天枢、双气穴、双气旁、双外陵（图 115-1）。留针 30 分钟，隔日 1 次，配合大运动训练每日 1 次。治疗两个月后，患儿开始能完成四点爬行，腹针处方在原方基础上加双下风湿点、双下风湿下点（图 115-2）。改方后两个月左右患儿可以扶着东西慢慢站起，半年后能独自走几米，GMFM 评分为 161。

［黄嫚，宋雄 . 腹针为主治疗肌张力低下型脑瘫验案二则 . 第二届全国腹针学术研讨会论文汇编，

2011：117.］

点评：同意本案处方及其治疗方案。建议加双滑肉门中刺。（林超岱腹针处方图 115-1）

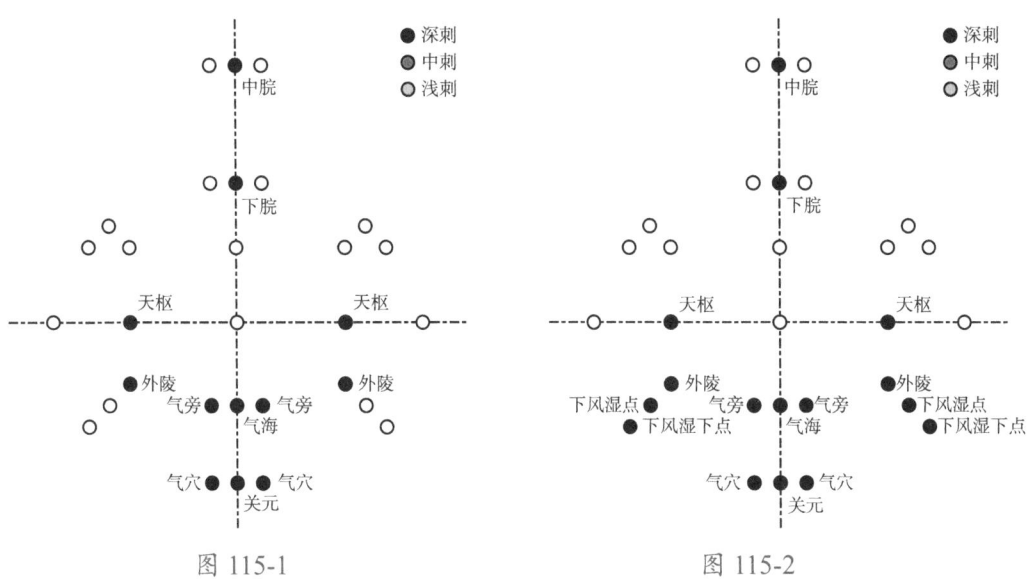

图 115-1　　　　　　　　　　　　　　图 115-2

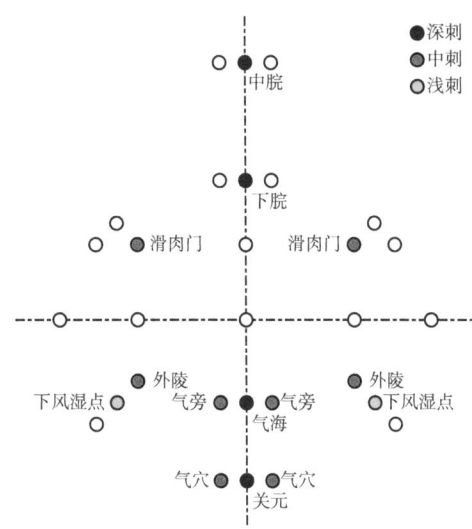

林超岱腹针处方图 115-1

儿童多动症

【116 案】

患儿，男，8 岁。初诊日期：2006 年 12 月 6 日。主诉：注意力不集中，动作过多反复 3 年余。现病史：3 年前经常注意力不集中，自我控制力差，动作过多，上学后学习比较困难，经常发脾气，冲动任性，而来我院门诊。检查：经 Conners 量表检测，在品行问题、学习问题、人身障碍、冲动多动、焦虑方面评分，符合儿童多动症的诊断，多动指数为 1.7。经腹针结合中药治疗，每天 1 次，10 天为 1 疗程，疗程间隔时间为 1 周，治疗半年后，以上症状减轻，学习较治疗前明显进步，多动指数为 1.1。随访 6 个月，未复发。治疗方法：①腹针治疗：穴取中脘、下脘、气海、关元、滑肉门、外陵、大横。操作：选用 0.22mm×30mm 毫针，常规皮肤消毒，避开血管、毛孔，对准穴位直刺，一般只捻转不提插，视腹壁厚度，针刺 3~8mm，留针 15 分钟。每天 1 次，10 次为 1 疗程，疗程间隔时间为 1 周，治疗 6 个月后，统计疗效。②中药治疗：方剂组成为熟地 10g，益智仁 10g，枸杞子 10g，桑椹子 10g，五味子 5g，柏子仁 10g，夜交藤 10g，茯苓 10g，太子参 10g，红枣 10g，莲子 15g，竹叶 10g，天竺黄 10g，钩藤 10g，牡蛎（先煎）15g，龙骨（先煎）15g，甘草 5g；加减：肾虚明显加首乌，脾虚明显加黄芪，阳亢风动加桑叶，心火偏亢加莲子心，食积便溏去熟地加焦三仙。方中药量根据患儿年龄、体质、病程及辨证可酌情增减。每日 1 剂，水煎分 2 次服，3 个月为 1 疗程，连服 2 个疗程观察疗效。（图 116-1）

［黄玲. 腹针结合中药治疗儿童多动症 62 例. 中国针灸，2008，28（8）：589.］

点评： 本案腹针处方正确。综合疗效良好。（林超岱腹针处方图 116-1）

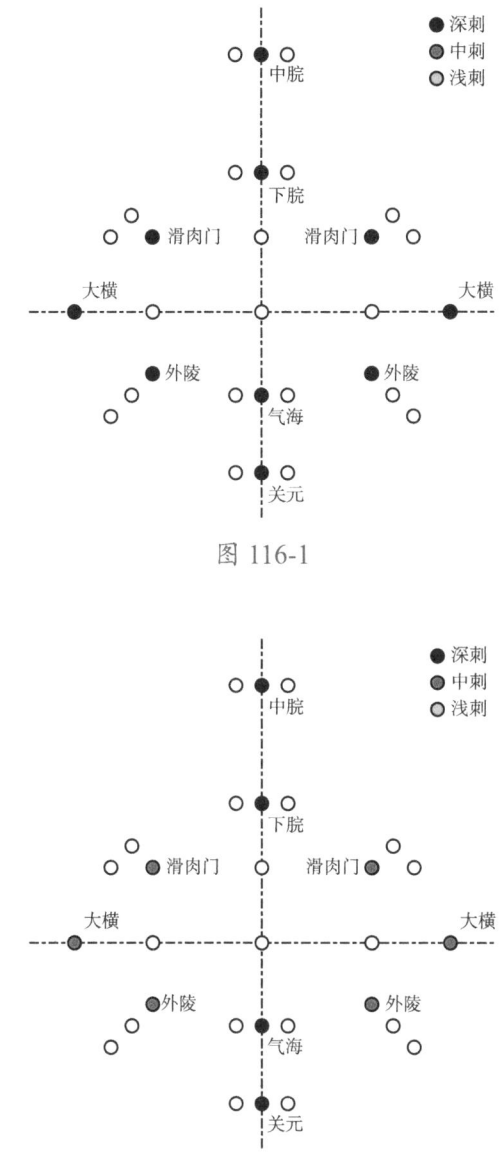

图 116-1

林超岱腹针处方图 116-1

【117案】

笔者采用林超岱编著的《腹针临床效案点评》一书介绍的治疗儿童多动症的方法，治疗一例儿童多动症，取得满意疗效。现介绍如下。患者，男，8岁，患儿童多动症，曾在多家医院诊治，现要求针灸治疗。穴取：中脘（深刺），下脘（深刺），气海（深刺），关元（深刺），双滑肉门（中刺），双外陵（中刺），双大横（中刺）。操作：选用

0.22mm×30mm 毫针，常规皮肤消毒，避开血管、毛孔，对准穴位直刺，留针15分钟。每天1次，10次为1个疗程，疗程间隔时间为1周，治疗6个月。（图 117-1）

［孙亚威.腹针治疗儿童多动症.中国民间疗法，2014，22（9）：21.］

点评：同意本案处方。看来本书还有点用。（林超岱腹针处方图 117-1）

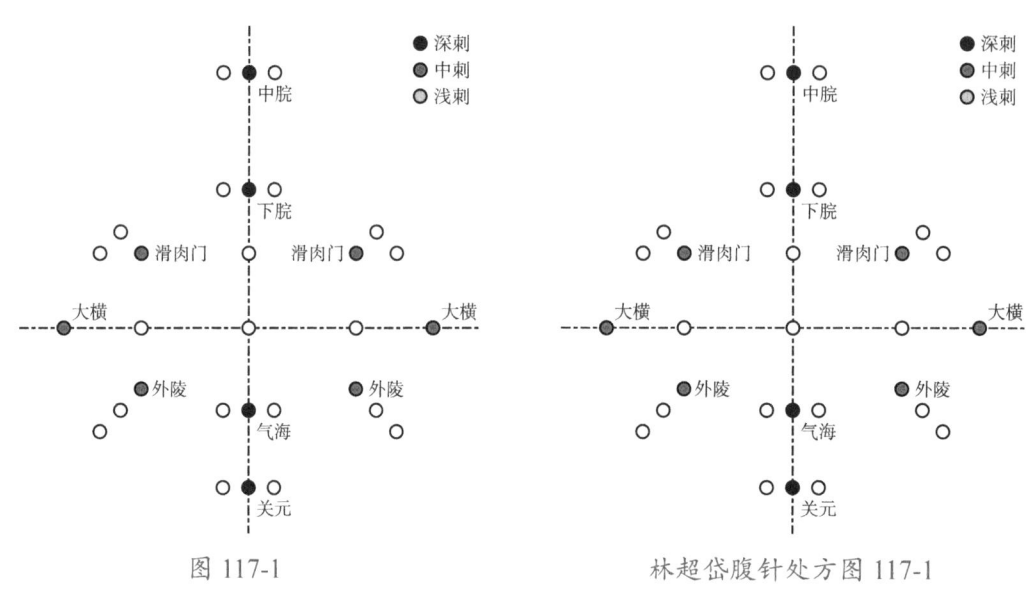

图 117-1　　　　　　　　　林超岱腹针处方图 117-1

骨伤科

颈 椎 病

【118 案】

刘女士，教师，35 岁。患有颈椎病半年，主要症状为颈部酸重，活动受限，向健侧转颈时症状加重，向患侧转颈不受限，并伴有头晕、头痛、失眠、心烦易怒等，曾到多家医院进行推拿、药物等治疗，效果不显。患者于 2004 年 3 月 2 日前来就诊，运用腹针进行治疗，取穴为颈椎病的基本处方加天枢穴，即：中脘（深刺）、关元（深刺）、商曲（浅刺）、滑肉门（中刺）、天枢（中刺）。行针过程中，患者扭动颈部，诉颈部顿感轻松，留针 30 分钟，连针 2 日，宣告痊愈。随访至今未再复发。（图 118-1）

[姜建华 . 腹针治疗颈椎病的疗效观察 . 首届腹针国际学术研讨会论文汇编，2005：198.]

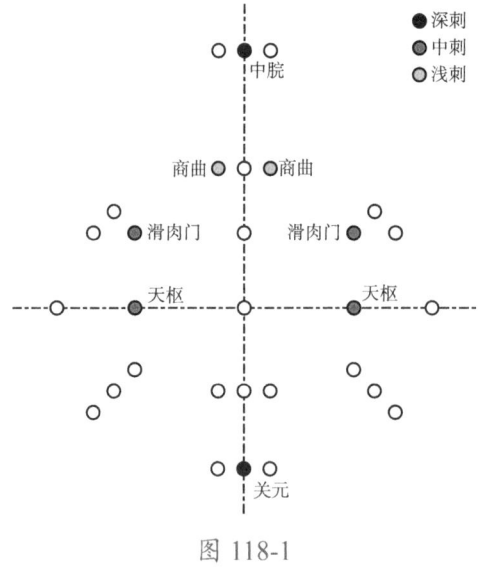

图 118-1

【119案】

　　马先生，教师，41岁，上一典型病例中刘女士的丈夫。因刘女士疗效显著，故推荐前来就诊。该患者颈椎不适2年余，主要表现为颈部疼痛、僵硬、头脑沉重、焦虑、失眠等，采用推拿、按摩、红外线、中药离子透入等治疗，均只是缓解症状，久治不愈，严重影响了正常的工作和学习。同样运用上方治疗2日，宣告痊愈。（图119-1）

　　［姜建华．腹针治疗颈椎病的疗效观察．首届腹针国际学术研讨会论文汇编，2005：198．］

　　点评：以上两案处方相同，治法相同。取得好的效果与医者掌握穴位的深浅有较大关系。双天枢两可之间。（林超岱腹针处方图118、119-1）

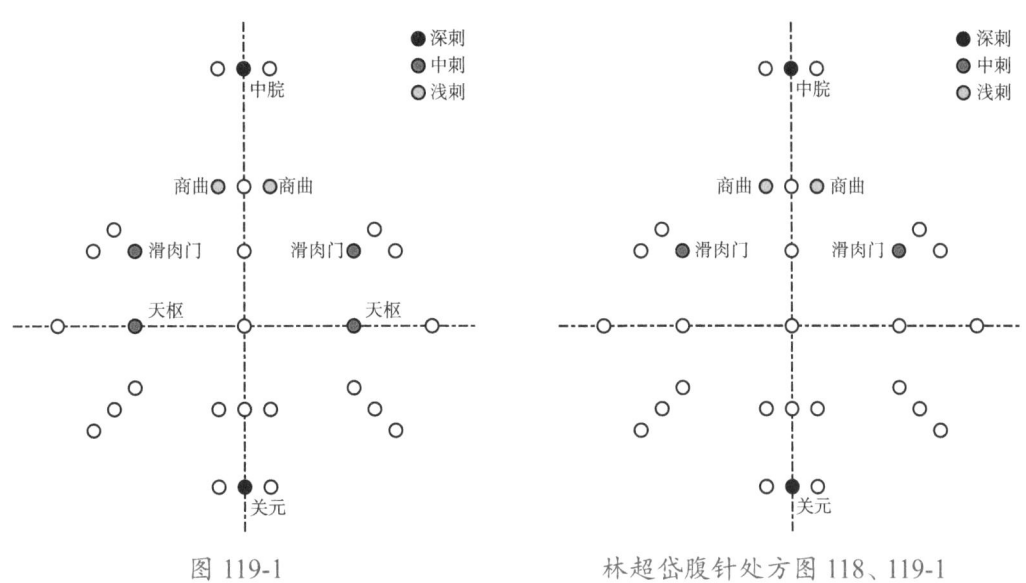

图119-1　　　　　　　　林超岱腹针处方图118、119-1

【120案】

　　某男，53岁。2005年4月21日就诊。头痛3天，由枕后向前额扩散，双眼视物模糊，伴颈部僵硬感，有颈椎病史6个月，经常发作头痛。MRI检查：C4～C5、C5～C6椎间盘突出。临床检查：双侧颈部肌肉紧张，活动受限，在风池穴处有明显压痛，C4～C5棘旁有压痛。采用腹针疗法，刺后3分钟出现热流感向头部和手臂上下走窜，并出现手掌出汗，持续10分钟后，热流感消退，头痛缓解，起针后颈项较松软。共治疗5次，临床症状消失，中止治疗。3个月后随访，病情稳定。取穴：主穴为中脘、关元、商曲、滑肉门。随证加减：伴见头晕者加下脘上，头痛者加阴都，项肌僵硬者加石关，上肢麻木者加上风湿点和上风湿外点。（图 120-1）

［褚建平．腹针治疗颈椎病的经络感传现象及机制探讨．现代中西医结合杂志，2006，15（15）：2090.］

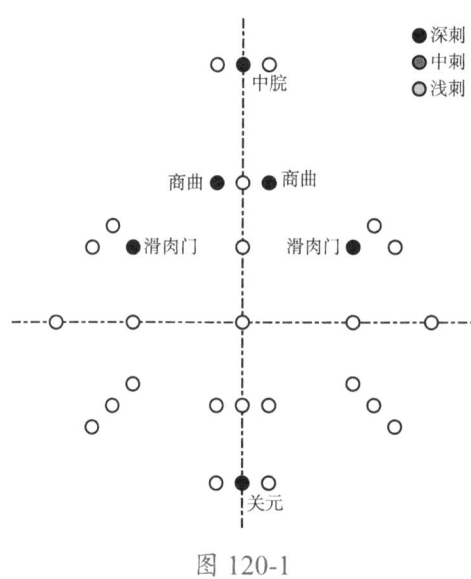

图 120-1

【121 案】

某女，29岁。2005年3月30日初诊。主诉颈项不适伴头晕恶心，右臂疼痛沉重，视物如雾伴星光闪动感2个月。检查：双侧项肌板硬，肩胛提肌、冈上肌痉挛。活动颈部有骨摩擦音。X线摄片：颈椎生理曲度变直，排列欠稳。曾用体针治疗4次，疗效不显，经人介绍求治腹针疗法。第1次针刺后感头晕明显好转，眼睛视物清晰。第2次针后的6小时内，有3次出现局部病变部位气泡样的气流冲击感，每次持续1分钟，而后消失，继而出现颈项部症状明显减轻，眼部症状消失。共治疗6次，临床症状消失。继之巩固治疗4次，6个月后随访未见复发。取穴：主穴为中脘、关元、商曲、滑肉门。随证加减：伴见头晕者加下脘上，头痛者加阴都，项肌僵硬者加石关，上肢麻木者加上风湿点和上风湿外点。（图 121-1）

［褚建平．腹针治疗颈椎病的经络感传现象及机制探讨．现代中西医结合杂志，2006，15（15）：2090.］

点评：以上两案处方相同，治法相同。一壮年男子，一青年女子，取得较好的效果，说明薄智云教授治疗颈椎病处方确有生命力。（林超岱腹针处方图120、121-1）

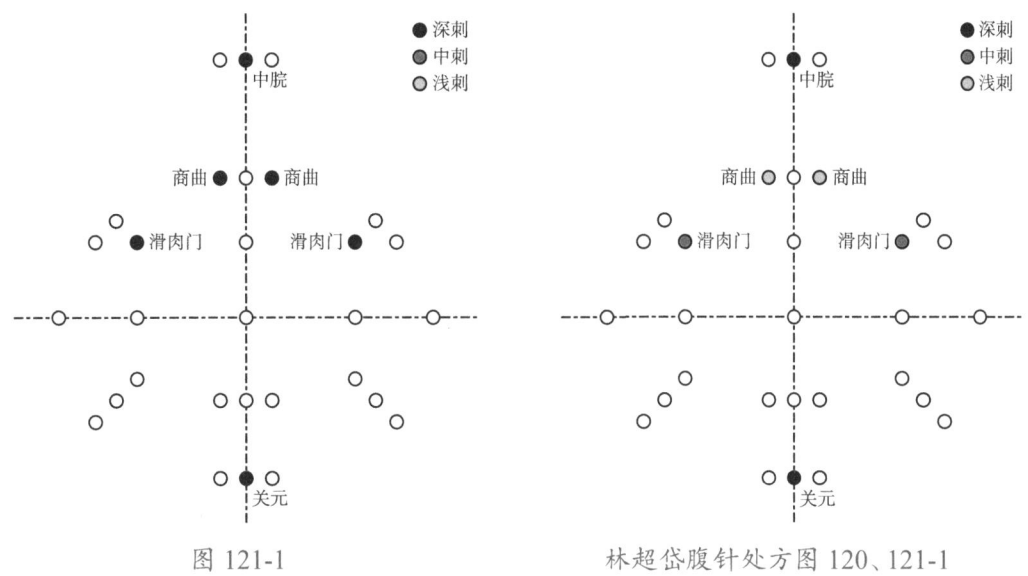

图121-1　　　　　　　　　　林超岱腹针处方图120、121-1

【122案】

　　孙某，男，56岁。2004年5月10日就诊。颈部不适反复发作10年，近3年来发作频繁，症状加重，颈肩沉重不适，面麻，耳胀伴闷塞感，两手臂酸沉无力。CT示：C5～C6椎间盘突出，伴颈椎退行性改变。检查：颈部活动受限，双侧颈肌痉挛，臂丛神经牵拉试验（＋）。采用体针疗法，1个疗程后，症情缓解，继续治疗6次，基本痊愈。患者于2004年10月15日又复发，前来治疗，症状如前，采用腹针治疗，治疗2次后，即感头项面部轻松，麻胀感缓解，患者自诉近3年来从来没有如此轻松过。共治疗5次，症状消失，患者要求停止治疗。取穴：中脘、关元、商曲（双）、阴都（双）、石关、上风湿点、上风湿外点。（图122-1）

［褚建平. 腹针治疗颈椎病的临床观察. 首届腹针国际学术研讨会论文汇编，2005：101.］

点评：本案处方基本正确。针对两手臂酸沉无力，建议加双滑肉门以利关节。双石关两可之间。（林超岱腹针处方图122-1）

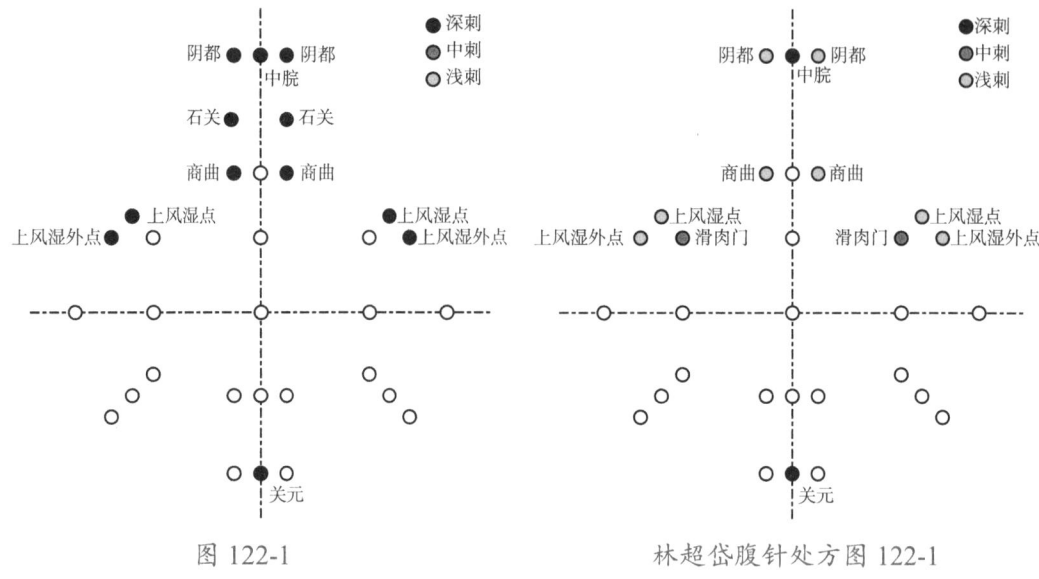

图 122-1　　　　　　　　　　　林超岱腹针处方图 122-1

【123 案】

　　杨某，男，65 岁，工程师。2004 年 7 月 15 日初诊。自述颈部发僵 10 年，伴发作性眩晕，右上肢麻痛，曾拍颈椎片及 CT，诊断为：C3～C7 骨质增生，C4～C6 椎间盘膨出，椎间孔变窄，项韧带钙化。多方医治，但疗效欠佳。后经人介绍来我科要求治疗，治疗 2 个疗程后（每日 1 次，10 次 1 疗程）症状消失。随访半年未见复发。取穴：天地针（中脘、关元）、商曲（双），神阙加灸。神经根型加建里、石关（双）；椎动脉型加下脘上，取穴依骨质增生的部位高低不同而上下移动；上肢麻木、疼痛加患侧滑肉门三角、上风湿点、上风湿外点。（图 123-1）

　　　　　　　［王艳娥．腹针疗法在临床上的临证及心得体会．首届腹针国际学术研讨会论文汇编，2005：263.］

　　点评：本案处方基本正确。看描述和处方似按颈椎病治，那么应加双滑肉门中刺。（林超岱腹针处方图 123-1）

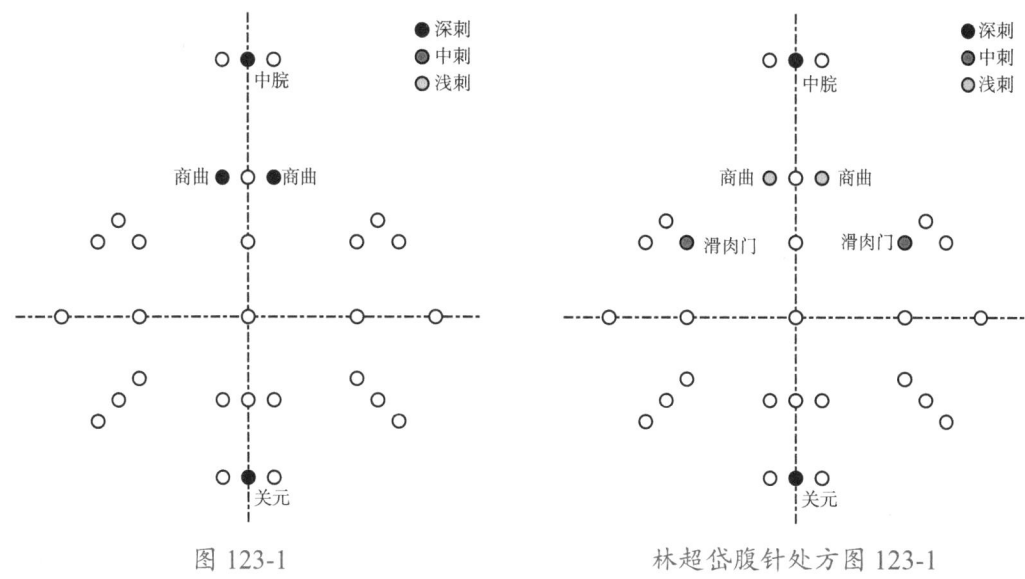

图 123-1　　　　　　　　　　　林超岱腹针处方图 123-1

神经根型颈椎病

【124 案】

李某，女，47 岁，干部。2000 年 9 月 15 日初诊。左颈、肩疼痛且向左上肢放射 4 年余，加重 1 个月。检查：头向右转活动受限，左上肢活动明显障碍，压颈试验、臂丛神经牵拉试验均阳性，左侧 C3 ~ C6 棘突旁压痛。X 线片示：颈椎生理弯曲变直，C3 ~ C6 椎体前后缘骨质增生。诊断：神经根型颈椎病。采用腹针疗法治疗 17 次，临床症状消失，阳性体征消失，恢复正常工作，随访 1 年未复发。治疗方法：以腹针中天地针（中脘、关元）为主穴；配穴：双侧商曲、患侧滑肉门、患侧上风湿点、患侧上风湿外点。（图 124-1）

［孙玲 . 腹针治疗神经根型颈椎病 52 例疗效观察 . 河北中医，2004，26（4）: 281.］

点评：同意本案处方。（林超岱腹针处方图 124-1）

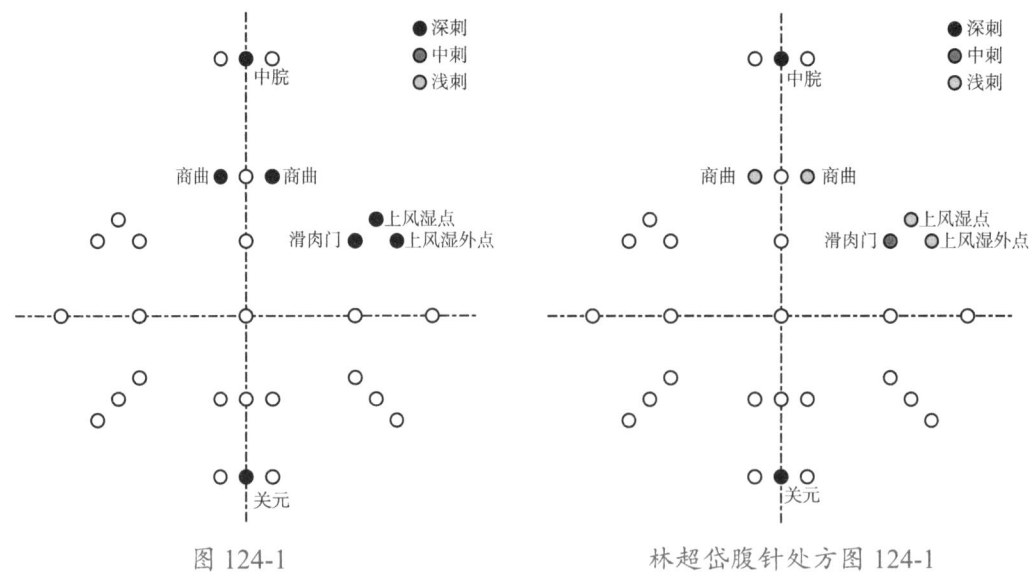

图 124-1   林超岱腹针处方图 124-1

【125 案】

张某，女，48岁，教师。自诉颈椎病5年，初起右手间断性疼痛、麻木，近两年来双手常有麻木、憋胀、疼痛感，尤以夜间和晨起较重，常常影响睡眠，活动片刻后缓解，近期累及两侧颈肌，致僵直、酸痛，活动不灵活。X 线检查：C4～C6 骨质增生，生理屈度改变。诊断为神经根型颈椎病。治疗取穴中脘、关元、双侧石关、双侧商曲、双侧气穴，加神阙灸20分钟，治疗后感觉颈部活动灵活，酸痛感消失。治疗3次后双手疼痛、憋胀、麻木减轻大半，后又针3次，诸症消除。两年后随访，无复发。（图 125-1）

［温卫萍.腹针在中风病和颈椎病中的应用.山西中医学院学报，2006，7（4）：3.］

点评：本案处方正确。治疗效果比较好。（林超岱腹针处方图 125-1）

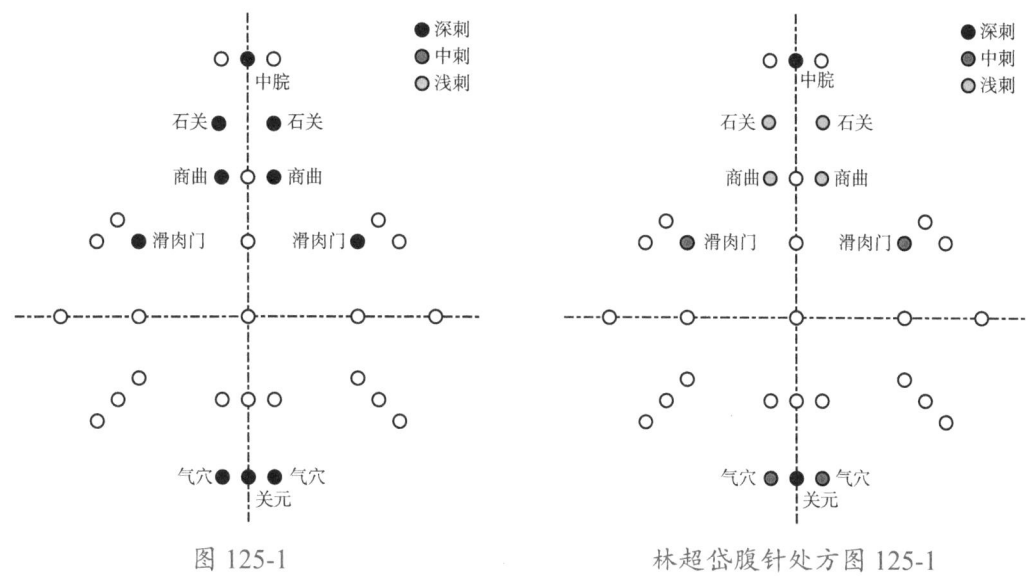

图 125-1　　　　　　　　　　　林超岱腹针处方图 125-1

【126 案】

张某，女，46 岁，教师。自 2002 年起经常来我科就诊，诉颈肩部疼痛，右手手指常感麻木，遇劳累、久坐、低头批改作业等症状加重，疼痛放射至右上肢，握笔无力。颈椎 MRI 示：颈椎生理曲度变直、项韧带钙化。就诊时给予电针结合牵引治疗，症状缓解，但未能痊愈，每遇上述诱因即发。也曾多方医治，均未能治愈。2005 年 10 月 20 日又来我科就诊，症状同前，给予腹针结合牵引治疗，先牵引 30 分钟，后予腹针治疗。取天地针（中脘、关元）及双侧商曲、滑肉门、石关，捻转得气后留针 30 分钟。颈肩部疼痛症状明显减轻，右上肢放射痛消失，握笔渐渐有力。经 1 个疗程（每日 1 次，10 次 1 疗程）治疗后症状完全消失，又巩固治疗 1 疗程，随访 1 年未发。（图 126-1）

[周志英 . 腹针结合牵引治疗神经根型颈椎病的疗效观察 . 首届全国腹针学术研讨会会议论文集，2007：53.]

　　点评：本案腹针处方正确。属于神经根型颈椎病标准处方。（林超岱腹针处方图 126-1）

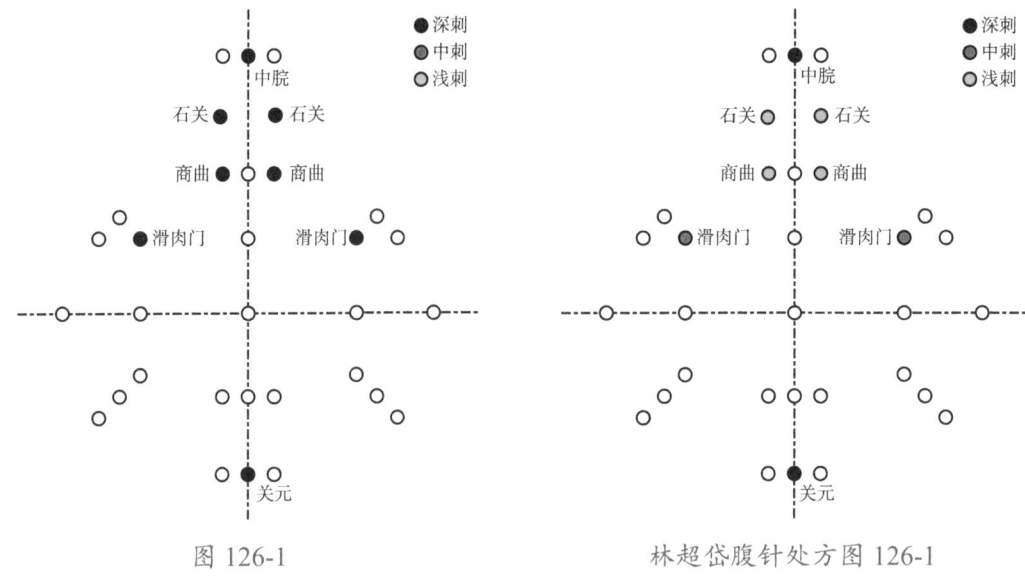

图 126-1　　　　　　　　　林超岱腹针处方图 126-1

颈椎病伴上肢麻木

【127 案】

徐某，女，58 岁，教师。1998 年 10 月 18 日来诊。诉左手麻木 1 年余。1 年前无明显诱因出现左手无名指、小指麻木，逐渐发展至前臂、上臂。查：颈椎生理曲度存在，C4～C6 椎及左旁软组织压痛，放射至左上肢，压顶、叩顶试验（＋），臂丛牵拉试验（＋）。X 片示：C4～C6 椎体前缘及后缘见骨质增生，C5～C6 椎间隙变窄。用颈牵配合腹针治疗 10 次后，左手臂、手指麻木消失。随访 3 个月未见复发。颈牵后给患者施腹针治疗。方法：主穴取天地针（中脘、关元），配穴取商曲（双）、滑肉门（双）、神阙（加 TDP 局部照射）。神经根型加建里；椎动脉型加下脘、气海；交感神经型加阴都、气穴。（图 127-1）

[曹媛.颈牵配合腹针治疗颈椎病 98 例小结.湖南中医药导报，2003，9（2）：38.]

点评：本案腹针处方基本正确。左手麻木建议加左上风湿点浅刺、左上风湿外点浅刺。（林超岱腹针处方图 127-1）

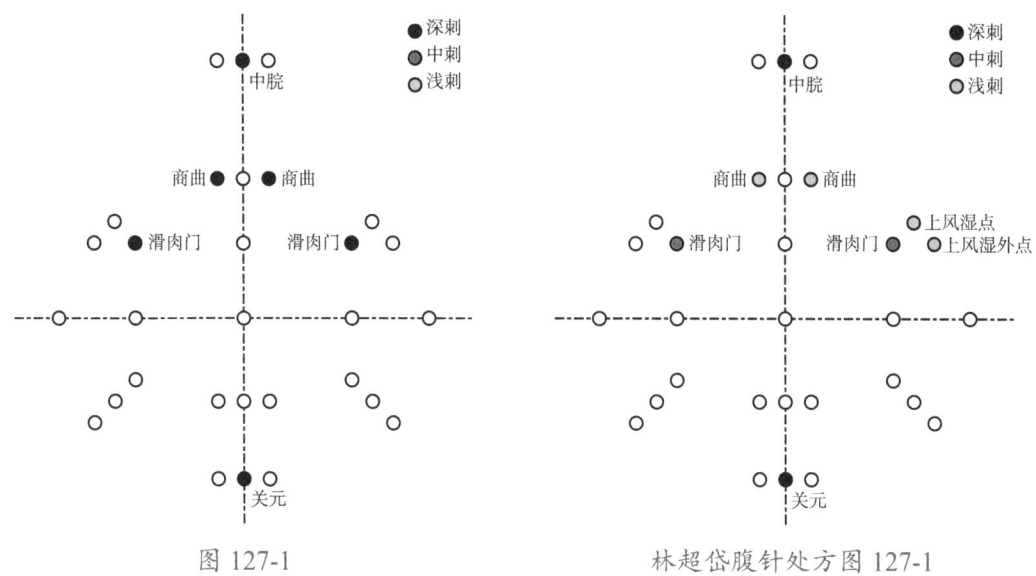

图 127-1　　　　　　　　　　　林超岱腹针处方图 127-1

【128 案】

患者侯某，男，34 岁，中国人。就诊于 2001 年 8 月 14 日。曾有颈痛病史，因在韩国工作期间发生颈项强痛，四肢麻木疼痛，并伴有头晕，不能站立行走，次日在韩国圣姆医院就诊，经颈部 CT 检查，诊断为 C3 ~ C4、C4 ~ C5 椎间盘突出。1 周后手术治疗，术后需用颈托固定颈部 3 个月。术后半月出院，颈部强痛明显减轻，四肢亦无明显疼痛，两下肢麻木感消失，但两上肢仍遗留有麻木感。韩国医生建议用针灸治疗，患者故求诊于笔者。当时考虑患者颈托未除，且以卧床为宜，故采用腹针治疗。取穴：天地针（中脘、关元），下脘上 0.5 寸，建里，双侧上风湿点、上风湿外点，留针 30 分钟，每日 1 次，10 次为 1 疗程，1 疗程后休息 3 天，继续下一疗程，共治疗 3 个疗程。1 疗程后患者自觉颈部已无明显疼痛，且双手麻木明显减轻，仅双手拇指、食指仍有麻木感，3 个疗程后诸症皆失。（图 128-1）

［阮志忠.腹针临床运用举隅.针灸临床杂志，2003，19（12）：9.］

点评：本案处方基本正确。针对两上肢麻木，建议加双滑肉门中刺以疏通双上肢之经气。（林超岱腹针处方图 128-1）

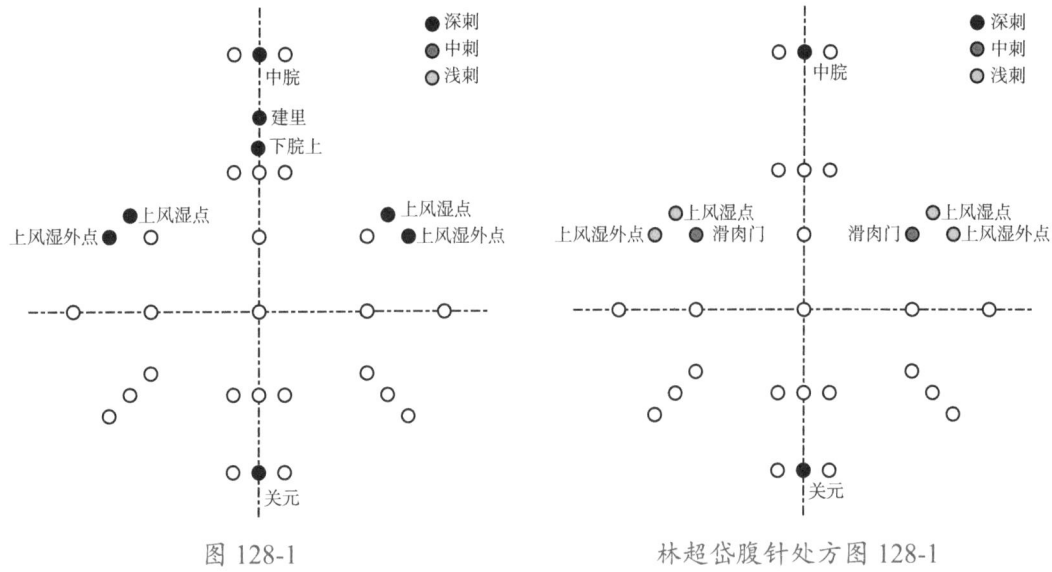

图 128-1   林超岱腹针处方图 128-1

椎动脉型颈椎病

【129 案】

杨某，女，67 岁。眩晕 4 年，于 2004 年 6 月 11 日经人介绍由他人搀扶入本科求治。查体：颈椎活动度稍受限，诱发试验（＋），触诊可见右侧 C2 横突压痛（＋＋＋），可触及隆起条索，右肩井压痛（＋＋），风池压痛（＋＋）。X 光片正侧位示：颈椎生理曲度变直，C2～C6 椎体前后缘均见骨质增生，开口位可见左右两侧环齿间隙不等宽，右侧较窄，椎间孔压缩试验（±），臂丛牵拉试验（－），余（－）。诊断：椎动脉型颈椎病。遂行腹针治疗，处方：中脘、关元、双侧商曲、双侧滑肉门、下脘上、下脘，留针 30 分钟，每隔 5 分钟行针 1 次。首次腹针治疗后，病人自述眩晕症状减轻，可独立行走。次日复诊时，病人诉眩晕症状仍存在，且需搀扶行走，再行腹针治疗，处方同首次，治疗后疗效同首次。第 3 日又出现首次治疗后症状，笔者行腹针治疗处方同上，同时加用正骨复位手法，治疗后病人即感眩晕消失，行走自如，电话随访至笔者完稿之日未见复发。（图 129-1）

［陈鸿霖，张治军，刘富岭．腹针疗法加正骨手法治疗椎动脉型颈椎病．首届腹针国际学术研讨会论文汇编，2005：169.］

点评：本案腹针处方正确。病情出现反复，应考虑穴位针刺深浅问题。（林超岱腹针处方图 129-1）

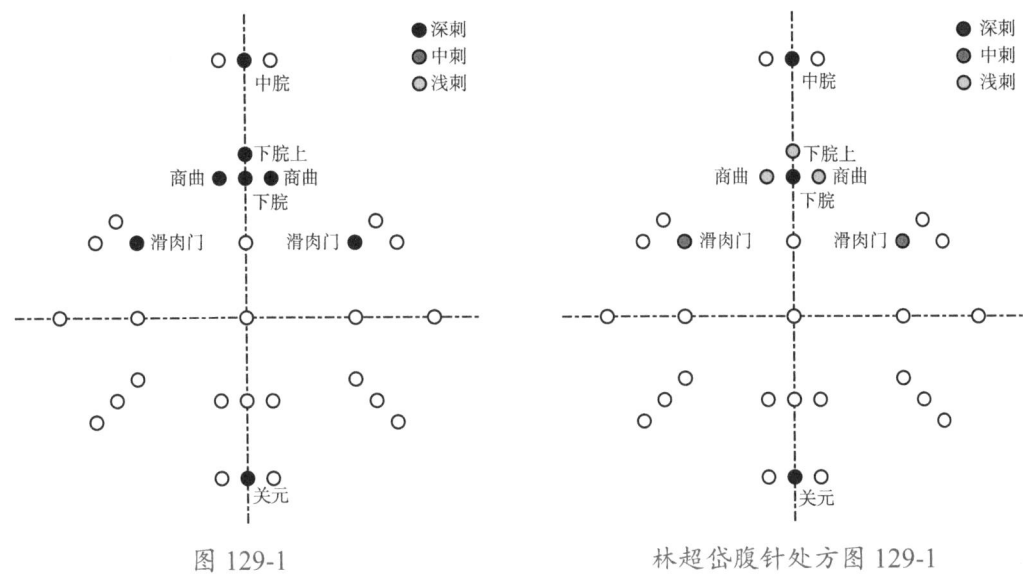

图 129-1　　　　　　　林超岱腹针处方图 129-1

【130 案】

　　冯某，男，40 岁，工人。2004 年 5 月 6 日就诊。自述颈椎骨质增生 5 年余，颈部僵硬，疼痛，伴活动时弹响。两个月前出现头晕，伴耳鸣、眼花等症状，头部闷胀、沉重，仰视或转动头部时眩晕加重。查体：颈部左右旋转尚可，前屈后仰疼痛（＋），椎间孔挤压试验（＋）。颈椎 X 线片示：C2～C5 骨质增生，椎间孔变小；TCD 示：椎 - 基底动脉供血不足。经上述方法治疗 7 次后，头部症状悉除，继针两次巩固疗效。半年后随访，无复发。（腹针取穴：中脘、关元、双商曲、双滑肉门、下脘上 0.5 寸、建里、建里与双商曲连线的中点处、双气穴。）（图 130-1）

[杨雪松 . 腹针治疗椎动脉型颈椎病 . 首届腹针国际学术研讨会论文汇编，2005：191.]

　　点评：本案处方基本正确。双气穴、建里与双商曲连线的中点处两可之间。（林超岱腹针处方图 130-1）

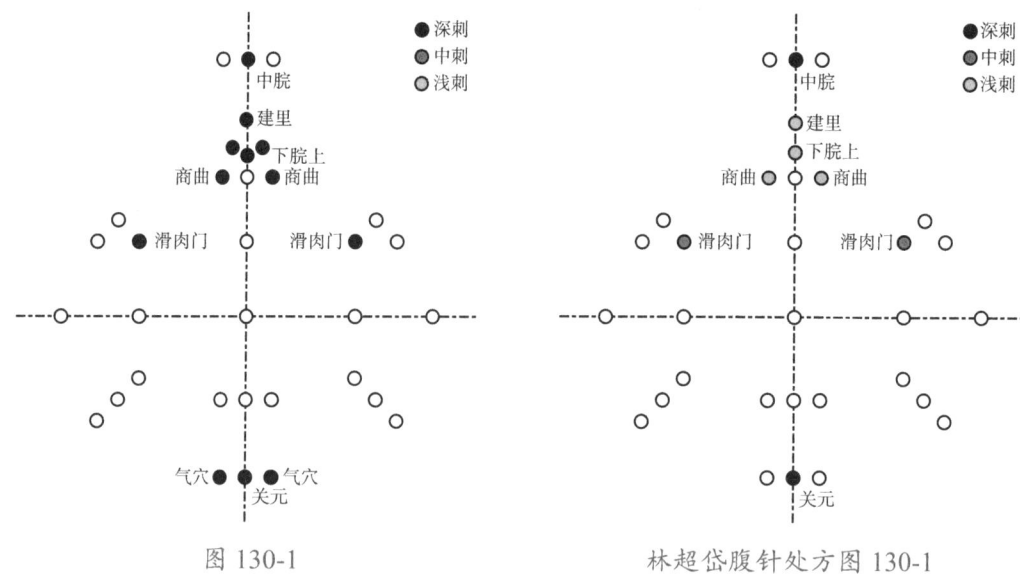

图 130-1

林超岱腹针处方图 130-1

【131 案】

李某，男，58 岁。眩晕耳鸣，颈项僵硬反复发作 7 年余，偶有恶心、心悸、不寐等。经地区医院检查，诊断为椎动脉型颈椎病。多方治疗，效果不显，予以腹针治疗。处方：中脘、双商曲、双滑肉门、关元，针后加艾粒灸中脘、下脘上、关元 5 壮，余灸 2 壮。治疗 14 次两疗程时，病情有所减轻，却无法取得进一步疗效，但患者诉在灸关元上时颈部有发热感，遂改为用周氏喷灸仪喷灸下脘上，灸感充斥颈项及头部，每次 2 小时，15 次治愈。（图 131-1）

［罗智峰．"腹针疗法"的灸疗体会．首届腹针国际学术研讨会论文汇编，2005：260.］

点评： 本案腹针处方大方向正确，只是囿于治疗颈椎病原方，因此疗效显得慢一些。建议加下脘、气海深刺。（林超岱腹针处方图 131-1）

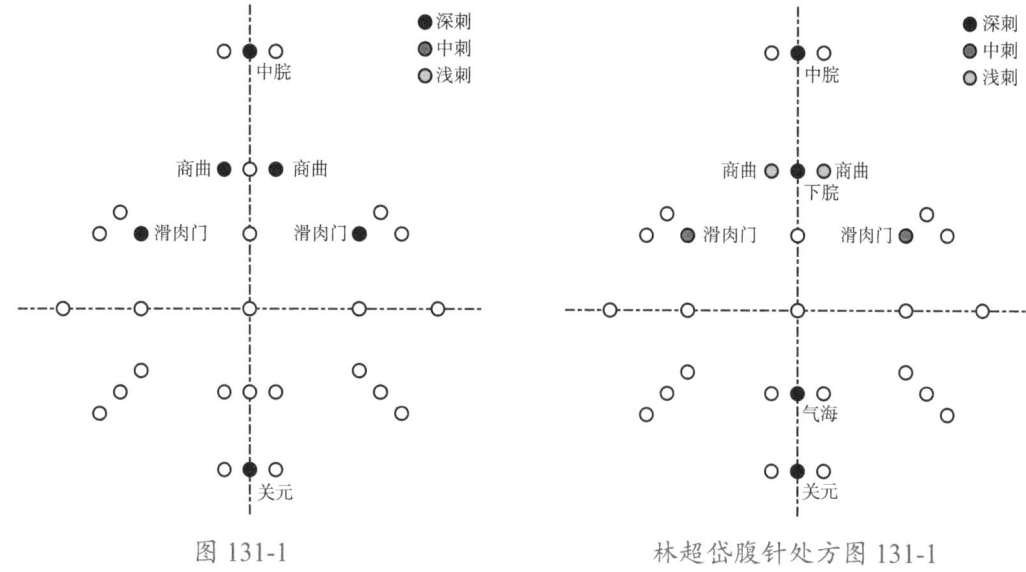

图 131-1　　　　　　　　林超岱腹针处方图 131-1

【132 案】

蒋某，女性，55 岁。头晕 2 年，伴头痛，颈部不适，头晕在体位变化时易加重，严重时伴恶心呕吐，平素肢倦乏力，大便易溏，面色萎黄，舌淡红边有齿印、苔薄，脉细，服药治疗无效。颈椎 MRI 显示：C5 ~ C6，C6 ~ C7 椎间盘突出；多普勒：椎 - 基底动脉供血不足。予针刺中脘、下脘、气海、关元，双侧阴都、商曲、滑肉门，得气后留针半小时，然后针刺夹脊穴，不留针。隔日 1 次，经 1 个疗程（10 次 1 疗程）治疗，头晕明显好转，头痛、颈部不适也除。（图 132-1）

［宣丽华 . 腹针治疗椎动脉型颈椎病疗效观察 . 首届全国腹针学术研讨会会议论文集，2007：37.］

点评：本案腹针处方正确。（林超岱腹针处方图 132-1）

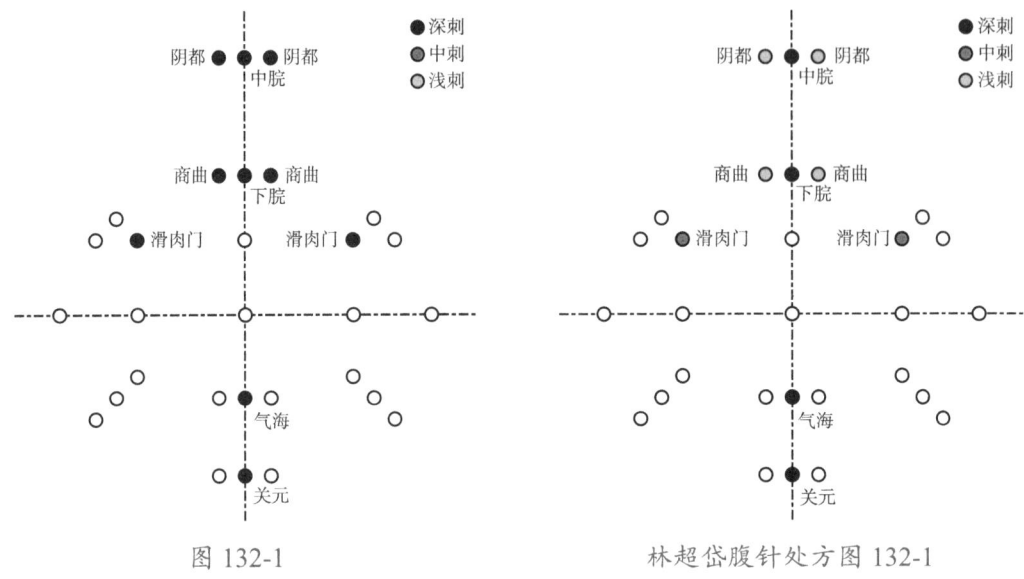

图 132-1　　　　　　　　　林超岱腹针处方图 132-1

【133 案】

陈某，男，54岁，司机。反复头昏3年，时愈时发，以晨起尤甚。眠差，腰膝酸软，体形偏瘦，汗多，纳眠差。舌淡，苔薄白，脉细弱，沉取无力。辨证为眩晕之脾肾虚弱型。患者有4年胃溃疡病史，平时无上腹部疼痛等症状。颈部X线片显示：颈椎退变。西医诊断：颈椎病（椎动脉型）。中医诊断：眩晕（脾肾两虚）。予刺五加等扩血管、改善循环静滴治疗，疗效不显。建议予针刺治疗。由于学习了薄智云教授所著《腹针疗法》，取中脘、关元、下脘上0.5寸，建里加灸，平补平泻，留针30分钟，每日1次，5次后患者感头昏明显减轻。按：颈椎病属于中医学的"骨痹"范畴，多因脾肾两虚，气血不足，营卫不固，风寒湿邪乘虚而入，积久成疾，故临床辨证必求于本。肾虚则骨不坚，脾虚则肌不健，颈椎病与脾肾的功能失衡相关，本患者因长期久病伤及脾胃，脾胃为后天之本，气血生化之源，气血生化乏源，不能上濡脑髓而见头昏。久病伤肾，肾虚肾精不能濡养清窍，加之寒湿邪乘虚而入则发病。因此，取中脘、关元，而使脾肾得以调整，取下脘上0.5寸、梁门、建里以调整中焦。治疗约5天后，患者感头昏好转。（图133-1）

［罗莎.腹针临床应用举隅.贵阳中医学院学报，2008，30：52.］

点评：本案处方基本正确。用梁门不如用双商曲浅刺。加双滑肉门中刺。（林超岱腹针处方图 133-1）

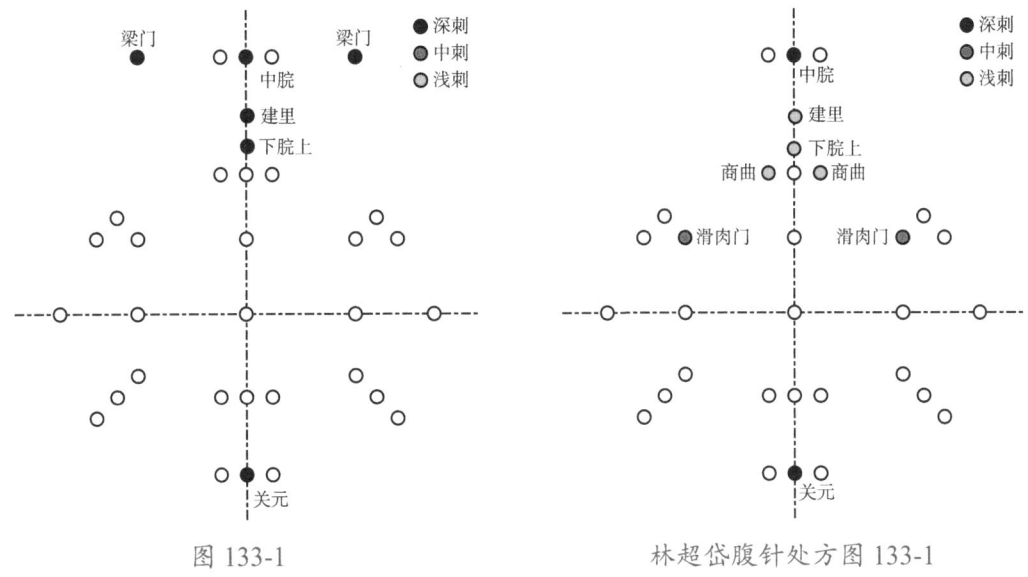

图 133-1 　　　　　　　　　　林超岱腹针处方图 133-1

椎动脉型颈椎病伴手足发热出汗

【134 案】

　　女患者，退休职工，65 岁。自述颈部酸痛半月余，近期夜晚入睡时觉手、足心发热，出汗加重，影响睡眠，该症状出现 3 年余，曾多方寻医用药未见疗效，甚是痛苦，来我科诊治，当以腹针治疗。处方：引气归元，腹四关，商曲（双，浅刺），气穴（双，中刺）。针后患者即感颈痛缓解，留针 30 分钟，神阙 TDP 照射 20 分钟。次日再访，病人述颈部无不适感，昨晚入睡好，手、足心出汗发热症状减轻了八成，继续腹针治疗 2 次，症状得愈，病人甚喜。（图 134-1）

［刘小珍 . 腹针临床应用心得 . 首届全国腹针学术研讨会会议论文集，2007：187.］

　　点评： 本案处方正确。配伍得当。（林超岱腹针处方图 134-1）

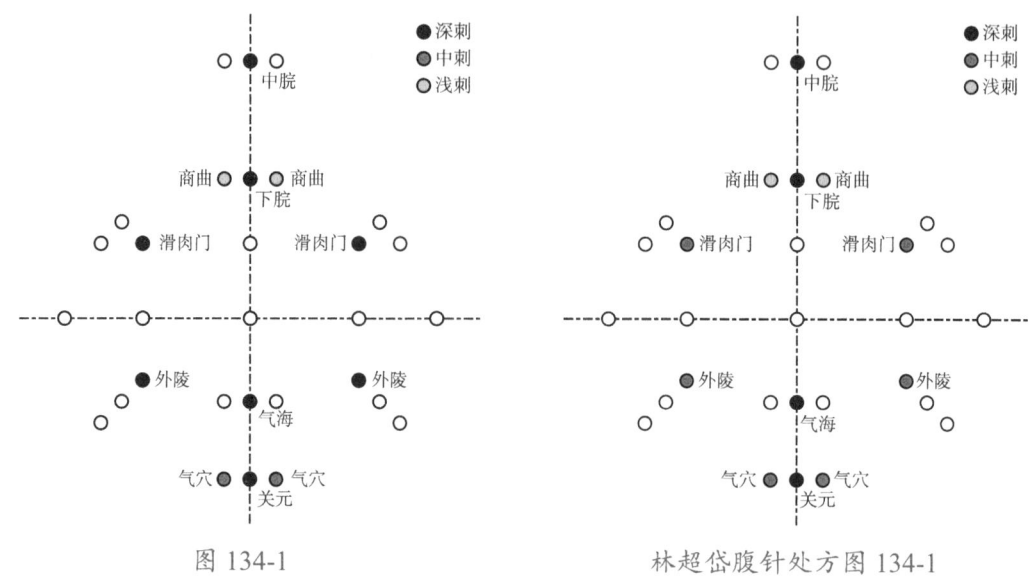

图 134-1　　　　　　　　　　　林超岱腹针处方图 134-1

颈椎病合并类风湿性关节炎

【135 案】

　　患者，女，56 岁，退休职工。初诊日期：2009 年 7 月 31 日。主诉：颈部和腰部疼痛不适 20 年。现病史：患者因长期伏案工作，导致颈项部和腰部疼痛、强直、活动受限，伴有双手指麻木，劳累时加重。曾在某医院检查，诊断为颈椎病（神经根型），腰椎无其他器质性病变。有类风湿性关节炎和骨质疏松病史，未经治疗。现双手指关节畸形，呈对称性梭形，每遇天气变化或阴雨天气，双手指关节有轻微酸困感，冬天时双手不能浸冷水，双拇趾外翻。患者形体消瘦，面色萎黄，偶感腰膝酸软，舌质淡红，苔薄白，脉弦细。诊断：痹证。证型：肝肾亏虚兼气血两虚型。治则：培补肝肾、益气养阴、舒筋止痛。处方：引气归元（中脘、下脘、气海、关元）、天枢、大横、外陵、滑肉门、商曲、气旁、气穴、建里、石关、下脘上、上风湿点、上风湿外点、下脘三角针。操作：穴位皮肤常规消毒后，上述穴位针刺人部，以补其气血。以医者手感"如鱼吞饵"或手下的沉紧感为度，行针 1 次，留针 30 分钟。取针后，患者即感觉颈项部和腰椎部疼痛减轻，活动舒适。二诊时去下脘三角针、天枢以治疗颈部疼痛为主。三诊时去上风湿点、上风湿外点以调理全身脏腑经气为主，使气血运行通畅，通则不痛。（图 135-1）

　　［郑利芳，金亚蓓.腹针引气归元法治疗颈椎病合并类风湿性关节炎.第二届腹针国际学术研讨会论文汇编，2009：156.］

点评： 本案似应分两步走，作者有此意但不够明确。第一步急则治其标，先解决颈项部和腰部疼痛、僵直、活动受限、两手指麻木问题，处方似乎有点大，去掉双天枢、双大横、建里、双石关应亦能解决问题。（林超岱腹针处方图135-1）第二步调治类风湿性关节炎，建议处方为引气归元深刺，双气旁、双气穴中刺加强补肾力度，开腹四关中刺以通调气血、疏理经气，双上风湿点、双下风湿点中刺加强祛湿活血功能，假以时日一定有所改善。（林超岱腹针处方图135-2）

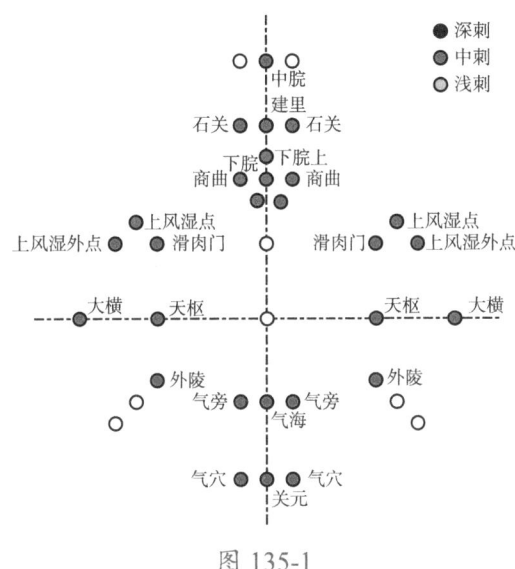

图 135-1

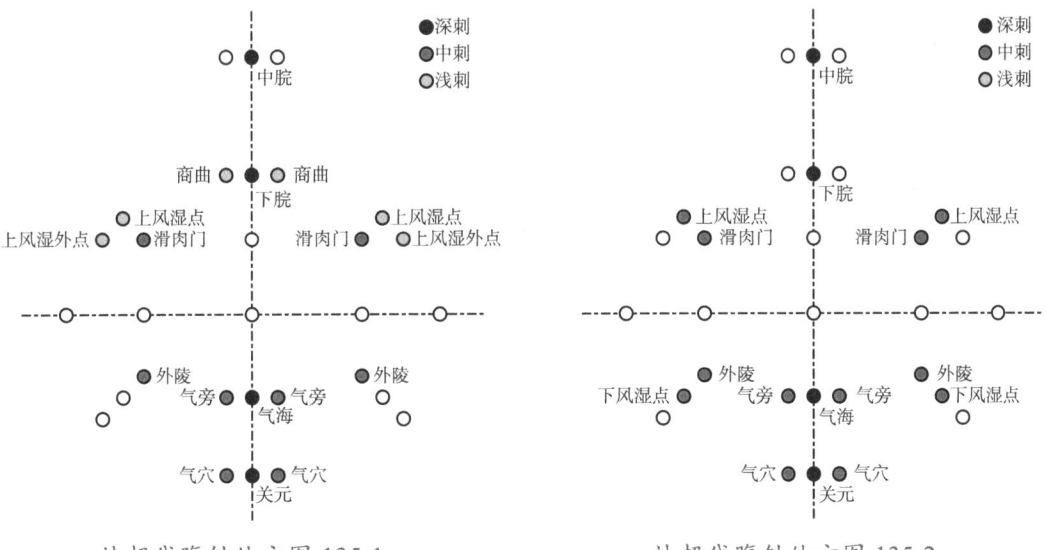

林超岱腹针处方图 135-1　　　　　　　林超岱腹针处方图 135-2

颈椎外伤术后四肢活动不利

【136 案】

黄某，男，51 岁，工人。2005 年 6 月 12 日初诊。四肢活动不利 2 月余。患者 2 月前不慎从 7 米高处跌落，当时感头晕、颈部疼痛、四肢活动不利、左侧肢体麻木，急送医院并查 MRI 示：C3~C4、C5~C6、C6~C7 椎间盘变性伴突出；C4~C5 水平脊髓细条状。行"椎间盘摘除术＋椎骨内固定术"，术后经高压氧、理疗等康复治疗 2 个月，四肢仍活动不利，遂求针灸治疗。四诊所见：左侧剑突水平以下浅感觉减退，肌力左上肢 1 级、右上肢及双下肢 2 级，肌张力高，腱反射亢进，双侧巴氏征（＋），神疲乏力，面色少华，纳呆，便秘，舌淡苔厚，脉沉细。证属脾胃亏虚，湿邪阻络。治拟健脾补气。针刺中脘、下脘、气海、滑肉门、外陵、大横、上风湿点、上风湿外点、下风湿点、下风湿下点。留针 30 分钟，每周 5 次。治疗 1 周后患者自觉体力增强，胃纳增加，睡眠改善。查肌力右上肢及双下肢 3 级、左上肢 2 级。治疗 1 个月后，患者已可下床活动。继续治疗 2 个月，肌力增至左上肢 4 级、右上肢 5 级、双下肢 5 级，日常生活能自理。按：知天命之年，阳气渐衰，复受跌仆刀圭之损，气虚已极，血行无力，湿由内生，阻滞经络，筋脉失养，肢痿不用。治当健脾补气，脾气得健，自能运化水湿，生化气血，布散精微，濡养筋脉。取中脘、下脘、气海健脾益气；滑肉门、外陵、大横通经络、行气血，使气血上输下达肢体末端；上风湿点、上风湿外点、下风湿点、下风湿下点为四肢关节在腹部全息影像中的投射点，选取这几个穴位，主要起引经作用，可引脏腑之气直达病所。（图 136-1）

〔甘海球，蒋剑文 . 腹针疗法临床运用体会 . 浙江中医杂志，2007，42（8）：469.〕

> **点评**：本案处方正确。治疗前期与其加双大横，不如加关元更有意义。（林超岱腹针处方图 136-1）

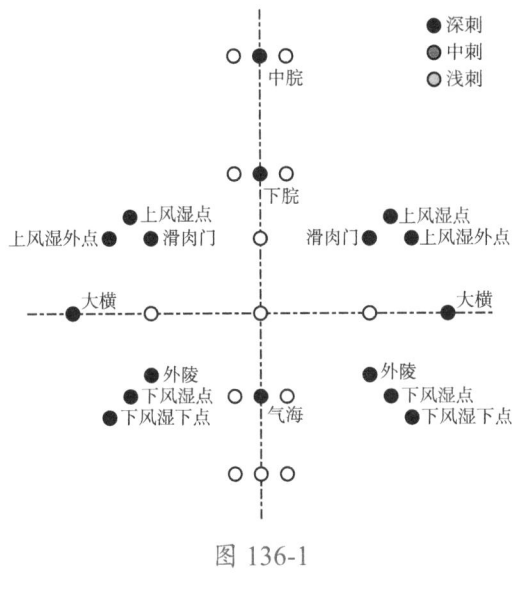

图 136-1

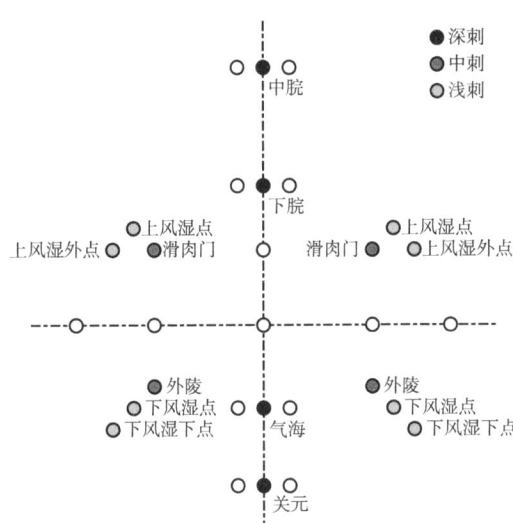

林超岱腹针处方图 136-1

颈项强痛

【137 案】

肖某，男，42 岁。2005 年 6 月 17 日来诊。自述颈项强痛 1 天，尤以抬头、向右转颈时痛甚。X 光片示：颈椎退变，C5 ~ C6 椎间盘病变，C5 ~ C6 钩椎关节增生后突。笔者予腹针治疗，取中脘、商曲（右）、滑肉门（右），针毕，颈部活动较好，再予神灯照射腹部，留针 30 分钟。后为巩固疗效再针 3 次，诸症消失。（图 137-1）

［陈福初，黄瑾莹 . 腹针治疗痛证的体会 . 首届腹针国际学术研讨会论文汇编，2005：253.］

点评：本案处方正确。（林超岱腹针处方图 137-1）

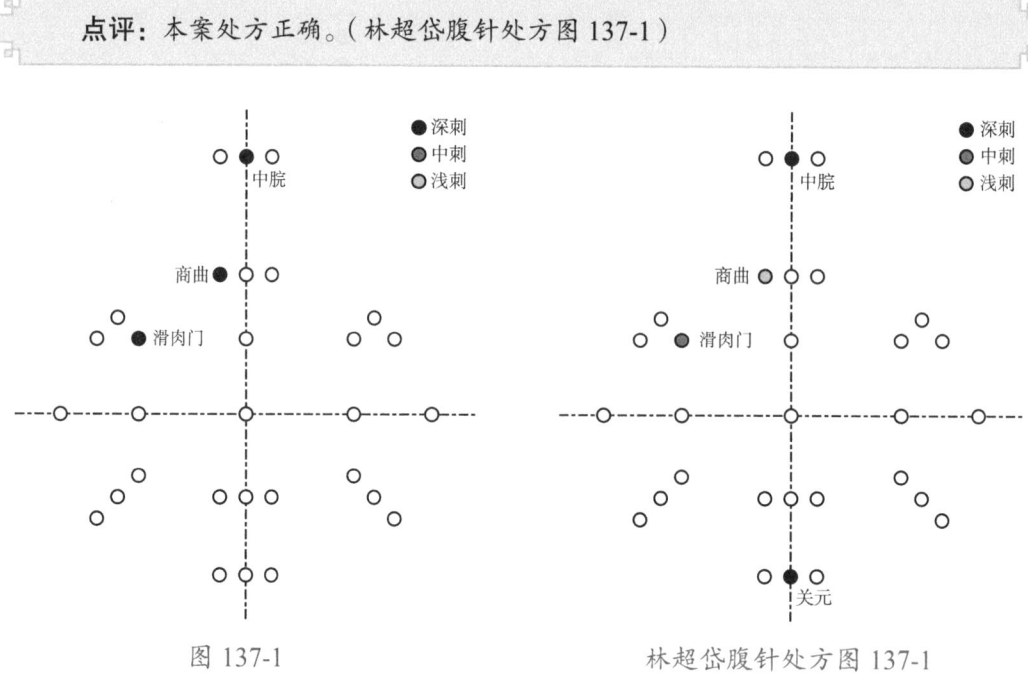

图 137-1　　　　　　　　　　　林超岱腹针处方图 137-1

【138 案】

金某，女，63 岁，农民。2006 年 7 月 6 日初诊。颈部疼痛伴活动不利 6 天。6 天前出现颈部疼痛伴活动不利，6 天来疼痛迅速加重，因痛剧而彻夜难眠。颈椎 X 线摄片示：颈椎曲度变直，椎体边缘骨质增生，项韧带钙化。四诊所见：面色少华，神疲乏力，颈部转侧、俯仰活动障碍，颈部软组织压痛明显，胃纳减少，舌淡胖、苔薄白，脉细弱。证属气血两亏，筋骨失养。治拟益气养血。针刺中脘、下脘、气海、关元、商曲、滑肉门、阴都。留针 30 分钟，隔日 1 次。一诊后，颈部疼痛明显减轻，活动幅度明显增大，夜寐改善。二诊后，颈部已可正常活动，仅余轻微疼痛，局部轻压痛，胃纳增加，精神转佳。共治 5 次，患者诸症全消，可胜任日常家务。按：年过花甲，肝肾不足，脾气亏虚，气血生化乏力，气血两亏，脉络空虚，筋脉失养，而致颈部疼痛、活动不利等症。治当健脾补肾，益气养血，通络止痛为先。采用腹针疗法治疗，中脘、下脘健脾补气，关元、气海补肾益气；商曲、滑肉门通调气血、疏通经络。诸穴合用，使气血得以生化，颈部脉络得以滋养，则疼痛迅速消除。（图 138-1）

[甘海球，蒋剑文.腹针疗法临床运用体会.浙江中医杂志，2007，42（8）：469.]

点评：本案处方正确。照顾周全。（林超岱腹针处方图 138-1）

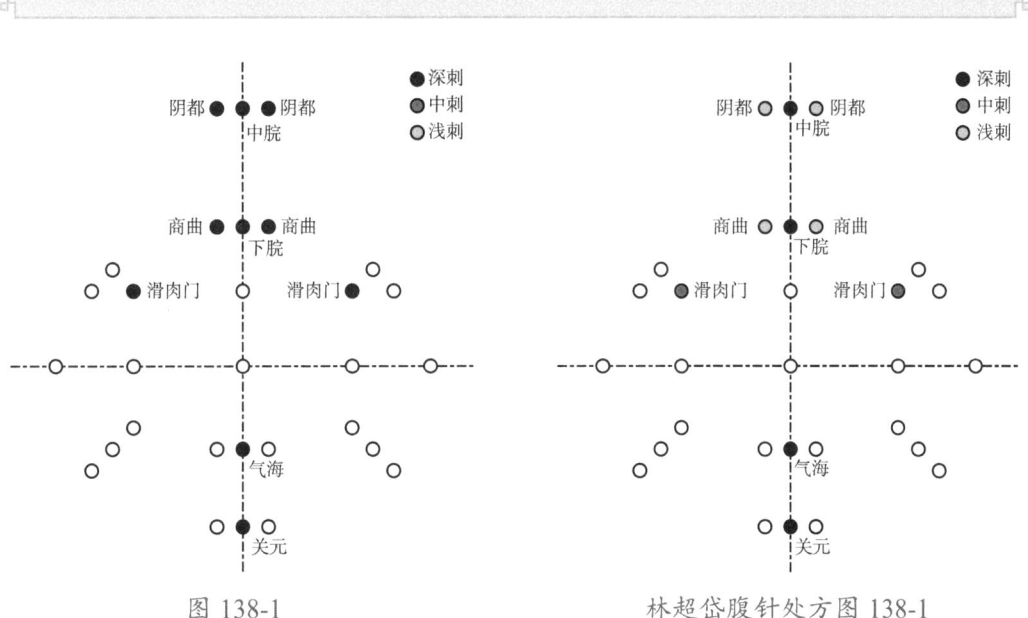

图 138-1　　　　　　　　　　林超岱腹针处方图 138-1

颈背部筋膜炎

【139 案】

　　张某，男，35 岁。患者长期从事驾驶工作，导致肩背酸痛不适，如负重物 2 年余，活动受限，头项转侧不利。经查：肩背部僵硬，脊柱两侧有条索状物。治疗取穴：中脘、商曲（双）、滑肉门（双），进针约寸许，病人顿感强直的肌肉马上放松，肩背如释重负，头项活动自如，约 30 分钟起针。又巩固 2 次而愈。（图 139-1）

　　　　　　　　　　［孟凡军. 腹针治疗颈背部筋膜炎 32 例体会. 首届全国腹针学术研讨会会议论文集，

2007：196.］

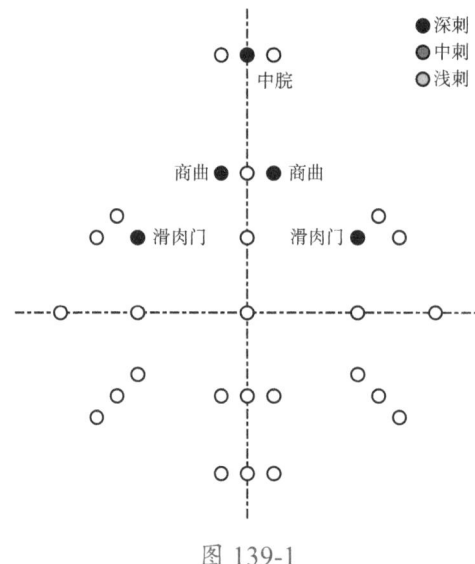

图 139-1

【140案】

患者，女，32岁，电脑操作员。因反复颈背部疼痛僵硬3个月，加重1周就诊。患者2003年开始出现颈背部疼痛僵硬，沉重如山，活动不灵，肩臂酸困麻木，阴雨、潮湿、风寒等天气变化或劳累时症状加重，在外院治疗常予静滴抗生素及营养针，症状可暂时缓解，均未能治愈。近1周，患者上述症状再发，到门诊就诊。查体：颈背部肌肉僵硬，C5～T6棘突下及横突旁压之酸痛，局部可触及条索状物。神经系统检查未见异常。舌淡暗，苔白，脉细。辅助检查：颈椎及胸椎X线检查未见异常。中医诊断：痹证（寒邪外袭，筋失所养）。西医诊断：颈背筋膜炎。治疗方法：腹针取穴天地针（中脘、关元）、滑肉门（患侧），双侧酸痛取滑肉门（双）、商曲（双）。操作：采用1.5寸长毫针针刺。中脘、关元针刺地部，滑肉门、商曲针刺人部。留针30分钟。取针后艾灸局部穴位。取穴：主穴取大椎、双侧大杼、肺俞、心俞、颈部阿是穴，配穴可酌取C5～T6夹脊穴。操作：先向患者解释艾灸的反应，消除恐惧心理。均采用艾炷直接灸法，将艾绒搓成基部约0.5cm的艾炷，在上述穴位涂上少许万花油，把艾炷置于患处点燃，至患处有烧灼感，患者难以忍受时去除，再换一艾炷施灸。一般每个部位施灸5壮，以灸至皮肤发红而不起泡为度。每日操作1次，周日休息，共治疗2周。患者颈背部疼痛坚硬症状消失，嘱患者平素注意适当运动增强体质，并注意颈背部保暖。1个月后，电话随诊，未再复发。（图140-1）

［李颖文，黄曙晖.腹针结合局部艾灸治疗颈背肌筋膜炎1例临床报道.现代中西医结合杂志，2008，17（11）：1699.］

> **点评**：以上两案腹针处方正确、简约。对于40岁以下的患者不加关元也可。（林超岱腹针处方图139、140-1）

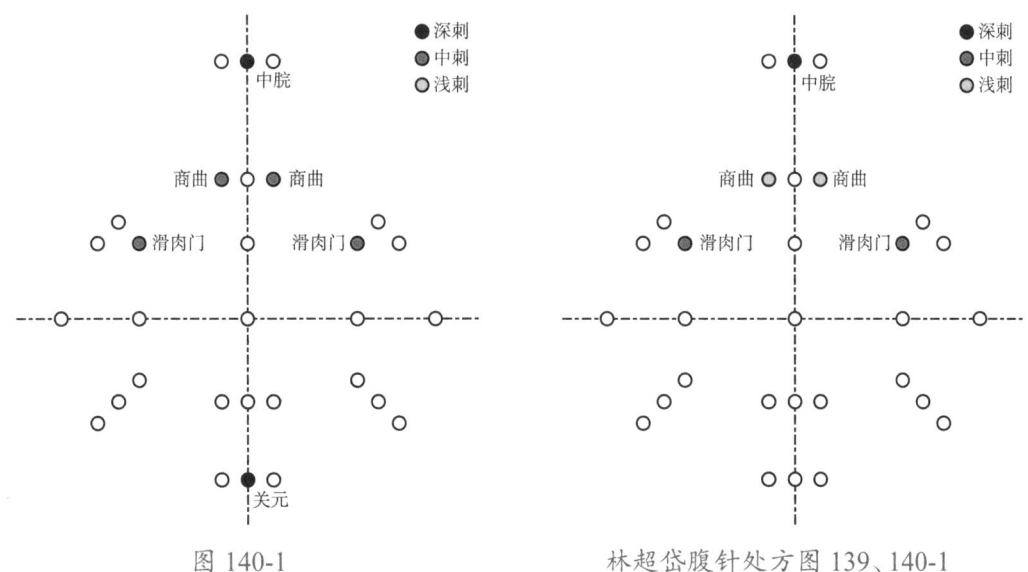

图140-1   林超岱腹针处方图139、140-1

颈肩疼痛

【141 案】

李某，男，32 岁，务农。2001 年 9 月 7 日就诊，患者颈肩疼痛已 2 年，因挑担不慎肩部扭伤，经按摩疼痛缓解，但遇劳受寒则发，近 3 日来病情加重，并与气候变化有关，颈部强直，活动时疼痛加剧，双手持物受限，在双侧棘突处有压痛点，服止痛药不能控制症状，脉浮紧，苔薄白。本病多因姿势不当，颈肩扭伤复又感受风寒，以致局部经脉气血阻滞而成，故取中脘、商曲（双）、滑肉门三角（患）。腹针取穴中，中脘治疗头部诸疾，商曲位于腹全息图的颈部支出与颈部相应，此穴还是足少阴肾经的经穴，肾与膀胱相表里，膀胱经又循颈项而至背，取商曲而治颈项，滑肉门是腹四关四穴中两穴，居神阙之上，为治疗颈肩肘等诸关节疾病之要穴，有滑利机关、肌肉、筋脉的作用。本病属伤及筋脉的疾病，故刺人部以调其气血。故本病三诊后痊愈。（图 141-1）

[周艳丽 . 腹针疗法的临床应用 . 首届腹针国际学术研讨会论文汇编，2005：256.]

点评：本案处方正确。（林超岱腹针处方图 141-1）

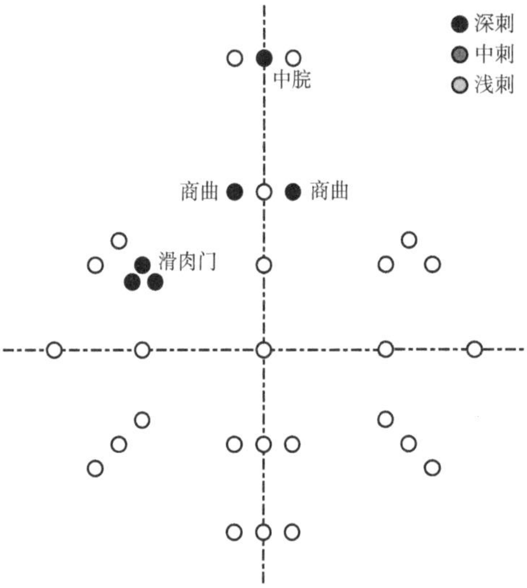

图 141-1

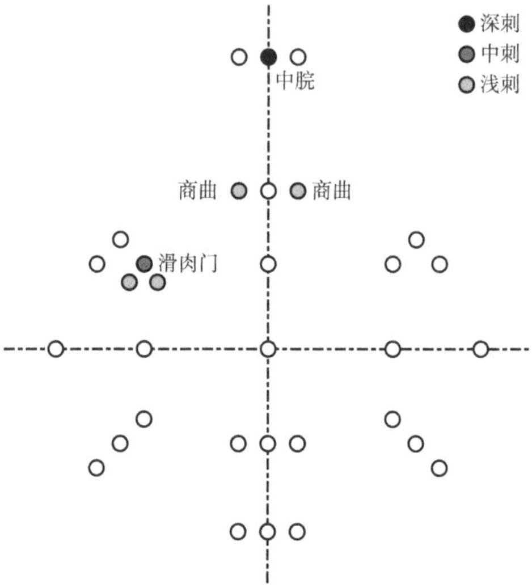

林超岱腹针处方图 141-1

落　枕

【142 案】

　　李某，女，38 岁，某物业管理人员。颈项疼痛伴右侧转头受限 1 天，患者自诉晨起自觉颈项部不适，右侧转头稍不灵便。至中午下班时突感颈项疼痛难忍，颈部僵硬，右侧不能转头，遂来我院诊治。查体：颈活动度前屈 30°、后伸 5°、左斜 30°、右斜 0°，右侧胸锁乳突肌处压痛（+++）、右肩井压痛（++）、右天宗压痛（++），颈椎间孔压缩试验（-），臂丛牵拉试验左侧（-）、右侧不能配合完成，右侧肩胛骨内上角处压痛（+++）。诊断：落枕。遂行腹针治疗。处方：中脘（深刺）、滑肉门（患侧，浅刺）、商曲（患侧，浅刺）、商曲内上加针浅刺。留针 5 分钟后，患者自觉症状消失，转头自如，留针 30 分钟后起针，患者已感觉颈项部疼痛消失，活动如常。第二天电话随访，患者诉未有不适，已正常工作。（图 142-1）

［张治军，陈泓霖 . 腹针疗法治疗落枕 77 例 . 华夏医药，2007（4）：299.］

　　点评： 本案处方为落枕标准处方。商曲周边是否加针可依病情而定。（林超岱腹针处方图 142-1）

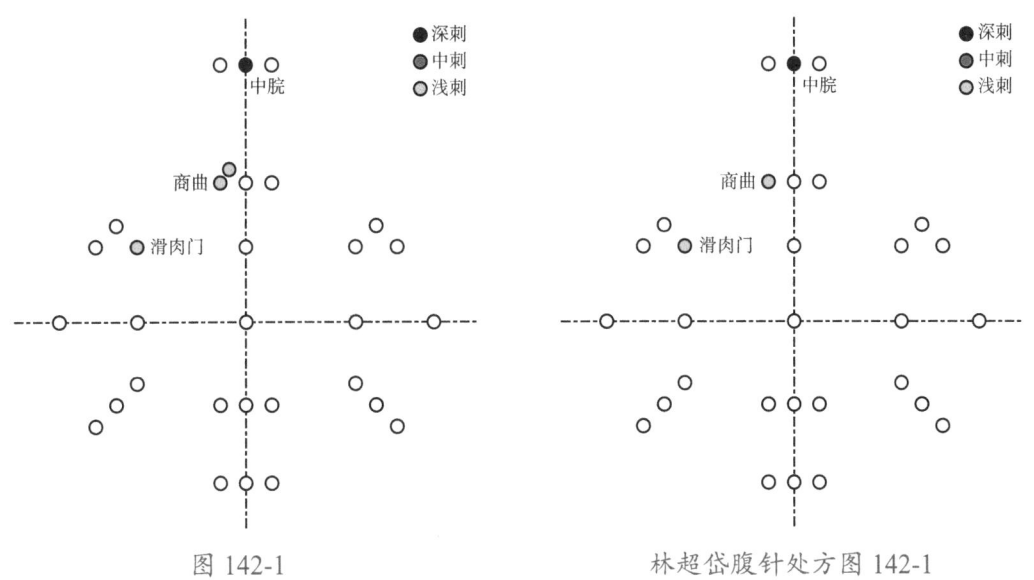

图 142-1　　　　　　　　　　　　　林超岱腹针处方图 142-1

【143 案】

郭某，女，28 岁。2013 年 1 月 28 日初诊。左侧颈肩部酸痛伴活动受限 1 天。患者昨日晨起后出现左侧颈项部酸痛，低头受限，头部向左右旋转不利，伴左侧肩部疼痛，手臂前举时疼痛加剧，疼痛影响睡眠、工作，标尺疼痛分值 90 分。查体：左侧颈部压痛（＋）。第 7 颈椎下压痛明显，左侧肩井穴压痛（＋）。舌红，苔薄黄，脉弦。诊断：落枕，证属气血瘀滞。治拟行气活血、祛瘀止痛。穴取：中脘（深刺）、下脘（浅刺）、左侧商曲（浅刺）、左侧滑肉门（浅刺）。针时嘱患者活动颈部、上肢。患者诉第 7 颈椎下仍有疼痛，加取下脘下 0.2 寸处浅刺，患者诉颈肩部疼痛减轻，可做低头、向左右方向转头动作。留针 30 分钟后，按针刺顺序起针，患者诉疼痛已消失。（图 143-1）

［刘菁，张舒雁.腹针治疗急性痛证验案举隅.山西中医，2013，29，（9）：38.］

点评：同意本案处方及加针。（林超岱腹针处方图 143-1）

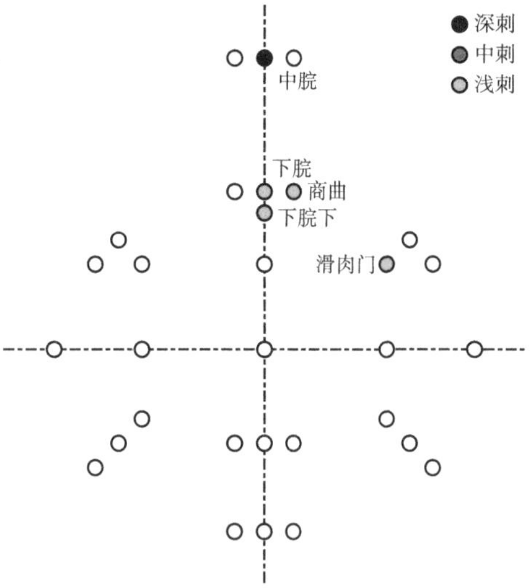

图 143-1 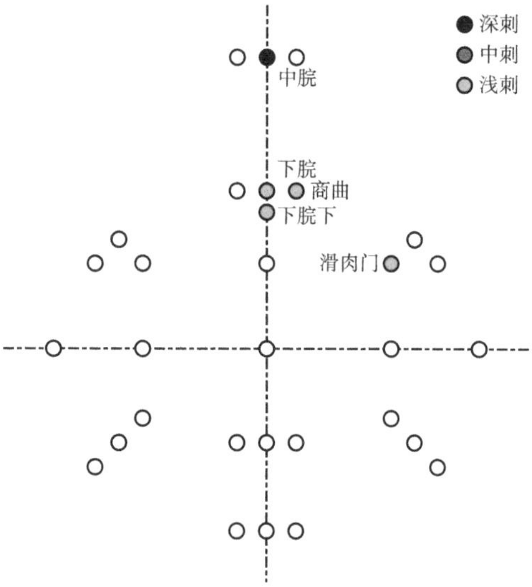　　　　　　　　　　林超岱腹针处方图 143-1

肩　周　炎

【144 案】

　　王某，女，50 岁。主诉右肩关节疼痛，抬举困难半年余，加重 10 天。患者半年前，以受凉为诱因，出现右肩部疼痛，昼轻夜重，上举外展困难，影响日常生活，经服中西药疗效欠佳，且疼痛加重，故求诊。查体：右肩关节局部呈弥漫性压痛，右肩关节外展 60°，内收、上举功能明显受限，舌质淡暗，苔白，脉弦紧。诊断为肩凝症，风寒湿型。经腹针治疗 10 天，上述症状明显缓解，疼痛消失，继针 5 次，外展上举功能改善。取穴中脘、下脘、气海、关元、滑肉门（双侧）、上风湿点（患侧）、外陵（双侧）、大横（双侧）、气穴（双侧）。（图 144-1）

［温卫萍．以腹针为主治疗肩凝症 50 例临床观察．针灸临床杂志，2003，19（11）：25.］

> **点评：** 本案处方大致正确。处方过大，且缺健侧商曲。（林超岱腹针处方图 144-1）

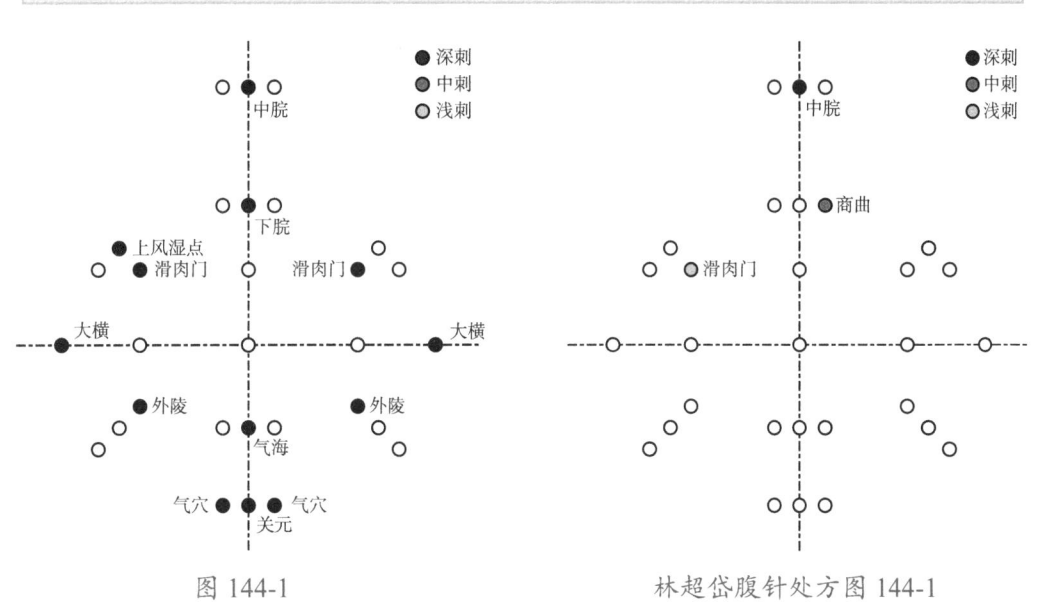

图 144-1　　　　　　　　　　　　林超岱腹针处方图 144-1

【145 案】

患者崔某，男，50 岁，韩国人。就诊于 2002 年 11 月 3 日。自诉：右肩部疼痛 1 年余，初起时仅仅在上举右臂时感疼痛，活动后可减轻，也曾使用外敷药治疗，用后疼痛亦减轻。近半月来因天气寒冷，感疼痛有所加重，且夜间常常痛甚，上举外展右臂困难，有时疼痛牵及右颈，影响工作。在他院诊断为"右肩关节周围炎"，服用药物以及外敷药物治疗，疼痛减轻，但活动时仍感疼痛，故来就诊。患者惧怕针灸，经劝说采用腹针治疗。取穴：中脘、商曲（右）（原文如此）、滑肉门三角（右），留针 30 分钟。第 1 次治疗后疼痛明显减轻，仅上举右臂过头时仍有轻微痛感，后又巩固治疗 3 次（隔日 1 次），肩部疼痛消失，活动自如。（图 145-1）

［阮志忠 . 腹针临床运用举隅 . 针灸临床杂志，2003，19（12）：9.］

> **点评**：本案处方应该是正确的。商曲（右）似乎是笔误，应是商曲（左）。（林超岱腹针处方图 145-1）

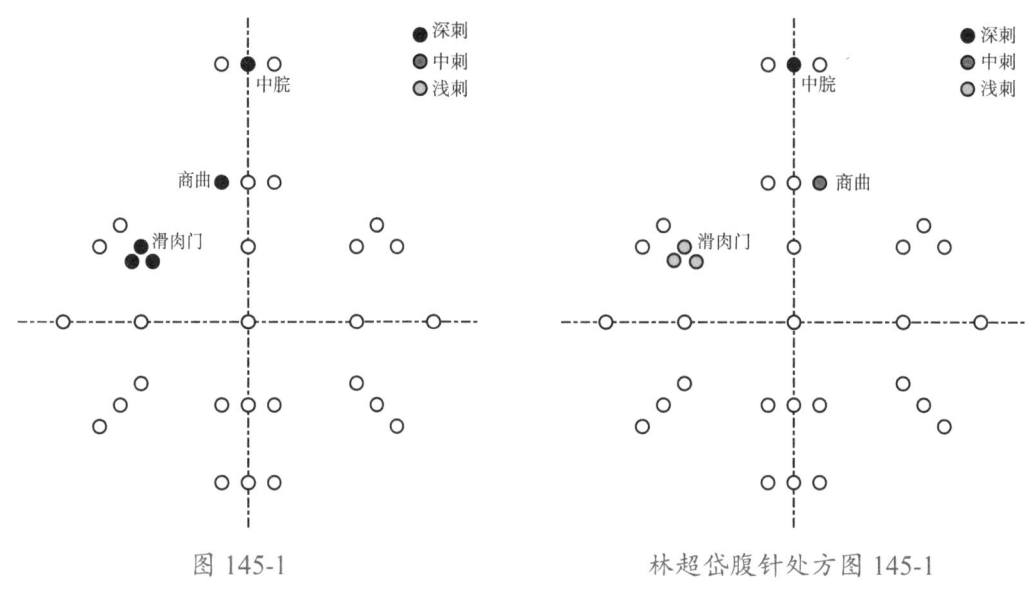

图 145-1 　　　　　　　　　　　林超岱腹针处方图 145-1

【146 案】

王某,男,52 岁。2003 年 11 月 18 日初诊。主诉:左肩关节疼痛 6 个月,加重 3 个月。患者半年前行左肺切除术,术后影响左肩关节活动,出现疼痛,夜间尤甚,近 3 个月每夜痛醒 5~6 次,并逐渐出现肩关节活动障碍,肩关节周围肌肉出现轻微先用性萎缩。曾服用中药汤剂和西药镇痛药效不显,按摩理疗及毫针、芒针治疗 1 疗程后,疼痛(特别是夜间疼痛)也未减轻。腹针治疗,主穴:中脘至地部,健侧商曲至人部,患侧滑肉门至天部。配穴:肩部疼痛呈片状者针滑肉门三角,疼痛呈线状者滑肉门内外加针,疼痛向下放射者滑肉门外上加针,配穴均至天部。治疗 5 次后,疼痛(特别是夜间疼痛)减轻 50%,治疗 10 次后肩关节疼痛减轻 80%,活动时稍痛,但是夜间疼痛不作,评定为显效。(图 146-1)

[陆永辉,王志红.腹针治疗肩凝症顽固性疼痛 32 例疗效观察.新中医,2004,36(12):38.]

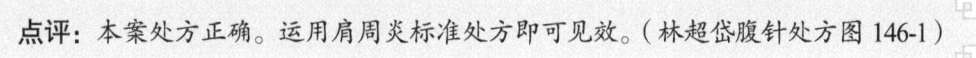

点评:本案处方正确。运用肩周炎标准处方即可见效。(林超岱腹针处方图 146-1)

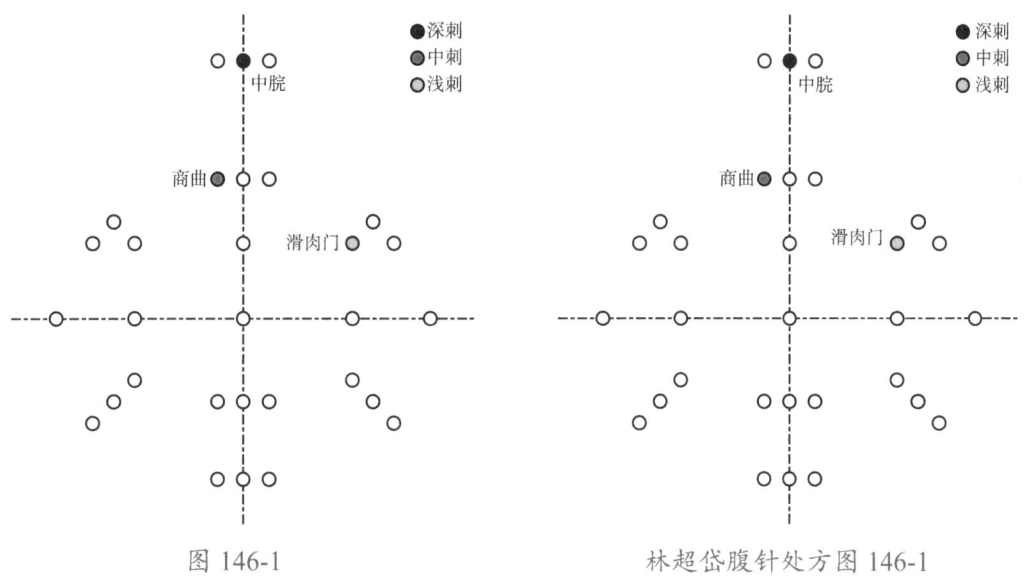

图 146-1　　　　　　　　　林超岱腹针处方图 146-1

【147 案】

　　赵某，男，51 岁，司机。主诉：右肩部疼痛，活动受限已有几月余，曾服中西药物和局部封闭，其痛未减，近日渐加重，夜不能寐或寝中痛醒，不能梳头，洗脸困难。查体：肩关节处呈弥漫性压痛，肩部喜热恶寒，舌苔薄白，质淡红，脉弦紧。诊断：右肩周炎。按上述疗法治疗 1 个疗程（10 次 1 疗程）后，患者关节疼痛减轻，2 个疗程后痊愈。腹针取穴：中脘、商曲（健）、滑肉门三角（患）、上风湿点、上风湿外点。（图 147-1）

［古丽米娜，孟凡军 . 腹针治疗肩周炎 35 例 . 首届腹针国际学术研讨会论文汇编，2005：193.］

> **点评**：本案处方基本正确。左侧上风湿点、上风湿外点是按编书体例给点上的，推测本意是无此二穴。但右侧即患侧上风湿点、上风湿外点亦无太大必要。（林超岱腹针处方图 147-1）

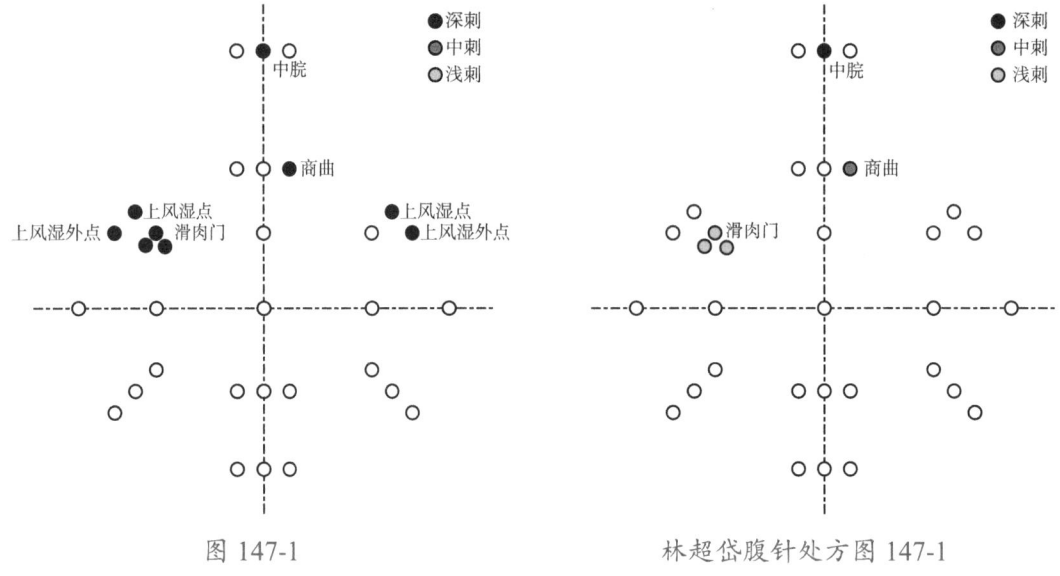

图 147-1　　　　　　　　　　林超岱腹针处方图 147-1

【148 案】

　　王某，女，55 岁，退休干部。2004 年 10 月 27 日就诊。主诉右肩关节疼痛半年余。患者于半年前夜间右肩部暴露受凉，即感右肩关节疼痛，当时疼痛较轻未加注意，后因疼痛加重，夜间常常痛醒，肩关节活动受限而多次到医院求治，曾外用多种止痛药物贴敷、喷涂、按摩以及口服止痛药等，但效果不明显而来院就诊。检查发现右侧肩关节多处压痛明显，肩关节活动受限，尤以上举、外展、后伸等动作时明显，有外展扛肩现象。X 线片示：关节骨质无异常。诊断：肩周围炎。采用腹针疗法：取中脘、商曲（健侧）、滑肉门（患侧），在滑肉门周围加针浅刺，留针 30 分钟，起针后右肩关节能活动，明显好转，肩部疼痛减轻，肩关节周围稍有压痛，继针 4 次巩固疗效，病告痊愈。（图 148-1）

［黄玲．腹针疗法治疗肩周炎 46 例临床观察．中国中医药信息杂志，2006，13（5）：66.］

　　点评： 本案处方正确。滑肉门旁依情加 1～2 针即可。（林超岱腹针处方图 148-1）

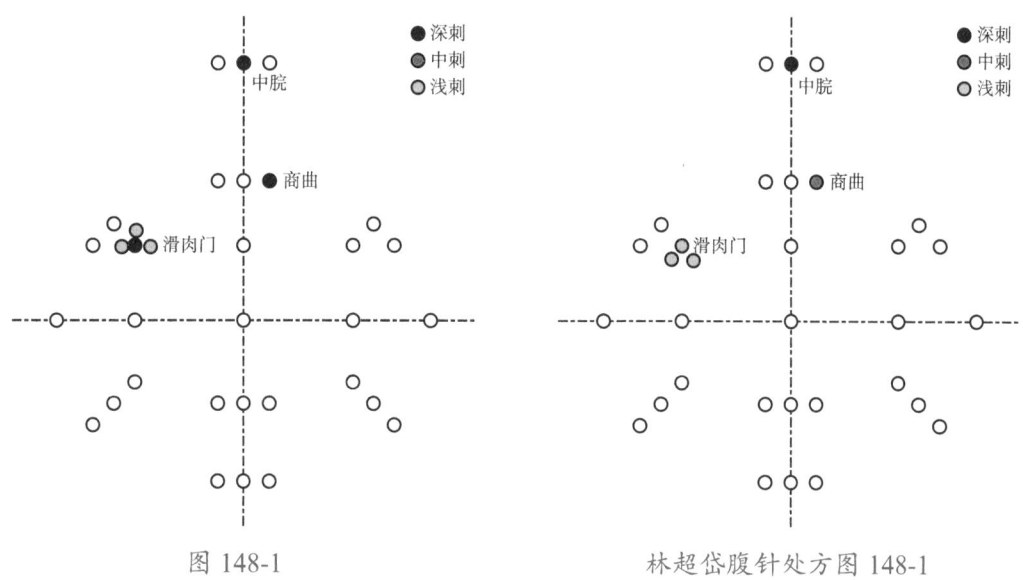

图 148-1　　　　　　　　　　　　林超岱腹针处方图 148-1

【149 案】

患者，男，53 岁。因"反复右肩部疼痛伴活动受限 4 个月，加重 1 周"就诊。查体：右肩部肤温正常，肩前肱二头肌肌腱压痛（++），各方向活动度：前屈上举 110°、外展 80°、内收 45°、后伸 10°。无法完成梳头动作。X 片示：未见骨折征象。诊断：右侧肩周炎。采用腹针疗法，取穴：中脘、气海、关元、商曲（健侧）、滑肉门（患侧）、上风湿点（患侧）、外陵（双侧）、大横（双侧），在患侧滑肉门周围加针浅刺，留针 30 分钟，起针后右肩关节功能活动明显好转，经治疗 1 个疗程后（每日 1 次，10 次 1 疗程），疼痛基本消失。（图 149-1）

［钟伟泉，老锦雄 . 腹针疗法治疗肩周炎 36 例的临床观察 . 首届全国腹针学术研讨会会议论文集，2007：128.］

> **点评：** 本案处方方向正确。杀鸡用牛刀了。（林超岱腹针处方图 149-1）

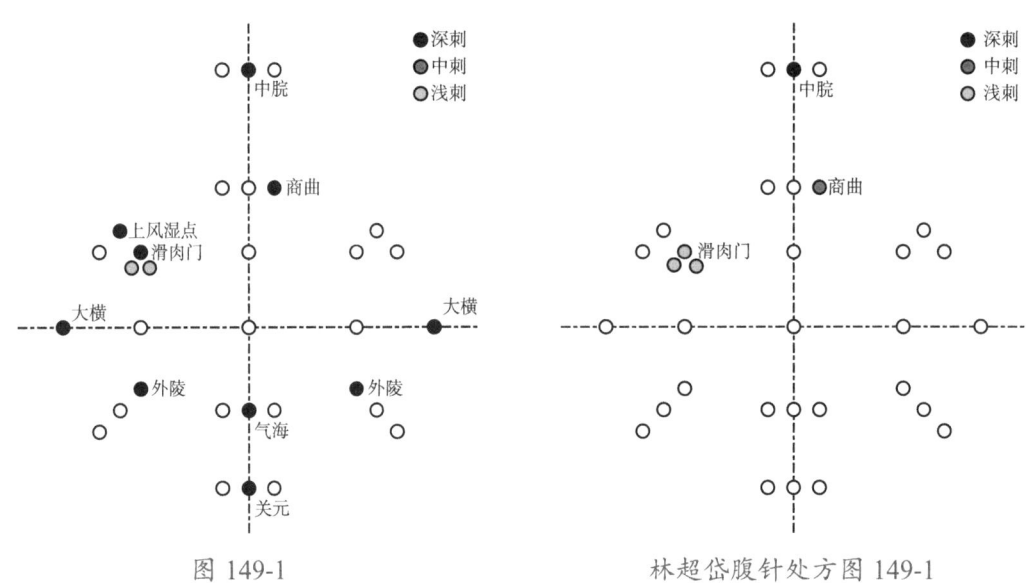

图 149-1　　　　　　　　　林超岱腹针处方图 149-1

【150案】

患者，女，52岁。2003年11月12日就诊。右肩关节疼痛1年，夜间疼痛加重，肩部活动受限。右肩关节无红肿，三角肌前后缘和冈上肌附着处压痛，上举<60°，外展<60°，后伸<5°，外旋<10°。诊断为肩关节周围炎。治疗采用腹针，取穴中脘、商曲（左）、滑肉门（右），留针30分钟，刺人部。起针后，右肩关节活动自如，肩部疼痛消失。后再针2次痊愈。（图150-1）

［陈小凯.腹针治疗肩关节周围炎疗效观察.上海针灸杂志，2007，26（12）：32.］

点评：本案处方正确。有时不在滑肉门周边加浅刺效果亦好。一般我们治疗时先不加针，调针后看患者的改善程度，不够满意时再加不迟。（林超岱腹针处方图150-1）

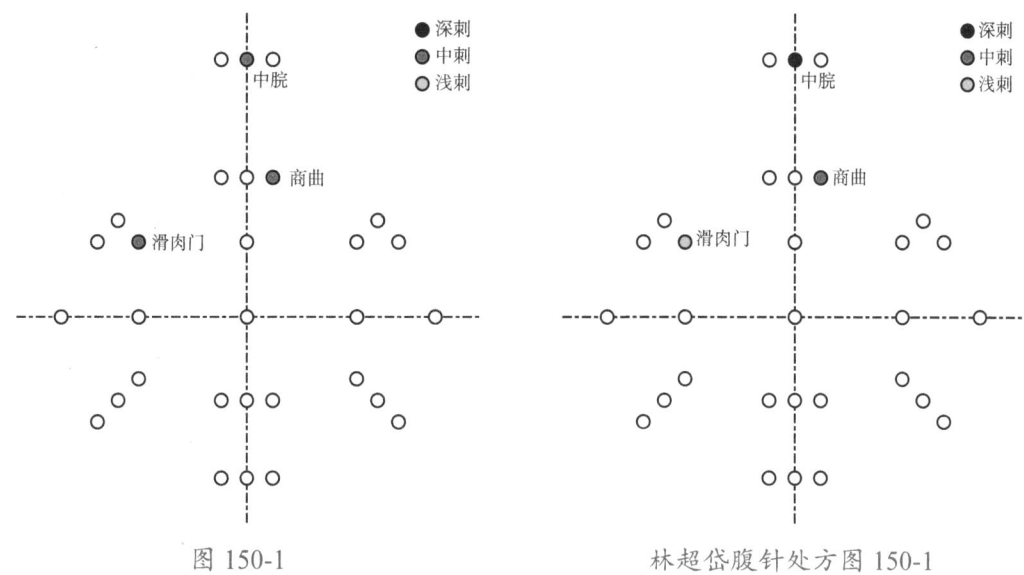

图150-1　　　　　　　林超岱腹针处方图150-1

【151 案】

患者，男，50 岁，干部。2006 年 3 月 27 日初诊。左肩关节疼痛 1 月余。左肩关节活动受限，上举、外展、后伸感疼痛明显，X 线摄片示肩关节骨质无异常，诊断为肩周炎。采用腹针疗法，取中脘、商曲（右侧）、滑肉门（左侧），在滑肉门周围加针浅刺，留针 30 分钟。起针后左肩关节功能活动明显好转，肩部疼痛减轻。继针 3 次，疼痛消失，活动恢复正常。（图 151-1）

［黄玲，徐宏．腹针治疗肩关节周围炎疗效观察．上海针灸杂志，2008，27（8）: 33.］

> **点评：** 本案作者发表两篇腹针治疗肩周炎文章，患处一左一右，性别一男一女，均获良效，可见薄智云教授的肩周炎基础处方之正确性。（林超岱腹针处方图 151-1）

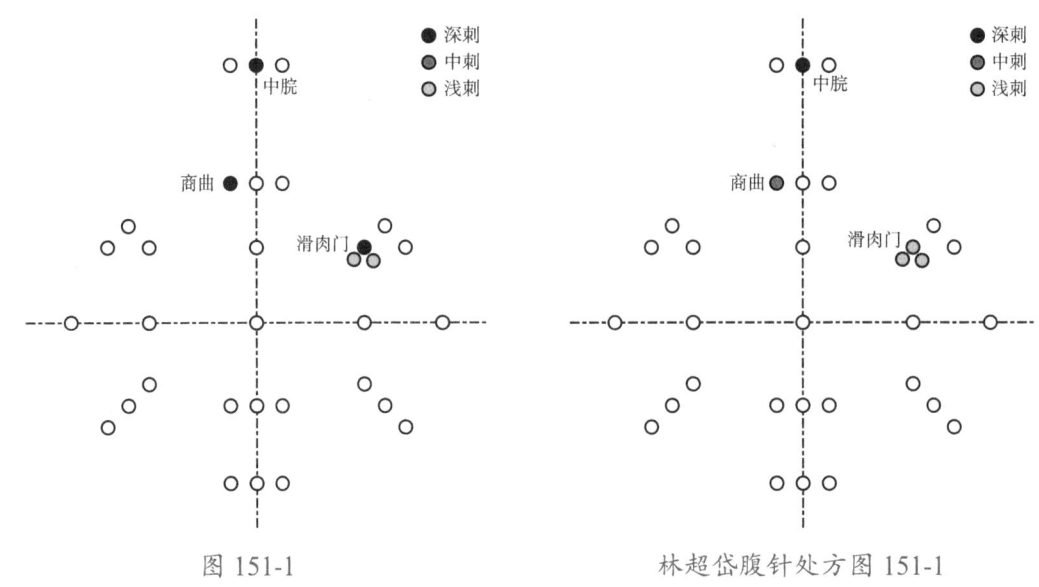

图 151-1　　　　　　　　　　　　　林超岱腹针处方图 151-1

【152 案】

患者，女，52 岁。2006 年 6 月 30 日就诊，左侧肩痛 20 天。20 天前干活不慎伤筋，之后开始肩痛并逐渐加重。现肩关节疼痛，活动则加重，夜晚也加重。肩关节活动度，外展为 70°、后伸 30°、外旋 30°、上举 110°。左侧滑肉门处有一压痛点，指压压痛点，令患者上举上肢，患者有疼痛减轻的感觉，遂针中脘、下脘、滑肉门、健侧商曲，并嘱其活动上肢。以上法治疗，针灸 3 天后明显好转，10 天后自行痊愈。1 年后无复发。（图 152-1）

［崔松园 . 腹针配合运动疗法治疗肩周炎疼痛 . 中国当代医药，2009，16（10）：78.］

> **点评：**本案处方正确。因未注明滑肉门取哪侧，故而依例点了双侧。本案加下脘亦无不妥。（林超岱腹针处方图 152-1）

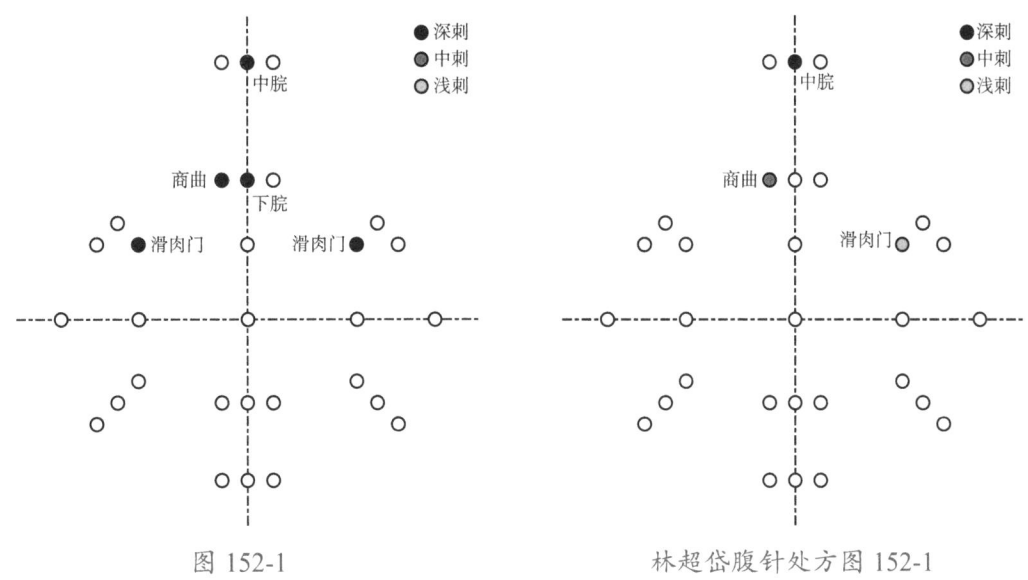

图 152-1　　　　　　　　　　林超岱腹针处方图 152-1

胁　痛

【153 案】

　　李炯，男，86 岁。籍贯：湖南；住址：吉大园林花园。初诊日期：2005 年 6 月。治疗经过：双侧胁肋疼痛 2 年。2 年前急性发病，双胁肋肌肤剧痛难忍，经抗病毒等对症处理，病情有所缓解。此后一直前胸双侧第 6～10 肋皮肤疼痛，时轻时重，有时难以忍受，影响睡眠，每晚入睡约 3 小时，体倦胃呆，胸闷不适，大便时有秘结，0～1 次 / 日，小便调，曾多次前往北京协和医院就诊，获效不显。既往史：有风湿性心脏病史 15 年。查体：形体消瘦，前胸双侧第 6～10 肋皮肤痛觉、触觉存在，皮色正常。心脏听诊二尖瓣听诊区可闻及三级吹风样杂音。舌质暗红，苔白，脉弦。腹针取穴：中脘（深刺）、下脘（深刺）、气海（深刺）、关元（深刺）、气穴（中刺）、气旁（中刺）、滑肉门（双，中刺）、上风湿点（双，浅刺）、神阙围针（浅刺）。疼痛局部温和灸。中药：补中益气汤加丹参、鸡血藤、夜交藤等化裁，每日 1 剂。治疗 1 个疗程后，病情好转，疼痛减轻，睡眠转佳，疼痛基本消失，正常入睡，体重增加 4kg。继续巩固治疗 1 个疗程后，临床痊愈。（图 153-1）

[艾宙 . 腹针疗法临床验案 . 首届全国腹针学术研讨会会议论文集，2007：141.]

> 点评：本案腹针处方正确。神阙围针两可之间。（林超岱腹针处方图 153-1）

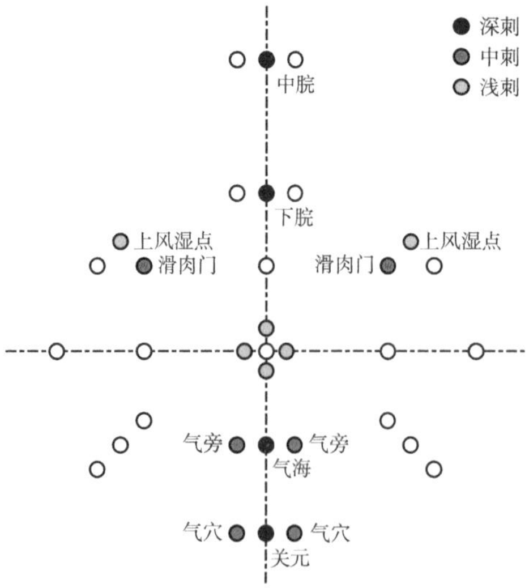

图 153-1 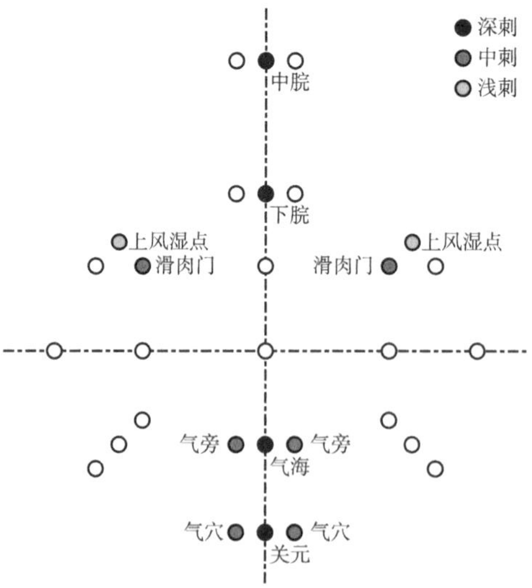　　　　　　　　　　　　　　　林超岱腹针处方图 153-1

【154 案】

龚念，男，43 岁。初诊日期：2005 年 6 月 18 日。治疗经过：前胸右侧胁肋皮肤疼痛 10 余日。10 天前急性发病，前胸右侧第 1 ~ 4 胁肋肌肤剧痛难忍，呈条带状分布，经抗病毒等对症处理病情有所缓解。现皮肤疼痛，时轻时重，有时难以忍受，影响睡眠。查体：前胸右侧第 1 ~ 4 胁肋皮肤痛觉、触觉存在，皮色正常。腹针取穴：中脘（深刺）、下脘（深刺）、气海（深刺）、关元（深刺）、上风湿点（双，中刺）；配合疱疹皮损部位温和灸。治疗 1 个疗程（10 次 1 疗程）后，临床痊愈。（图 154-1）

［艾宙 . 腹针疗法临床验案 . 首届全国腹针学术研讨会会议论文集，2007：142.］

点评：本案处方正确。左上风湿点两可之间。（林超岱腹针处方图 154-1）

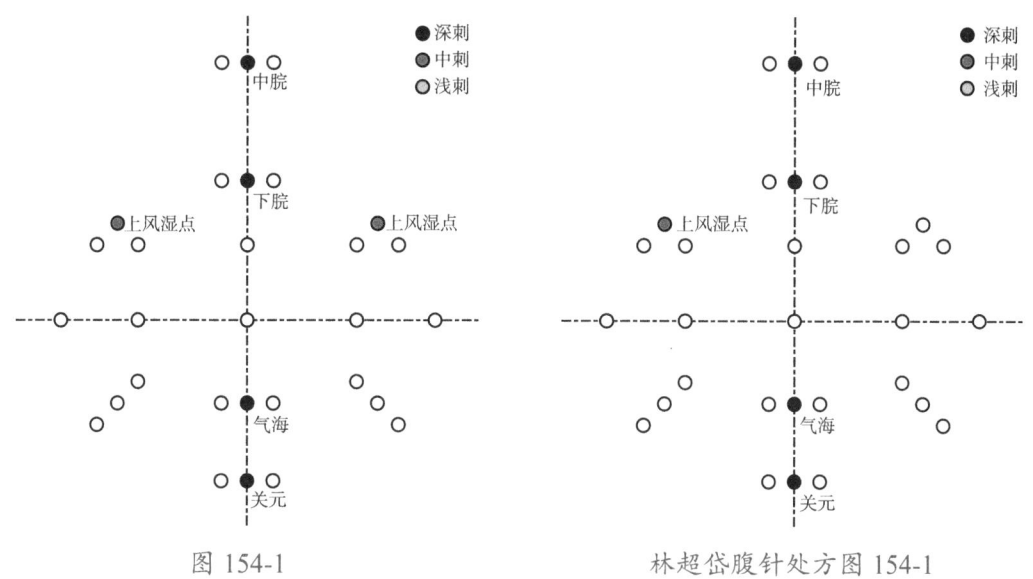

图 154-1　　　　　　　　　　　林超岱腹针处方图 154-1

腰部急性扭挫伤

【155 案】

张某，男，43 岁。20 年前因打篮球臀部着地，腰部挫伤，此后疼痛反复发作，治疗后有所好转，劳累及天气变化即发作。2 个月前又因打球扭伤，腰部疼痛，不可俯仰转侧，前来就诊。因患者惧针，予以 DAJ4 型多功能艾灸仪灸：水分、气海、关元、腰阳关，每次 1 小时，灸时腰腹温暖舒适，灸后即感症状减轻，5 次症状消失，继灸 5 次巩固疗效。（图 155-1）

[罗智峰."腹针疗法"的灸疗体会.首届腹针国际学术研讨会论文汇编，2005：260 .]

> **点评：**同意本案"腹灸"处方。本案依腹针意用灸代替针，取得较好效果，为今后在没有针的情况下施治提供了一个新的思路。（林超岱腹针处方图 155-1）

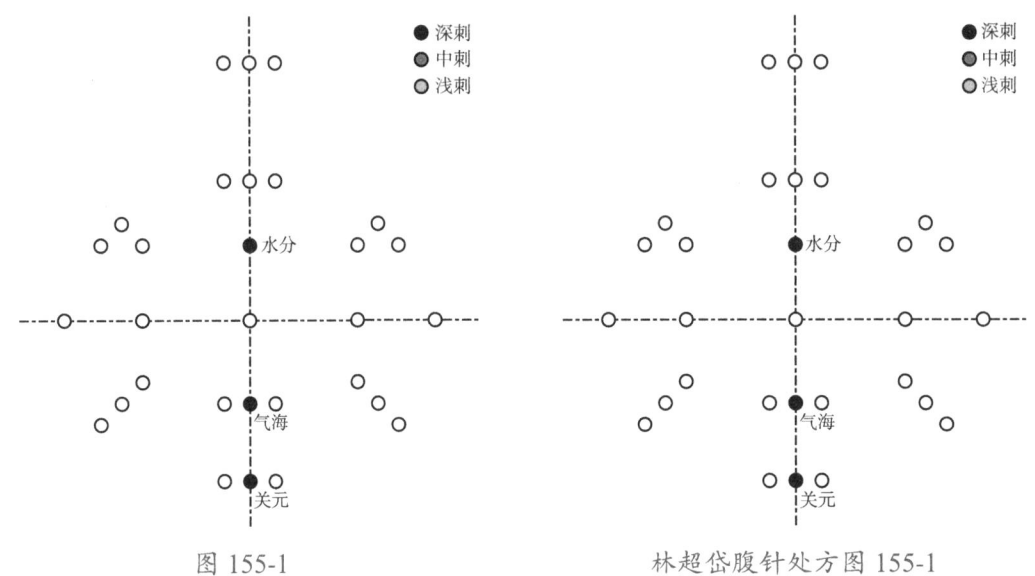

图 155-1　　　　　　　　　　林超岱腹针处方图 155-1

【156 案】

孙某，男，48 岁，工人。2002 年因用力抬东西过猛，当即腰部疼痛难忍，转侧困难，未做调治。翌日，痛势增剧，由他人抬入就诊。腹针治疗 10 分钟后嘱其咳嗽，感腰痛大减，留针 30 分钟，起针后腰部活动时疼痛可忍，能直腰行走。取穴：水分、气海、关元刺地部，滑肉门（双）、外陵（双）、天枢（双）、大横（双）针刺人部。次日在上方的基础上加气旁穴，又针 1 次痊愈。（图 156-1）

［王艳娥.腹针疗法在临床上的临证及心得体会.首届腹针国际学术研讨会论文汇编，2005：264.］

点评：本案处方正确。取穴过于庞杂了。双滑肉门、双天枢、双大横两可之间。（林超岱腹针处方图 156-1）

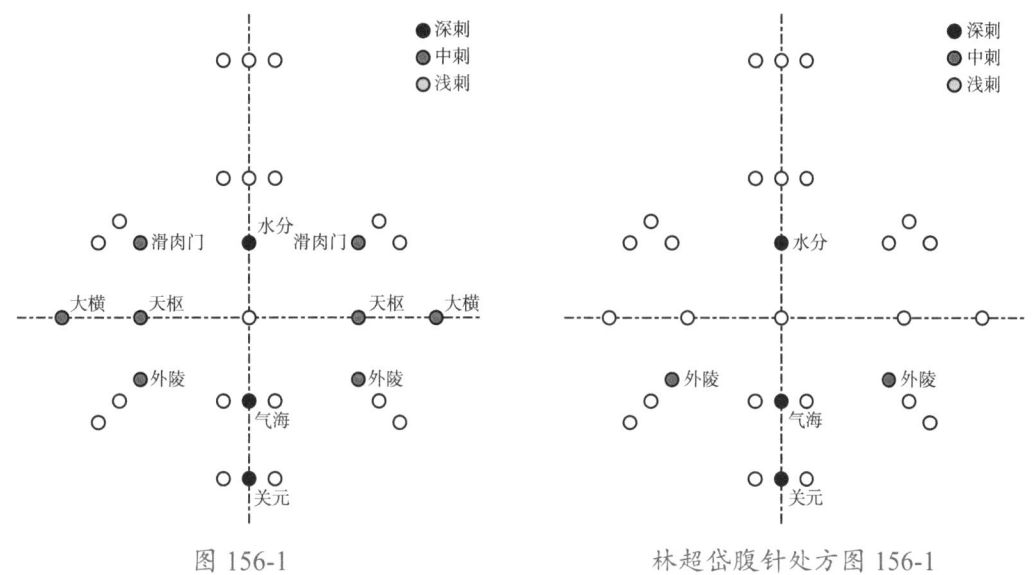

图 156-1　　　　　　　　林超岱腹针处方图 156-1

【157 案】

王某，男性，54 岁。因"双侧腰痛 15 天"就诊，患者用力过度后出现腰痛，L1～L2 处疼痛明显，随体位变化、久坐、久站后加剧，活动后减轻，舌暗红苔薄黄，脉弦。查体：L1～L2 压痛，双肾叩击痛（－），神经系统检查（－）。辅助检查：腰椎平片示腰椎退变，余未见异常。中医诊断：外伤腰痛（气滞血瘀）；西医诊断：急性腰扭伤。腹针处方：中脘（中刺）、下脘（中刺）、水分（中刺）、气海（中刺）、关元（深刺）、双外陵（中刺）、双气旁（浅刺）、双气穴（中刺）。疗效：针刺后 1 分钟起效，腰痛明显缓解，体位变化后无腰痛变化。经过 2 次后，患者腰痛痊愈。（图 157-1）

[罗翌，吕海涛. 针刺止痛在急诊的应用. 第二届腹针国际学术研讨会论文汇编，2009：72.]

点评：同意本案处方。（林超岱腹针处方图 157-1）

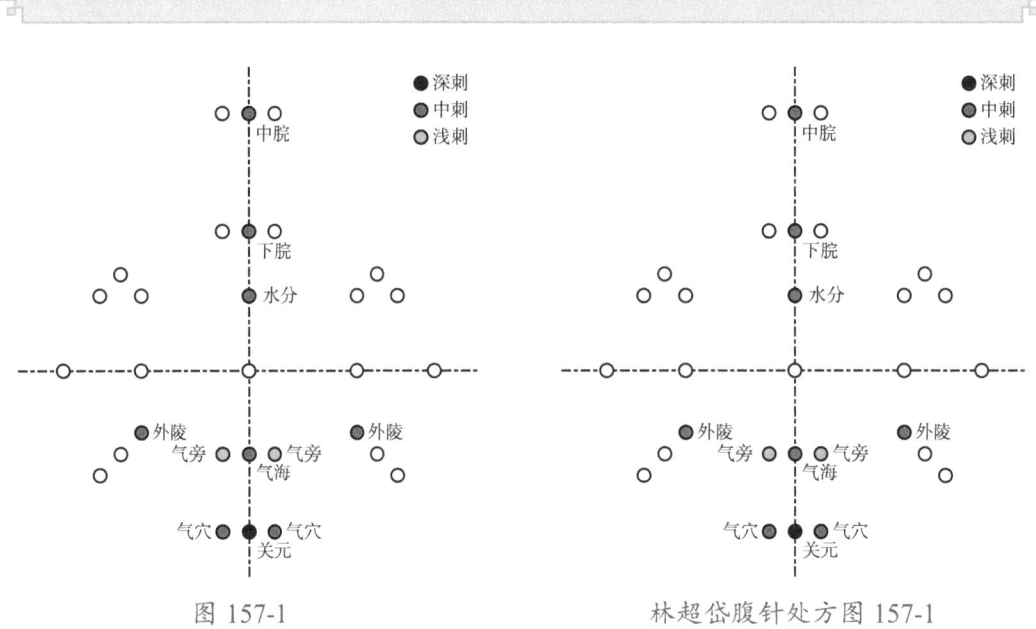

图 157-1　　　　　　　　　　林超岱腹针处方图 157-1

【158 案】

赵某，女，45 岁。2013 年 3 月 26 日初诊。右侧腰部刺痛 2 天。2 天前，患者因持重物，不慎扭伤腰部，出现右侧腰部刺痛，痛处固定不移，以夜间为重，疼痛影响睡眠。自行外用扶他林后未见明显好转，遂来医院就诊。患者平素腰部时感酸痛，曾行 X 线检查示：腰椎轻度骨质增生，腰椎曲度变直。查体：腰肌紧张，腰2至腰4棘突右侧肌肉压痛（＋）。舌暗红，苔白，脉弦。诊断：急性腰扭伤，证属气滞血瘀。治拟行气活血止痛。穴取：气海（深刺）、关元（深刺）、健侧气旁（中刺）、患侧天枢（深刺）。进针后，嘱患者向两侧转动身体，屈曲双下肢做抬臀动作以活动腰部。患者感觉腰部肌肉有所放松，疼痛减轻。针刺30分钟后，按针刺顺序起针，患者疼痛消失。（图158-1）

［刘菁，张舒雁.腹针治疗急性痛证验案举隅.山西中医，2013，29（9）：38.］

点评： 同意本案处方。（林超岱腹针处方图158-1）

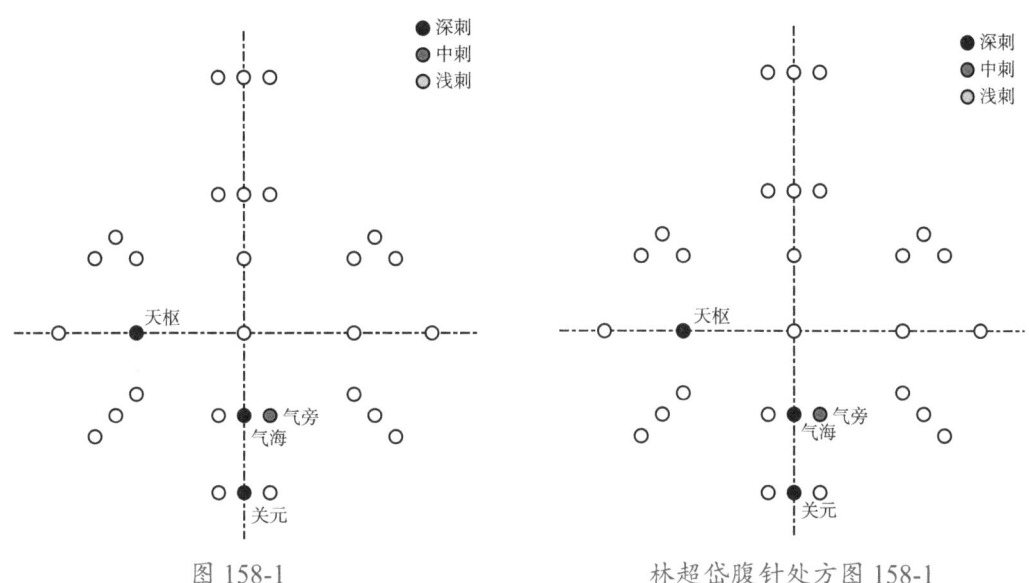

图158-1　　　　　　　　　　林超岱腹针处方图158-1

腰部慢性软组织损伤

【159 案】

王某，男，54 岁，工人。2001 年 7 月 8 日初诊。主诉：双侧腰部疼痛已 5 年，腰部曾有扭伤史，一直未能根治，疼痛时作时止，近半年来疼痛加剧，向大腿后侧放射，尤其气候变化或稍劳累则更剧，早晨起床、翻身、弯腰、穿鞋均受限。检查：腰部僵直，两侧腰肌紧张，疼痛部位软组织有肥厚感觉，X 线拍片检查未见骨质异常。诊断：腰部软组织损伤。治疗方法：取穴中脘、关元针刺人部，大横（双）、外陵（双）、金河（气旁，双）针刺天部，留针 30 分钟加灸。二诊后，患者诉晨起翻身、弯腰活动自如，但劳累后仍稍感腰部不适。三诊后，腰部不适感消失。又三诊巩固疗效。2002 年随访，告知治愈。方解：中脘是胃之募穴，胃与脾相表里，有水谷之海之称，关元是小肠募穴，别名丹田，有培肾固本、补气回阳之功，故两穴合用有补脾肾之功能，外陵位于神阙之下，治疗腰及下肢疾患，大横是足太阴脾经的经穴，具有祛湿健脾、滑利关节的作用，患者腰肌紧张，疼痛时作时止，劳累或天气变化加重乃脾肾两虚之象，故用上穴起到补脾益肾、滑利关节之功。（图 159-1）

［周艳丽.腹针疗法的临床应用.首届腹针国际学术研讨会论文汇编，2005：256.］

点评： 本案处方正确。针刺深浅需斟酌。（林超岱腹针处方图 159-1）

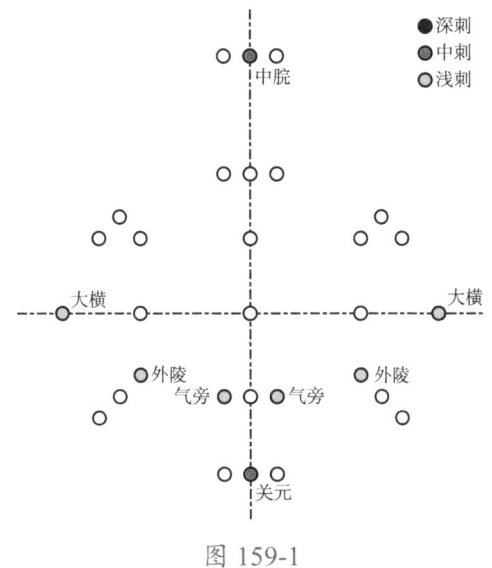

图 159-1

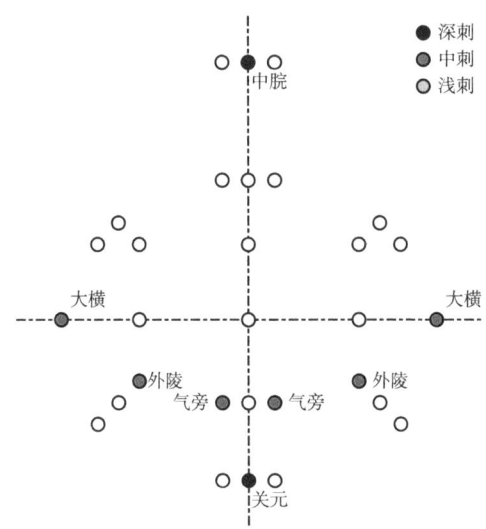

林超岱腹针处方图 159-1

腰椎退变，腰肌劳损

【160 案】

　　患者金某，女，54 岁，韩国人。于 2002 年 6 月 18 日来诊。10 余年来因家务繁重常感腰部不适，酸困沉重，每遇劳累后或阴雨天加重，曾在韩国医院就诊，服用药物治疗，亦采用针灸火罐治疗，症状有所减轻。半月前因劳累过度腰痛加重，在其他医院接受针灸治疗，症状无明显改善，来我处就治。X 片示：腰椎生理曲度存在，椎间隙正常，L1、L5 有轻度骨质增生。查体：两侧腰肌明显痉挛压痛，直腿抬高实验（－）。诊断为腰椎退变，腰肌劳损。该患者患病多年，常规针灸疗法也治疗了较长时间，考虑病延日久易致脏腑失衡，所以采用腹针治疗，平衡脏腑以固本、疏通经络以治标，标本同治。取穴：气海、关元、双侧气穴、双侧四满，留针 30 分钟，每日 1 次。第 1 次治疗后症状明显改善，又治疗 3 次，症状完全消失。（图 160-1）

［阮志忠 . 腹针临床运用举隅 . 针灸临床杂志，2003，19（12）：9.］

> 点评：本案处方正确。腹针之速效可见一斑。（林超岱腹针处方图 160-1）

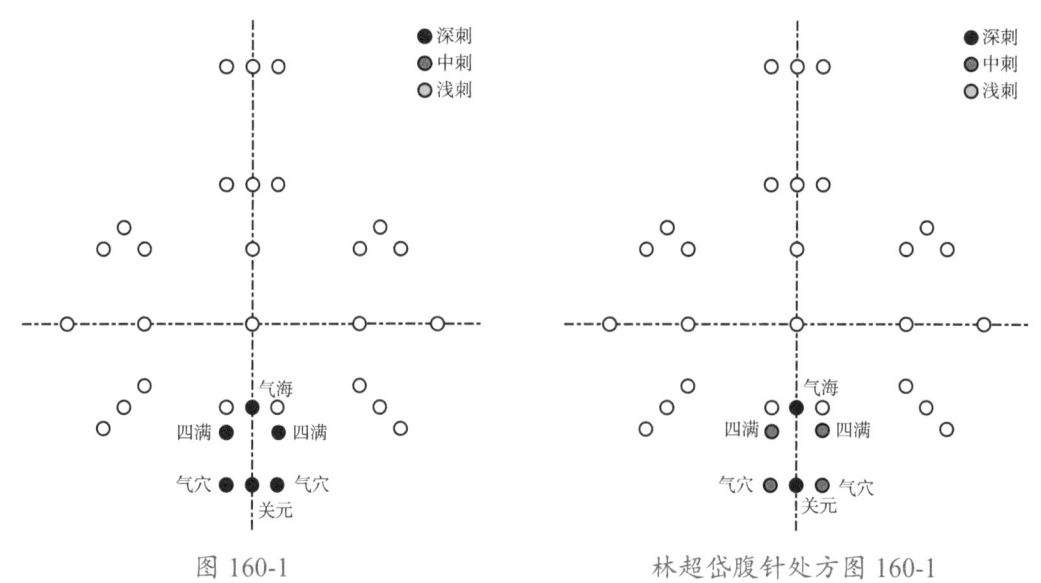

图 160-1　　　　　　　　　　　　　林超岱腹针处方图 160-1

腰椎间盘膨（突）出症

【161 案】

张某，女，58 岁。主诉：腰痛反复发作 10 年，复发加重 1 个月。10 年前因劳累而出现腰痛，活动时加剧，平卧时症状消失，遂自行贴伤湿膏，症状渐消失。此后腰痛经常发作，不能久行，曾多次就诊。腰椎 X 线片示：L3 ~ L5 椎骨质增生，椎间隙变窄。予针灸、理疗、封闭等治疗，症状时作时止，且每次发作症状渐加重，渐延至双臀、双下肢后侧及外侧，疼痛并发麻、胀，不能久行久站及久坐。就诊前 1 个月，腰痛及双下肢疼痛、发麻症状加重，且腰部活动不利，不可弯腰及下蹲，行走困难。遂做腰椎 CT 检查示：L3 ~ L4、L4 ~ L5、L5 ~ S1 椎间盘膨出，L4 ~ L5 椎间盘突出，硬囊受压不明显，L5 ~ S1 椎体骨质增生，椎间隙变窄。遂收入院，体温、脉搏、呼吸、血压正常。胸腹正常，腰部外观正常，腰不可俯仰，不可下蹲，L3、L4、L5 棘突压痛，双环跳、殷门、委中、阳陵泉压痛，直腿抬高试验及 "4" 字试验（＋）。诊断：腰椎间盘膨出并突出，腰椎骨质增生。予腹针治疗。针后嘱病人活动腰部及双下肢，即感腰痛明显减轻，双下肢疼痛减轻，但麻胀症状无改善。起针后腰痛基本消失，可行走及弯腰，下蹲仍感困难。连续治疗 4 次后，腰痛消失，活动自如，但双下肢仍有麻胀感，遂又治疗 6 次，双下肢麻胀感消失。又巩固治疗 5 次，乃出院。半年后随访未复发。腹针取穴：主穴为水分、气海、关元、关元上。辨证加减：急性腰椎间盘膨出、突出者加水沟、印堂；陈旧性腰椎间盘膨出、突出者加气穴（双）、气旁（双）。以腰痛为主者加外陵（双）、气穴（双）、四满（双）；合并臀、双下肢疼痛、麻木者加气旁（对侧）、外陵（患侧）、下风湿点（患侧）、下风湿下点（患侧）。（图 161-1）

［吴扬扬，廖静平，李琼.腹针治疗腰椎间盘膨（突）出症 114 例临床观察.中国针灸，2004，24（11）：751.］

> **点评：** 本案腹针处方除主穴外，有所谓的辨证加减，但就本案而言并没有说清楚。我的建议处方是引气归元深刺，双气旁、双气穴中刺，双外陵中刺以疏通下半身经气，双下风湿点浅刺。（林超岱腹针处方图 161-1）

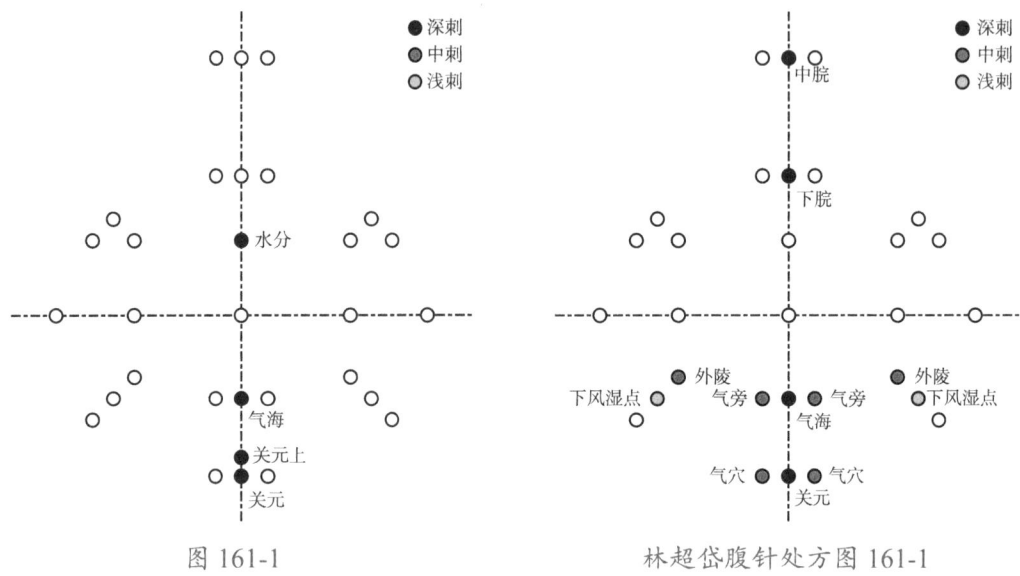

图 161-1

林超岱腹针处方图 161-1

【162 案】

胡某，男，45 岁。2000 年 10 月 16 日就诊。主诉：腰腿疼 3 年，加重 1 周，1 周前弯腰用力时突然腰部酸痛，不能活动，并伴右侧下肢放射性疼痛，足部呈麻木感，行走困难，咳嗽腰痛加剧。CT 示：L5 ~ S1 椎间盘突出。查：L4 ~ L5、L5 ~ S1 椎旁压疼（+）。右侧并沿坐骨神经放射性传导，直腿抬高实验（+），加强实验（+），右侧跟腱放射减弱。诊断：腰椎间盘突出症（L5 ~ S1）。经腹针引气归元、腹四关、神阙灸，治疗 2 疗程后（7 次 1 疗程），腰腿疼症状全部消失，活动自如。随访半年无复发。（图 162-1）

[董军，付建新.腹针治疗腰椎间盘突出症 127 例疗效观察.首届腹针国际学术研讨会论文汇编，

2005：112.]

点评：本案处方基本正确。双滑肉门两可之间。建议加右下风湿点、右下风湿下点浅刺。（林超岱腹针处方图 162-1）

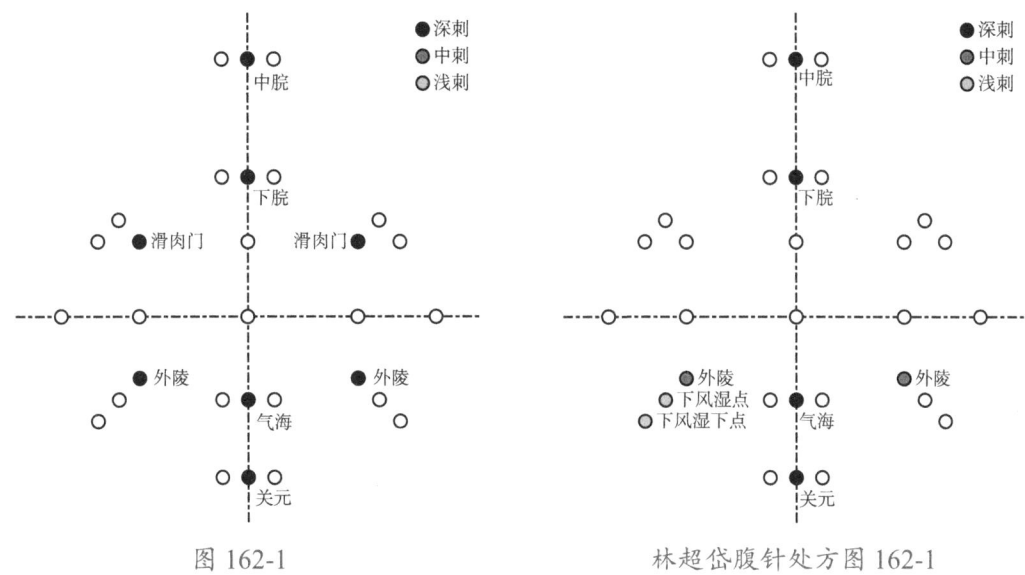

图 162-1   林超岱腹针处方图 162-1

【163 案】

杨某，女，49 岁，教师。2000 年 7 月 15 日就诊。主诉：间断性腰部疼痛 3 年，加重伴右下肢放射痛 1 月余。病史：3 年前，患者因搬重物不慎腰部扭伤，速到某医院就诊，诊断为"急性腰扭伤"，经针灸、按摩后缓解。但每遇劳累则腰痛发作。1 个月前因劳累后腰痛加重，且伴右下肢放射痛，遂就诊于我院。CT 检查提示：L4 ~ L5、L5 ~ S1 椎间盘向后突出。经牵引、针灸、按摩无效来诊。查体：L4 棘突稍向左侧偏歪，棘旁压痛（++），右腿直腿抬高试验 30°，弓弦试验（+）。诊断：腰椎间盘突出症。使用腹针治疗，治疗 3 次，下肢疼痛明显缓解，右直腿抬高试验 50°。治疗 8 次，腰痛、腿痛消失，右直腿抬高试验 80°，弓弦试验（−），临床治愈。1 年后随访未复发。腹针取穴：气海、关元、水分、外陵（双）、气穴（双）、四满（双）、气旁（健侧）、下风湿点（患侧）、下风湿下点（患侧）。（图 163-1）

［牛庆强 . 腹针治疗腰椎间盘突出症 80 例 . 首届腹针国际学术研讨会论文汇编，2005：156.］

点评：本案处方正确。（林超岱腹针处方图 163-1）

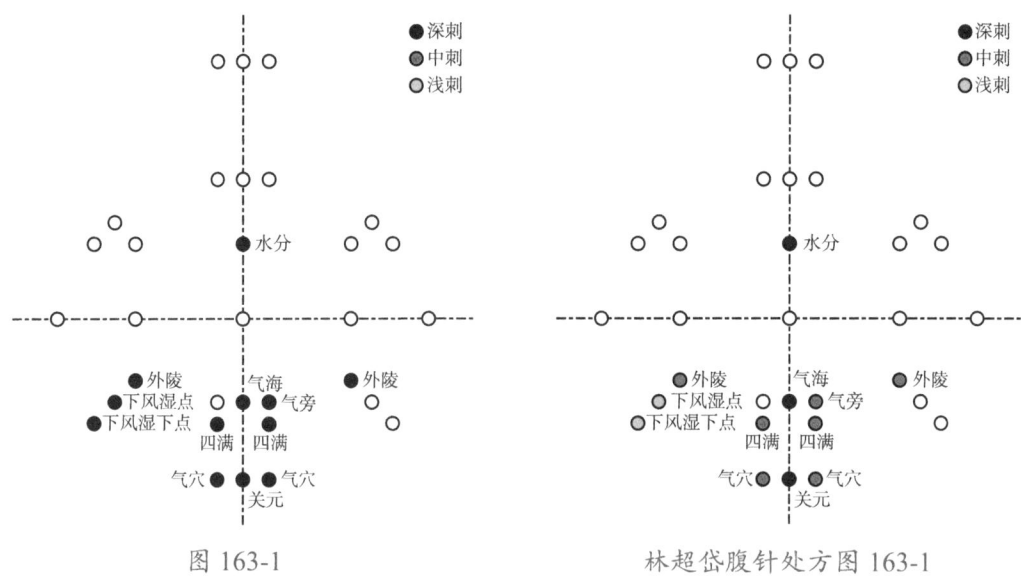

图 163-1　　　　　　　　林超岱腹针处方图 163-1

【164 案】

刘某，男，31 岁，工人。体型偏胖，自述两天前弯腰搬重物时不慎扭伤，当即疼痛难忍，不能直立，昨日引起左下肢牵制痛，伴左腿后外侧足背麻木，行走时腰向左侧弯曲，患者曾于两年前因类似诱因引发腰痛后经按摩、推拿、针灸、牵引等多种治疗后疼痛消失。查体：腰部左侧肌肉紧张，棘突稍向右侧偏歪，L4～L5 棘突旁压痛（++），左下肢直腿抬高试验（+），梨状肌紧张试验（±）。CT 检查示：L4～L5 椎间盘突出（向左）。诊断：腰椎间盘突出合并坐骨神经痛。治疗取穴：水分、气海、关元深刺，气旁、滑肉门中刺，外陵、下风湿点、下风湿下点中刺，左侧四满中刺，大巨、气穴中刺；局部取穴为关元与气穴（左）连线中点上下各 0.5 寸各取一点深刺，人中、印堂常规针刺，留针 30 分钟。当日下午以同样的方法针刺，起针后，患者觉腰腿疼痛、麻木基本消失，腰已勉强能挺直。次日再针两次，以后每天 1 次，共针 8 次而愈。（图 164-1）

［王文献.腹针治疗腰间盘突出症的临床观察.首届腹针国际学术研讨会论文汇编，2005：228.］

> **点评：**本案腹针处方基本正确。取穴过于庞杂了。我看留下水分、气海、关元深刺，右气穴中刺，双外陵中刺，左下风湿点中刺，左下风湿下点浅刺便了。（林超岱腹针处方图 164-1）

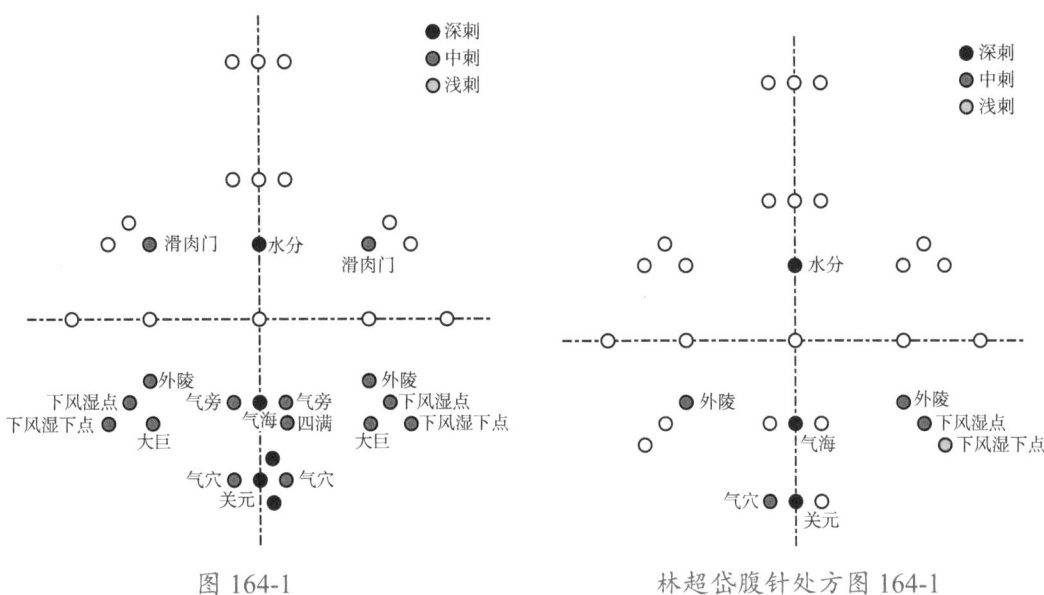

图 164-1　　　　　　　　林超岱腹针处方图 164-1

【165 案】

唐某，男，31 岁。2005 年 3 月 24 日来诊。自述左下肢放射痛 10 多天，弯腰受限，咳嗽时加剧。查腰骶部明显压痛，左直腿抬高试验 20°，CT 示 L5～S1 椎间盘突出，最大矢径 0.8cm，向后偏左，L3～L4、L4～L5 椎间盘轻度膨出。笔者按常规予腰牵引，超短波，红外线以及针刺 L4 夹脊、L5 夹脊、秩边、环跳、委中等穴治疗，2 次后症状有所缓解，但左直腿抬高试验 20°，第 3 次予腹针治疗，取水分、气海、关元、气旁（双）、气穴（双）、外陵（左）、下风湿点（左），针毕，左直腿抬高试验可达 70°，患者自觉轻松很多，后予常规针刺与腹针交替治疗，两个疗程告愈（原文如此）。（图 165-1）

［陈福初，黄瑾莹.腹针治疗痛证的体会.首届腹针国际学术研讨会论文汇编，2005：253.］

点评： 本案腹针处方正确。左气旁、左气穴两可之点。（林超岱腹针处方图 165-1）

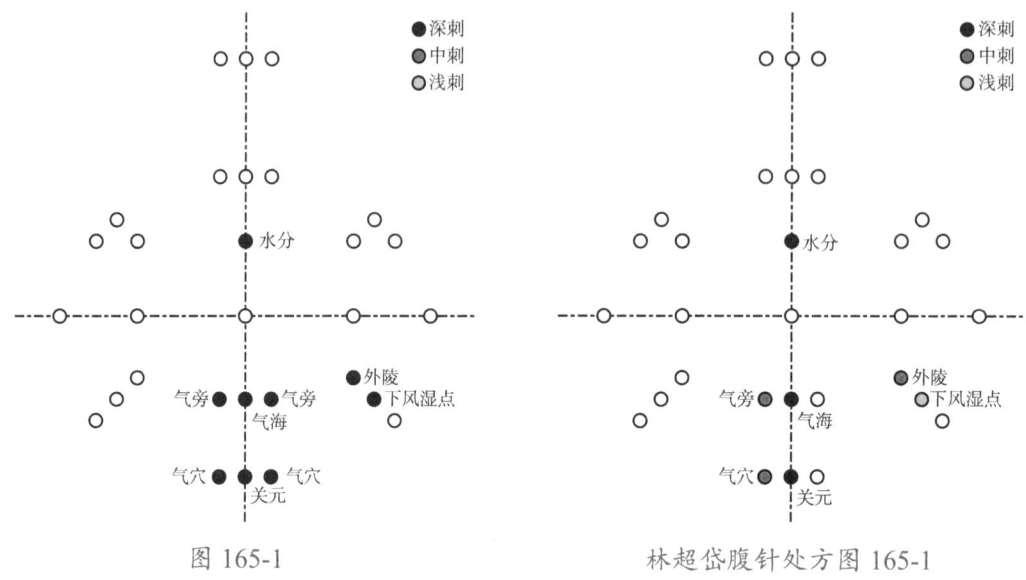

图 165-1　　　　　　　　　　林超岱腹针处方图 165-1

【166 案】

　　朱某，男，37 岁。右侧腰腿疼痛、麻木 5 年余，活动及劳累后加重，直腿抬高试验（＋）。X 线片示：腰椎间盘 L3 ~ L4、L4 ~ L5 节重度突出。经针灸、推拿牵引、中药等多方不效，前来就诊。先予腹针治疗，处方：水分、气海、关元及患侧气旁、气穴、外陵、下风湿点、下风湿下点。入针后疼痛、麻木消失，直腿抬高试验（－），出针两小时症复如前。治疗 20 次皆如此，而后改用灸法治疗，取穴：关元及患侧气旁、外陵、下风湿点，每次 1 穴，艾条温和灸 1 ~ 2 小时，隔日 1 次。治疗时灸感均可充斥患侧腰腿，沿少阳经抽掣、跳动，15 次治愈。（图 166-1）

　　　　　　　［罗智峰 .“腹针疗法”的灸疗体会 . 首届腹针国际学术研讨会论文汇编，2005：260.］

　　点评：本案处方基本正确。因为 L3 ~ L4、L4 ~ L5 腰椎间盘重度突出，建议加左外陵、左气旁、左气穴中刺。病情反复可能与针刺深浅有关。（林超岱腹针处方图 166-1）

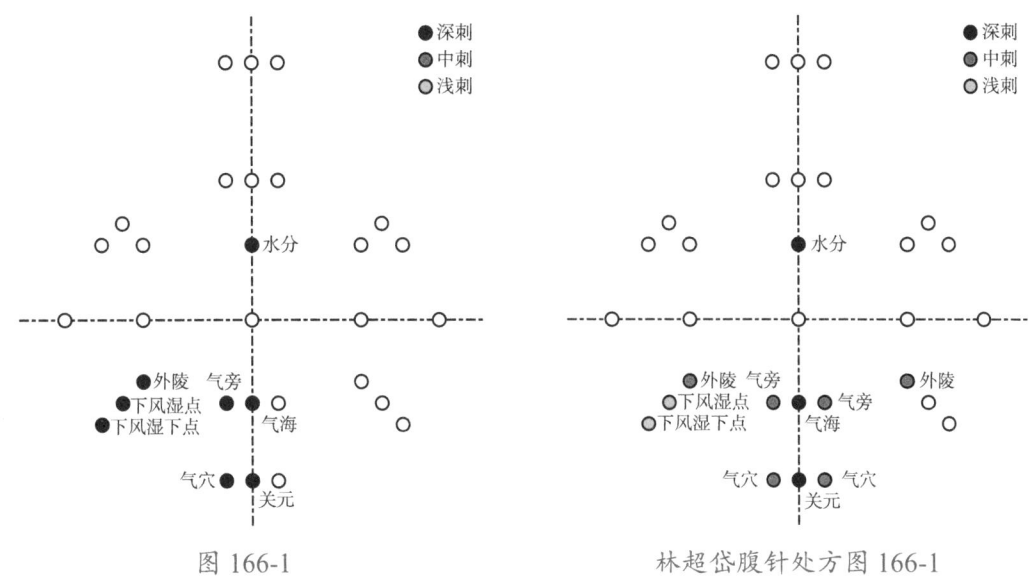

图 166-1　　　　　　　　林超岱腹针处方图 166-1

【167 案】

侯某，女，71 岁，退休工人。2005 年 1 月 24 日初诊，自述腰疼 40 余年，隔三五年发作 1 次，3 天前拖地后腰部又开始疼痛，次日加重。现患者行走困难，坐卧不安，腰骶部酸软疼痛伴双下肢后侧疼，夜间不能翻身，影响睡眠，晨起疼痛加重。查体：L4、L5 椎棘突后突，L4、L5 棘旁压痛（++），右腿直腿抬高 0°，左腿直腿抬高 5°。CT 示：L4、L5 椎间盘脱出。诊断：腰间盘脱出。治疗：主方（中脘、下脘、气海、关元）加关元下、四满（双）、气穴（双）、外陵（双）、下风湿点（双），留针 30 分钟，每日 1 次。第 1 次治疗后双腿直腿抬高至 80°，翻身疼痛消失。二诊时患者述夜间睡眠好，晨起疼痛缓解，行路时疼痛明显减轻，能坐一会儿，继针上穴后腰酸软明显好转。后又针 3 次痊愈。（图 167-1）

［于惠成，于宏．腹针"引气归元"验案三则．首届腹针国际学术研讨会论文汇编，2005：293.］

点评：同意本案处方。效果不错。（林超岱腹针处方图 167-1）

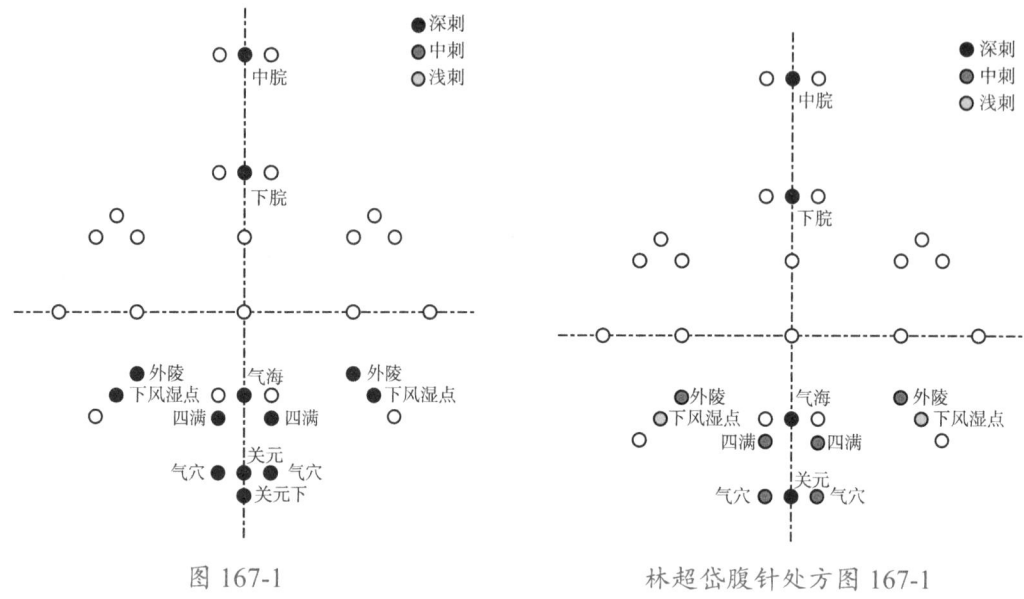

图 167-1 　　　　　　　　　　　林超岱腹针处方图 167-1

【168 案】

患者严某，男，50 岁，广州人。2005 年 8 月 6 日来诊。主诉：腰椎部疼痛、麻木、酸胀无力 3 周。病史：患者于 3 周前被人撞倒在地，当即感到从腰到双腿疼痛、麻木酸胀无力，次日诸症未减，遂到医院就诊。CT 示：L4～L5 椎间盘脱出。3 周内诸症均无改善，故来我院就诊。查体：脊椎棘突无侧歪，L4～L5 椎体左侧压痛（＋），左腿直腿抬高试验（＋），下蹲困难。诉：行走缓慢，因疼痛而影响睡眠，且于 2001 年始易感冒、咳嗽，经过激素治疗后明显自觉体质下降，手脚冰凉，怕冷，恶风，常温 30℃ 的天气需穿两件衣服，夜尿每日 1 次，平素小便次数多，大便烂。舌质淡红，苔白腻，边有齿印，脉沉细。腹针治疗，处方：引气归元深刺地部，气旁（双）、气穴（双）、下风湿点（双）、外陵（双）、中极，留针 30 分钟；并配合用灸箱艾灸治疗。首诊治疗后，患者睡眠改善明显，夜尿推迟至凌晨 5 点半左右一行，左小腿后侧仍有少许牵拉感。二诊，患者诉无夜尿，左小腿后侧牵拉感缩至跟腱部，恶寒症状减轻。三诊，患者诉无夜尿，睡眠好，左小腿已不再感觉疼痛，恶寒症状明显减轻。（图 168-1）

［陈璇如，陈秀华，甄鸿鹏．腹针治愈腰椎间盘突出症 1 例典型医案．首届全国腹针学术研讨会会议论文集，2007：146.］

点评：本案处方正确。只是治疗效果描述没有突出重点，腰部疼痛、麻木、酸胀无力改善程度未加描述，想必是解决了。（林超岱腹针处方图 168-1）

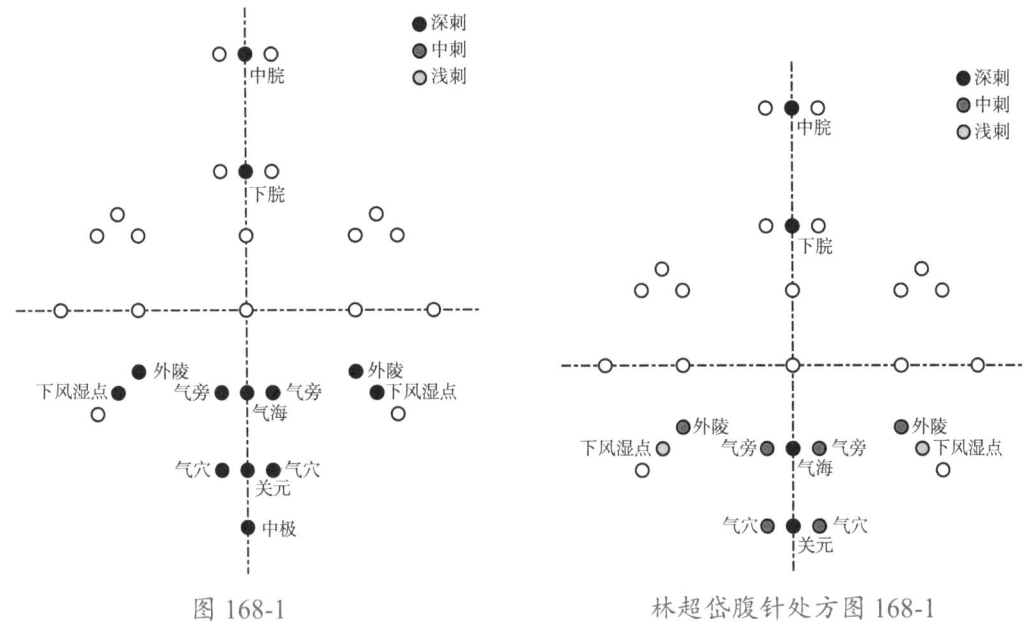

图 168-1　　　　　　　　　　林超岱腹针处方图 168-1

【169 案】

患者男性，63 岁。述腰部酸痛无力多年，近几个月加重，前后伸活动困难，双下肢微麻。查体：双腿抬高试验（＋），加强试验（＋），右拇趾抗阻力背伸稍差，CT 片示 L4～L5、L5～S1 腰椎间盘突出。治疗方法，先以龙氏治脊手法放松调整腰椎后，行腰椎牵引 30 分钟（取屈膝屈髋位），继以腹针治疗。主穴取引气归元及腹四关，神阙穴灸（患者血压正常），加水分、气旁（双）、下风湿点（右）。针 1 次后，腰部酸痛明显减轻，直腿抬高试验也达 75°，前后伸活动缓解。继续腹针治疗 5 次后，症状消失，生活工作恢复正常。（图 169-1）

［刘小珍.腹针临床应用心得.首届全国腹针学术研讨会会议论文集，2007：187.］

点评：本案处方正确。双滑肉门两可之间。（林超岱腹针处方图 169-1）

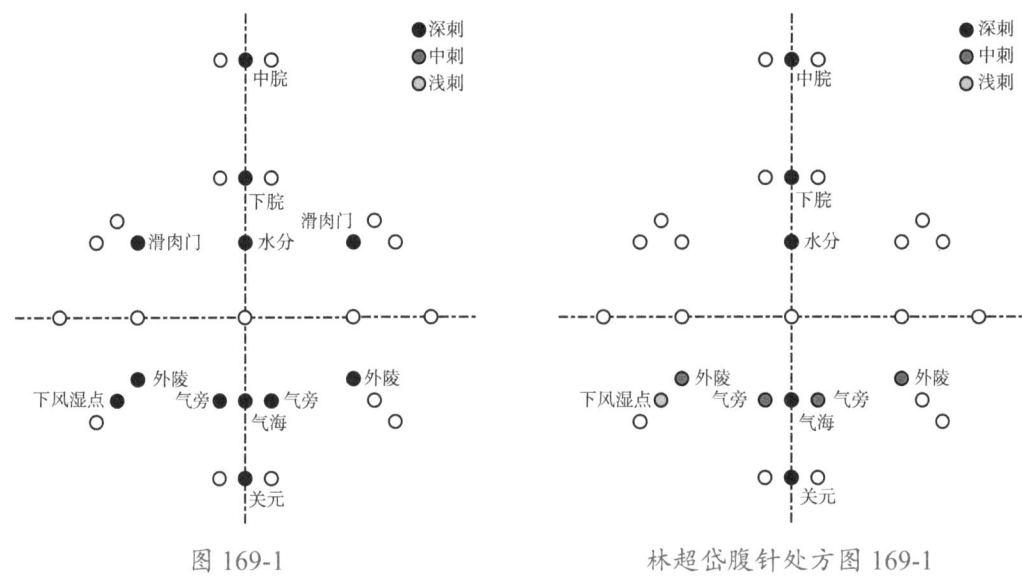

图 169-1   林超岱腹针处方图 169-1

【170 案】

孙某，女，33 岁，裁缝。2006 年 12 月 5 日就诊。自述 1 个月前因活动不慎扭伤腰部，以后症状逐渐加重，腰痛剧烈，不能活动，伴右臀部及大腿后侧疼痛。曾到桑植县人民医院就诊（具体用药不详），疗效欠佳。入院时症见：腰痛伴右侧臀部及大腿后侧疼痛，患者不能行走，端坐困难。查体：L4、L5 椎间隙压痛，L4 椎棘突向右偏歪，直腿抬高试验（－），挺腹试验（＋），余无异常。CT 检查示：L4、L5 腰椎间盘膨出，L4、L5 椎间隙变窄，L4 椎体呈磨角样改变。初步诊断：腰椎失稳症。采取腹针治疗。取穴：中脘、关元、气穴（双）、大横（双）、水分、外陵（患侧）、下风湿点（患侧），留针 30 分钟，灸神阙 15 分钟。经 6 次治疗后患者腰腿痛消失，双下肢活动自如。（图 170-1）

［王维强 . 腹针疗法治疗腰椎失稳 23 例 . 首届全国腹针学术研讨会会议论文集，2007：197.］

> **点评**：本案处方基本正确。建议仍以椎间盘突出症处方为宜。（林超岱腹针处方图 170-1）

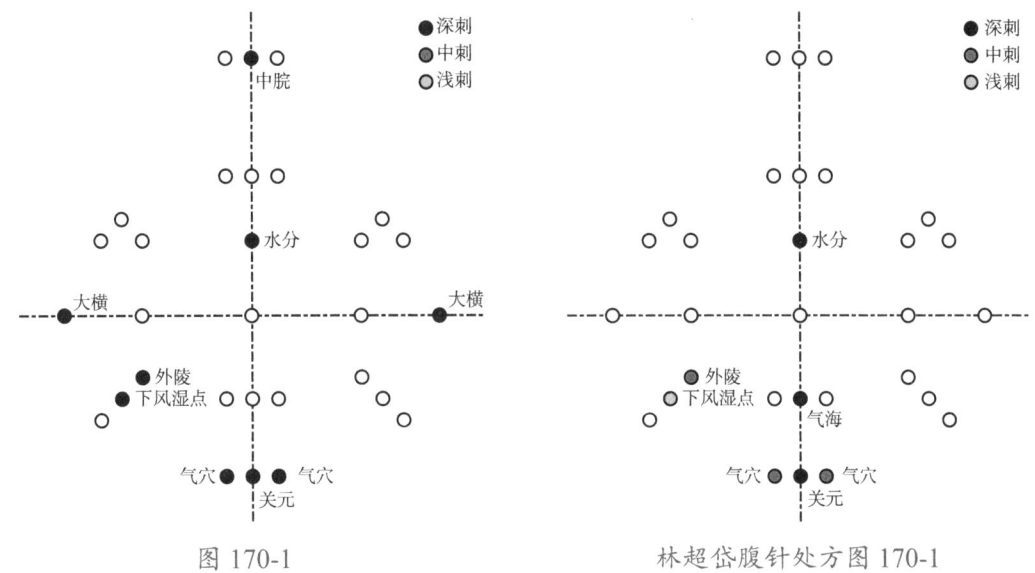

图 170-1   林超岱腹针处方图 170-1

【171 案】

陈某，男，42 岁，司机。2005 年 10 月 25 日就诊。自述 2 天前抬重物时不慎扭伤腰部，当即疼痛难忍不能直立，昨日引发右下肢牵掣痛，伴大腿外侧、后侧至足背麻木，行走时腰部向右侧弯曲，右腿屈曲呈保护体位。患者于 3 年前曾在家乡因类似诱因引发腰痛，后经按摩、局部封闭等多种治疗后体征消失，但此次较严重，经按摩、针灸、服药未效，前来就诊。查体：腰部右侧肌紧张，棘突稍向左侧偏斜，棘旁压痛（＋），右腿直腿抬高试验 30°。CT 检查显示：L4～L5 椎间盘突出。诊断：L4～L5 腰椎间盘突出症。治疗：取水分、气海、关元刺地部，气旁（左）、滑肉门（右）、外陵（右）、下风湿点（右）、人中、印堂、神阙。留针，TDP 照神阙 30 分钟，留针期间叮嘱患者活动腰部，起针后已能直立，能自如下床，症状完全消失。为巩固疗效，隔日加强治疗 1 次，1 个月后随访未复发。（图 171-1）

［梁红英.腹针治疗腰椎间盘突出症.甘肃中医，2008，2（1）：43.］

> **点评：**本案腹针处方正确。右滑肉门两可之间。神阙针吗？没说清楚。（林超岱腹针处方图 171-1）

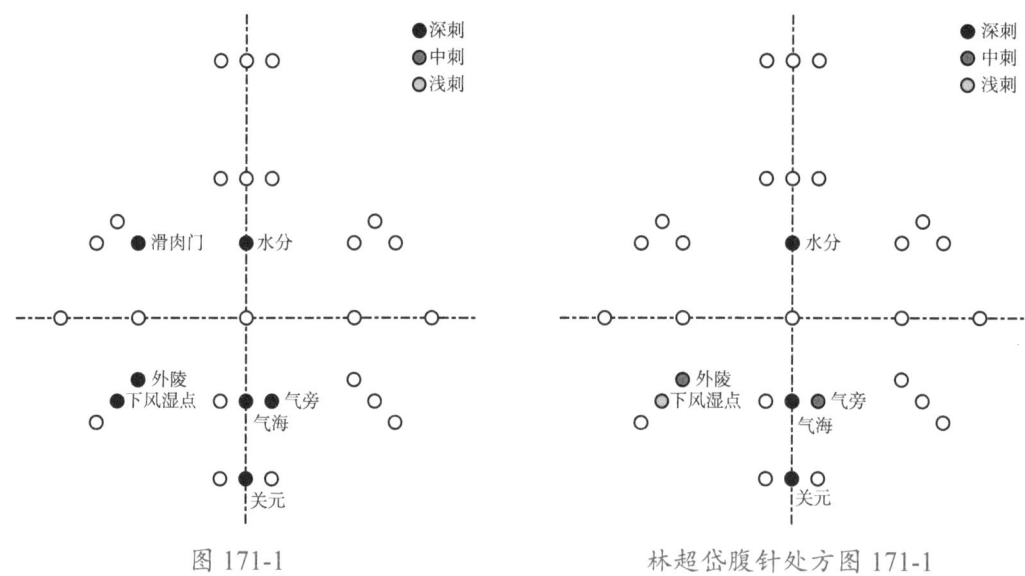

图 171-1   林超岱腹针处方图 171-1

【172 案】

患者，男，58 岁。于 2005 年 7 月 13 日就诊。主诉：左腰腿臀部疼痛 20 余天。左下肢外侧疼痛，夜间加重，不能直立行走，在当地卫生院行脱水、扩管治疗 5 天，疗效不明显。腰部 CT 提示：L4 ~ L5 椎间盘突出。西医建议手术治疗，但患者畏惧，欲保守治疗，故来我科就诊。刻下症见：口干不欲饮，纳可，大便干燥，小便黄，精神、体力欠佳，眠差，舌暗、苔薄黄腻，脉濡微数。辨证为湿热阻滞型。选用腹针治疗，5 次为 1 疗程，共治疗 3 个疗程，患者痊愈，行走自如。治疗方法：主穴取中脘、下脘、水分、气海、关元；配穴：以腰痛为主加滑肉门、外陵、气穴、气旁、大巨，合并下肢疼痛不适加患侧滑肉门、外陵、下风湿点、下下风湿点，膝关节疼痛加滑肉门、外陵、下风湿点、大巨，湿邪为主加大横。（图 172-1）

［李芳梅，周启昌，刘琼，等 . 腹针治疗腰腿痛 90 例 . 中国针灸杂志，2008，28（11）：838.］

点评：本案处方正确。针对性不够明确。（林超岱腹针处方图 172-1）

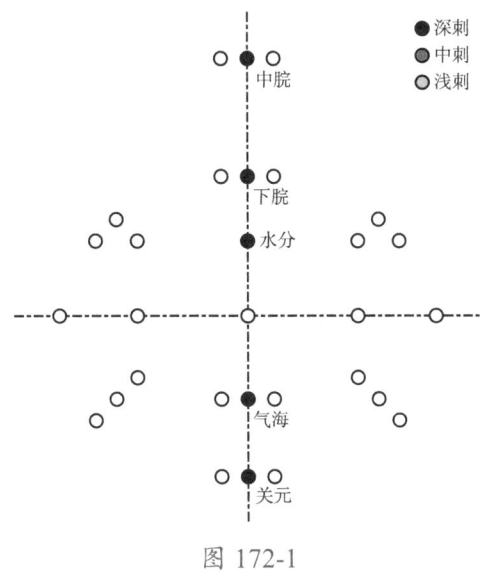

图 172-1

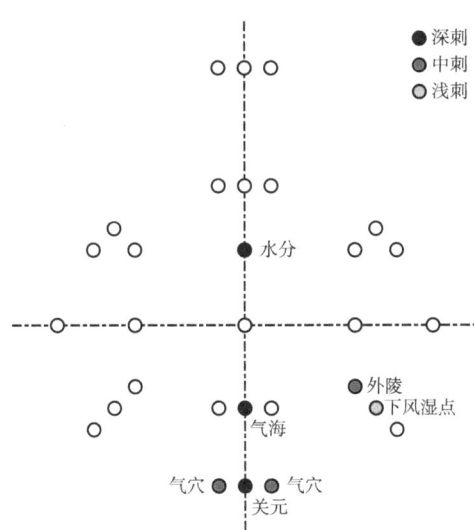

林超岱腹针处方图 172-1

前列腺癌骨转移腰腿痛

【173 案】

张某，男，65 岁。2006 年 1 月 20 日初诊。患者因"去势治疗后 5 个月，右侧胁部及双大腿疼痛 3 天"，于 2006 年 10 月 26 日收住外科病房。中医诊断：前列腺癌（脾肾亏虚，气血不足）。西医诊断：前列腺癌合并骨、双肺转移（D 期），前列腺增生症，2 型糖尿病，脂肪肝，肝囊肿，L4 滑脱 I 度，腰 L2～L5 椎间盘膨出。经 3 个月的住院治疗，症状改善不明显，遂请针灸科会诊。症见：精神差，右侧胁部及双大腿疼痛不适，呈持续性，不能站立，不能行走，小便量少，无排尿困难，无排尿时间延长，无尿不尽感，无肉眼血尿，无尿痛、尿频、尿急，无发热恶寒，无恶心呕吐，无胸闷、心悸、胸痛，纳眠差，大便正常，近半年无明显消瘦。查体：生命体征稳定，前列腺大小约 5cm×4cm，质稍硬，表面欠光滑，边界欠清，中央沟变浅，活动度差，指套无血迹。舌质淡红，苔白，脉弦细无力。病检：前列腺低分化腺癌。胸部及双髋关节 X 线片示肋骨内见多个高密度影，右髂骨内、股骨上段见多个高密度影。辨证属肝肾不足，气血亏虚。腹针处方：中脘（深刺）、下脘（深刺）、气海（深刺）、关元（深刺）、双下风湿点（浅刺）、双外陵（中刺）、气穴（深刺）。治疗过程：每日 1 次，连续 5 次后，患者右髋及大腿疼痛缓解，能自行站立，扶拐行走数步，但左髋部仍然作痛，继续治疗 5 日，双侧腿痛明显好转，扶杖能行走 20 步。按：前列腺癌患者早期无前列腺原发症状，一些患者以转移癌症状就医。本例患者以腰腿痛、活动障碍等骨转移症状为主。患者呈恶性慢性病容，疼痛部位多，难以接受局部针灸治疗，而腹针因取穴少、无疼痛等特点被患者接受了。腹针理论认为"经络内属脏腑，外络四肢百骸"，故强调中医整体观念而辨证论治，本处方采用深刺引气归元，辅以深刺气穴，起到补脾肾益气之功；再中刺外陵以通调经脉，促进下腹、下腰、下肢血液循环；再浅刺下风湿点以刺至病所而终获疗效，暂时改善患者生活质量。（图 173-1）

[奚玉凤.腹针治顽疾验案举隅.光明中医，2008，23（5）：662.]

点评：本案腹针处方正确。可以改善患者之腰腿痛、活动障碍等骨转移症状。（林超岱腹针处方图173-1）

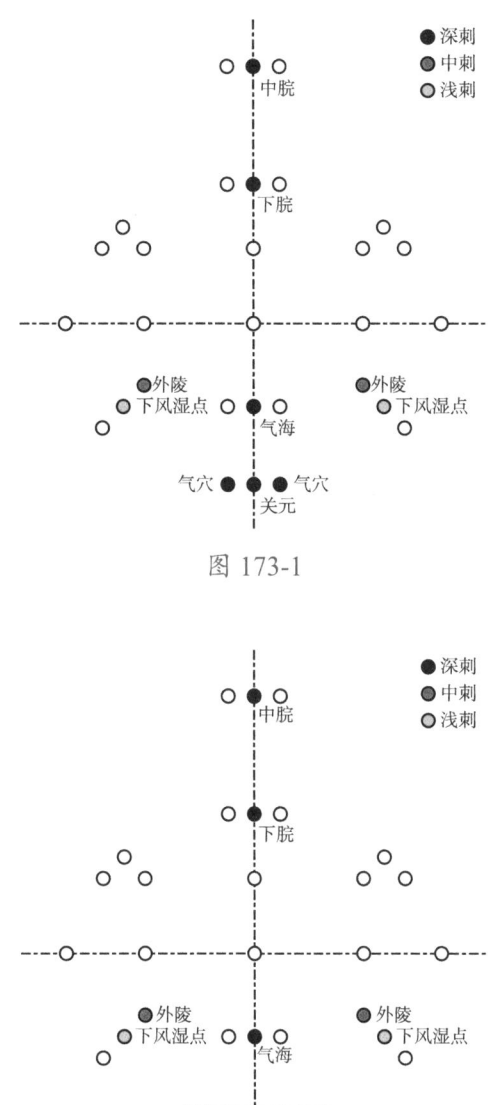

图 173-1

林超岱腹针处方图 173-1

手、膝关节骨性关节炎

【174 案】

　　杨某，女，54岁。2005年4月就诊。关节肌肉疼痛反复发作10年，开始间歇周期1~2年，但逐年间歇周期缩短，发作期延长，近2年来间歇周期不足2个月，肌肉关节疼痛，甚至坐卧不宁。治疗前见手指关节疼痛僵硬，左中指、右食指肿胀疼痛，稍变形，双膝关节疼痛肿胀，腰痛，颈痛，关节活动时弹响声，晨起活动后症状缓解。膝X片提示：关节边缘骨赘，骨性关节炎性滑液。经腹针治疗1次，临床症状明显减轻。经10次治疗，症状完全消失。随访1年未复发。治疗组腹针取穴：中脘、下脘、水分、气海、关元。颈和/或上肢痛甚，加上风湿点、上风湿外点、滑肉门、商曲（均患侧）；腰及下肢痛甚，加下风湿点、下风湿下点、外陵、气旁、气穴（均患侧）。（图174-1）

［李琼，孙善碧，宋晓青.腹针治疗骨性关节炎的疗效及机理探讨.贵阳中医学院学报，2006，28（6）：28.］

> **点评**：本案处方基本正确。加减没有针对性，本案似可引气归元深刺、开腹四关中刺、双大横中刺。（林超岱腹针处方图174-1）

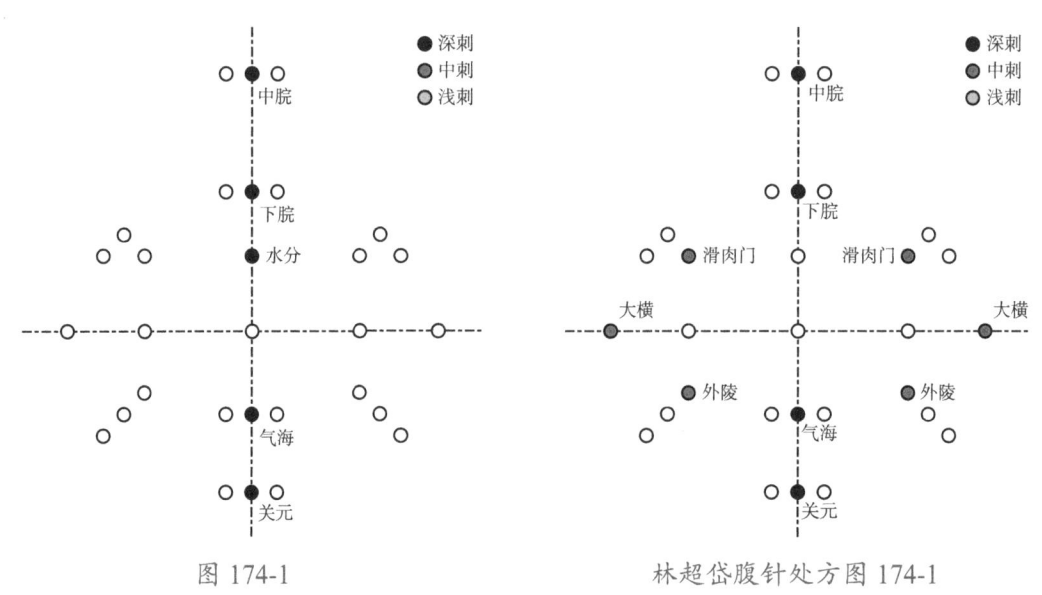

图 174-1　　　　　　　　　　　林超岱腹针处方图 174-1

膝关节骨性关节炎

【175案】

患者，男，75岁。主诉：双膝关节疼痛伴活动障碍反复发作5年，加重2周。患者近5年来双膝关节受寒或劳累后经常出现疼痛，活动障碍，尤以屈膝时疼痛剧烈，发作时曾多次在当地医院进行理疗、中药外敷等治疗。自觉症状时轻时重，疗效并不十分明显。2周前双膝关节不慎受寒后，上述症状重新出现，曾自服芬必得，但效果不佳，症状日渐加重，并出现双膝后缘牵拉疼痛不适，走路跛行，下蹲及上下楼梯困难，同时伴膝关节活动时有摩擦响声。查体示：双膝关节肿胀，双膝内侧缘局部广泛压痛，膝关节屈曲明显受限，研磨试验（+），抽屉试验及侧卧挤压试验（-）。血沉26mL/h，抗"O"（-）。X线片示：双膝关节间隙变窄，髌骨后缘有骨质增生，双膝关节骨质疏松。采用腹针治疗为主，3次治疗后症状大有减轻，其中双膝后缘牵拉疼痛缓解尤快，加用局部痛点围刺后，双膝内侧缘压痛明显减轻；经两个疗程治疗后（每日1次，10次1疗程）症状全部消失，膝关节屈曲活动正常，研磨试验（-），血沉3mL/h。随访1个月，未见复发。治疗方法：主穴取中脘、下脘、气海、关元、气旁（双）、滑肉门（患侧）（原文如此）、外陵（患侧）（原文如此）、下风湿点（患侧）（原文如此）、大横（双侧）。辨证加减：伴膝关节内侧缘疼痛者加下风湿内点（患侧）；伴膝关节后缘牵拉不适或疼痛者加经验穴（患侧，气海旁开2寸）；伴患肢小腿疼痛、麻木者加下风湿下点（患侧）；若膝关节有固定痛点者可以局部加用浮针或使用阿是穴围刺法；若膝关节恶寒或疼痛夜间加重者加用局部艾灸或隔姜灸；若膝关节肿胀发热可加用新癀片磨碎湿敷；若伴有局部牵拉痛可加用蜡疗。（图175-1）

［许书强，黄世波.腹针治疗顽固性膝骨关节炎28例疗效观察.广州医药，2008，39（6）：53.］

点评： 本案处方基本正确。双膝疾患就不存在滑肉门、外陵、下风湿点所谓患侧问题。（林超岱腹针处方图175-1）

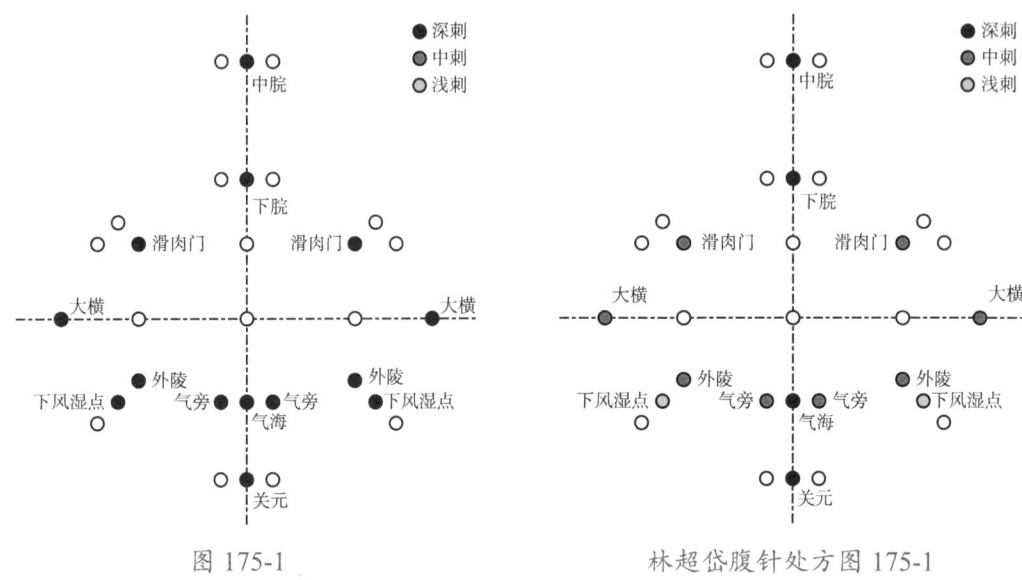

图 175-1　　　　　　　　　　　林超岱腹针处方图 175-1

【176 案】

邓某，女，64 岁。2008 年 2 月初诊。自述：双膝关节疼痛 2 年，加重 3 周，行走距离小于 200 米，下楼梯时疼痛加重，下蹲困难，拄双拐行走。查体：双膝关节肿胀、畸形，内膝眼、足三里、鹤顶、阳陵泉、血海穴压痛明显，膝关节屈曲 80°。X 线正侧位片示：双膝髁间隆突，骨赘形成，双髌亦可见骨赘形成。抗 "O"、血沉及类风湿因子均正常。诊断：双膝关节骨关节炎。腹针取穴："引气归元"（中脘、下脘、气海、关元）深刺，双大横、外陵、下风湿点，配合局部取穴，如膝眼、犊鼻、阳陵泉等热敏穴治疗。次日晨起疼痛明显减轻，膝关节有轻快感。2 个疗程后（每日 1 次，10 次 1 疗程）疼痛基本消失，膝关节屈曲达 150°，能轻松走完 1 公里，无不适。（图 176-1）

［莫绍强 . 腹针配合热敏灸治疗膝关节骨性关节炎 46 例 . 中医外治杂志，2009，18（3）：44.］

点评：同意本案腹针处方。（林超岱腹针处方图 176-1）

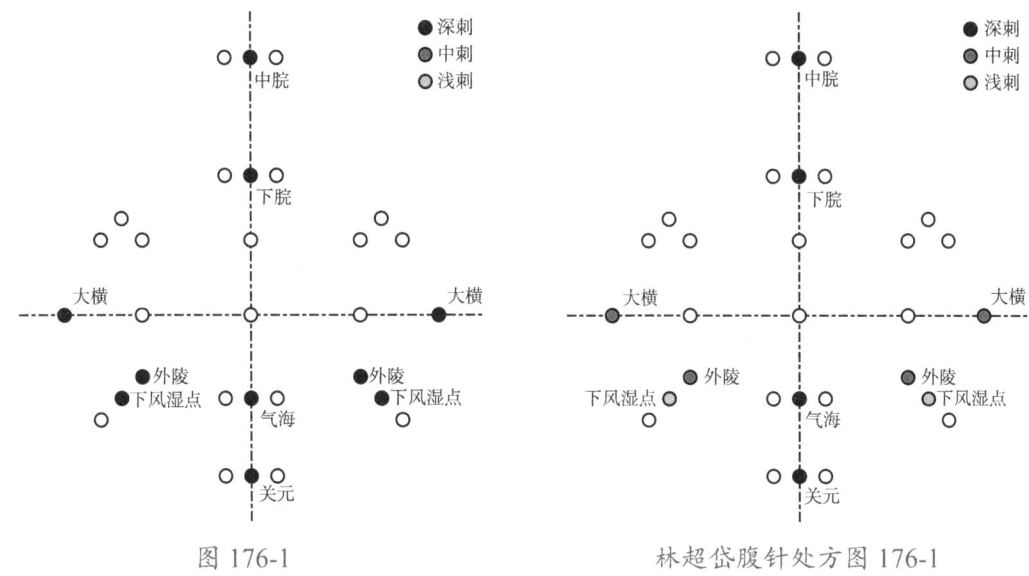

图 176-1　　　　　　　　　　林超岱腹针处方图 176-1

【177案】

某患者，女，57岁。膝关节骨性关节炎3年，右膝关节痛2天就诊。患者于3年前诊为膝关节骨性关节炎，每发作疼痛时多采用休息、理疗等方法调理，多7～10天疼痛缓解。近日因陪朋友参观旅游而致右膝关节肿痛。查：右膝关节肿，内侧为甚，膝关节检查患者可感觉到疼痛。治疗：取穴中脘、关元（天地针）针刺地部，右下风湿点针刺地部，嘱其活动患肢关节，疼痛明显减轻；加刺气旁（双侧），疼痛消失，加理疗仪照烤神阙穴，留针30分钟，起针后患者行走已无疼痛。次日如上法再针1次而愈。（图 177-1）

［张红林，李晓芳，马文珠.腹针深刺下风湿点治疗膝关节痛的初步体会.第二届全国腹针学术研讨会论文汇编，2011：120.］

点评： 同意本案处方。效果显著，是一个新的探索。（林超岱腹针处方图 177-1）

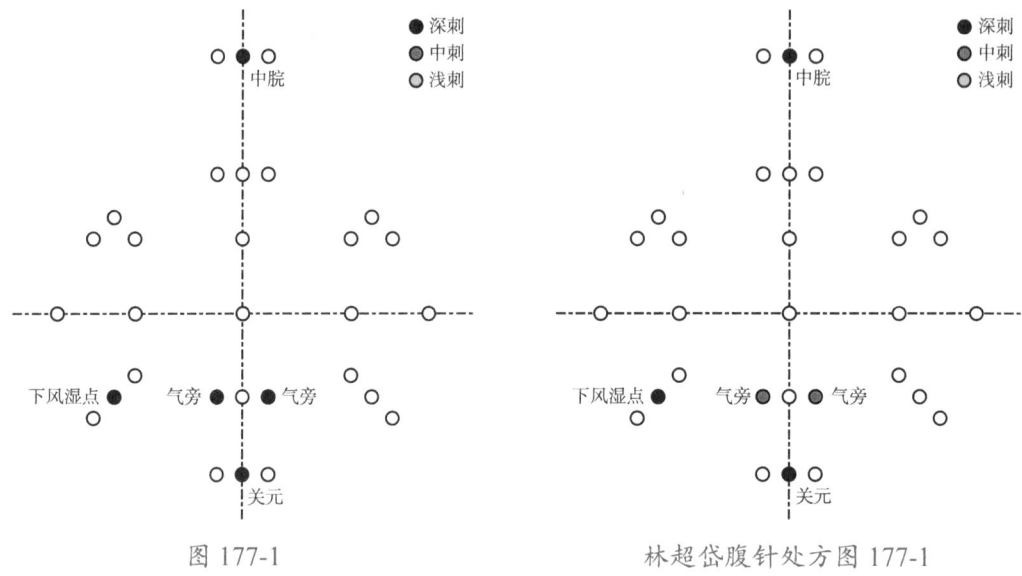

图 177-1　　　　　　　　　　林超岱腹针处方图 177-1

【178 案】

张某，女，63 岁，退休工人。初诊日期：2000 年 10 月 24 日。自诉右膝关节疼痛两年余，逐渐加重，时常肿胀，起蹲困难，行走步态蹒跚，关节屈伸不利，在当地医院查 X 光片示：右膝关节边缘唇样增生改变、关节腔轻度狭窄。诊断为"膝关节退行性变"。服用中药骨刺片、外用伤湿止痛膏治疗 1 月余，效果不明显，故来我科求治。查体：右膝关节轻度肿胀，皮温正常，屈 100°、伸 –5°，浮髌实验（－），骨摩擦音（++）。中医辨证：脾肾亏虚，痰瘀阻络。取关元、中脘、右外陵、右滑肉门、右气旁、双大横、右下风湿点诸穴，针刺地部。留针 15 分钟时患者感到右膝关节逐渐发热，肿胀感消失，嘱其轻缓活动患肢，关节已感轻松许多，疼痛亦减轻大半，留针 30 分钟起针后，患者感觉下蹲时尚有微痛。继针同前，1 疗程（原文如此）后临床痊愈。复查 X 光片示：骨质增生及关节间隙狭窄无改善。（图 178-1）

［王志中，李君梅，李明.腹针治疗退行性膝关节病 23 例.针灸临床杂志，2002，18（3）：13.］

点评：本案处方基本正确。取穴均针刺地部需再作考虑。右气旁可能是笔误，似应取左侧。（林超岱腹针处方图 178-1）

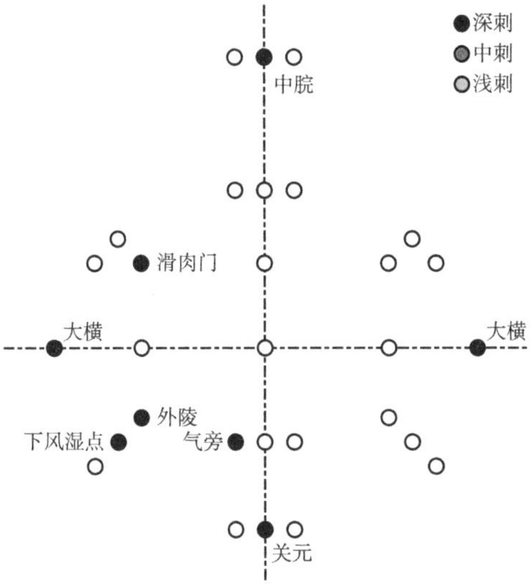

图 178-1 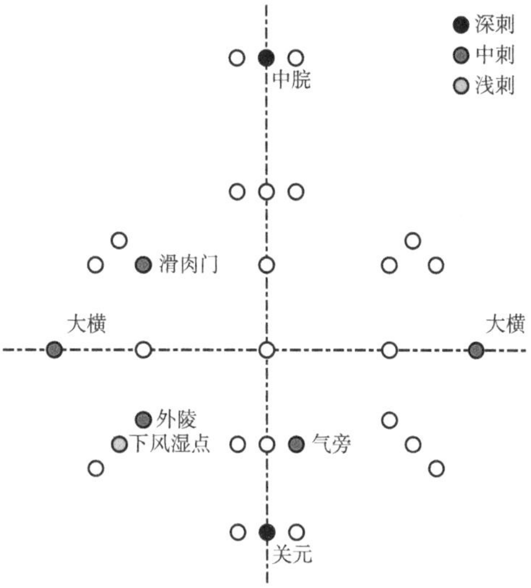　　　　　　　　　　　林超岱腹针处方图 178-1

【179 案】

　　向某，女，62 岁，会计。2003 年 9 月就诊。主诉：右膝关节疼痛、肿胀 3 年，加重 2 天。3 年前因劳累后膝关节疼痛、肿胀，以后反复发作，2 天前跳舞后，右膝关节疼痛肿胀加重，走平路时疼痛轻微，上下楼梯时较重。X 线片显示：关节间隙变窄，髁间棘变尖。经腹穴针刺中脘（深刺）、关元（深刺）、滑肉门（患侧，中刺）、大横（患侧，中刺）、外陵（患侧，中刺）、下风湿点梅花刺（患侧，浅刺）、气旁穴（健侧，中刺），配合骨增散外敷治疗 1 疗程（每日 1 次，10 天 1 疗程），上述症状减轻，2 个疗程完全消失，功能活动自如。随访 1 年未复发。（图 179-1）

　　［陈伟，姜兴鹏. 腹针配合外敷骨增散治疗退行性膝关节炎疗效观察. 针灸临床杂志，2005，21（9）：16.］

　　点评：本案腹针处方正确。梅花刺两可之间。（林超岱腹针处方图 179-1）

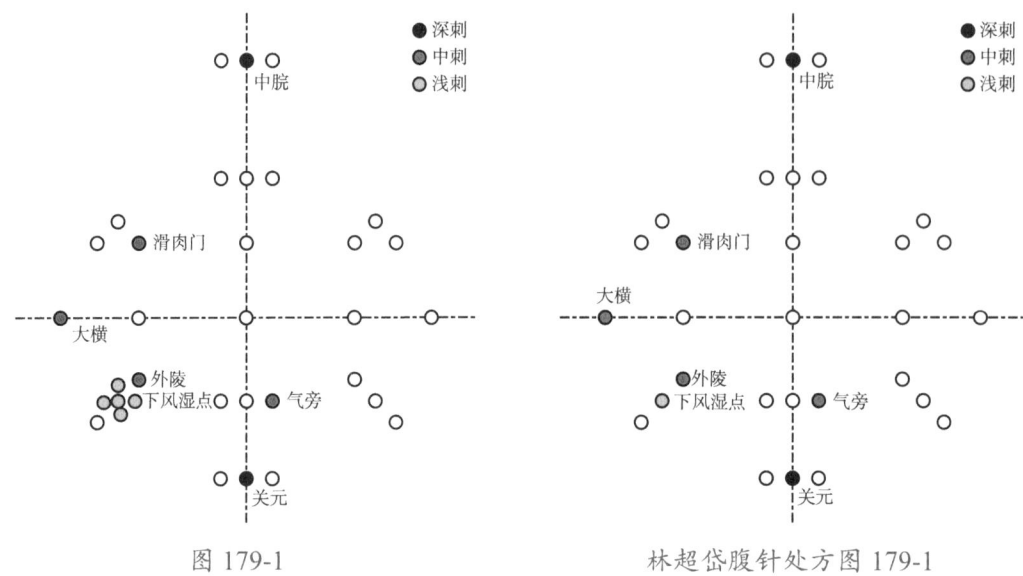

图 179-1　　　　　　　　　　林超岱腹针处方图 179-1

【180 案】

　　男性患者，71 岁。来诊时双膝关节疼痛，经过中西医等多种方法治疗效果不显，左膝关节严重变形、肿大，活动受限，行走困难，下蹲时屈曲疼痛加重，面容痛苦，由家人搀扶就诊。治则：健脾补肾，通经活络。腹针疗法：引气归元（中脘、下脘、气海、关元），天枢（双侧），大横（双侧），滑肉门（双侧），外陵（双侧），下风湿点（双侧）。经 3 次治疗，患者膝关节肿痛明显减轻，走路较前轻松。经过 10 次治疗，双膝关节肿痛基本消失，面色红润，说话声音较前有力，可独立行走。（图 180-1）

　　　　　　［甄宏鹏，罗海丽.腹针疗法对抗衰老及预防疾病的影响和意义.现代中西医结合杂志，

2007，16（30）：4467.］

　　点评：本案处方正确。（林超岱腹针处方图 180-1）

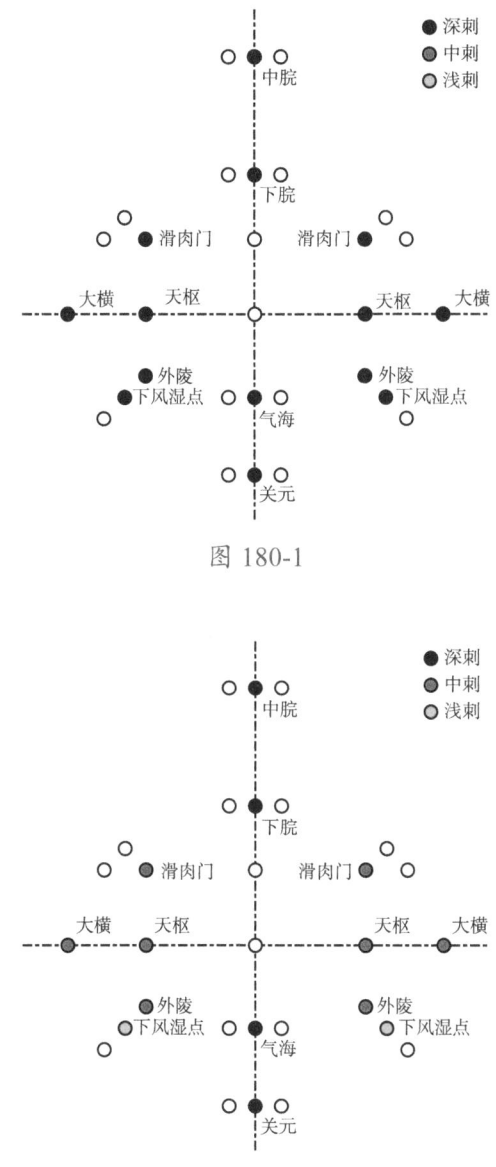

图 180-1

林超岱腹针处方图 180-1

【181 案】

屠某，女，52 岁。2012 年 8 月因"膝关节骨性关节炎"就诊于我院。患者诉双膝关节骨性关节炎 10 年，间断出现双膝关节疼痛，活动不利，晨起僵硬感明显，偶有关节弹响音，蹲起困难。此次因膝关节疼痛、僵硬加重，时有关节弹响，行走不利，双膝关节予外用膏药仍无明显好转而求诊。X 线片示 KOA 改变，膝关节骨质增生。嘱患者平卧于病床上，给予相关腹穴针刺：取"引气归元"（中脘、下脘、气海、关元）深刺，腹四关（双滑肉门、双外陵）中刺，双大横、双气旁、双气外均中刺，双下风湿点三角浅刺。留针30分钟，每8分钟行针一次。行针和留针期间，在双侧膝关节、髋关节可以承受的运动范围内，嘱患者间断做缓慢的屈、伸、抬起、放下动作，随之诉膝关节活动明显好转，疼痛逐渐减轻。起针后，下床行走明显好转，膝关节疼痛显著减轻。每周针刺5次，共治疗3周，1个疗程后（15次为1疗程）膝关节活动行走无困难，疼痛、僵硬消失，嘱其注意膝关节处防寒保暖。随访半年感觉良好，未复发。（图181-1）

［郭鑫，王寅.探索膝关节骨性关节炎的腹针特色疗法.中国中医基础医学杂志，2013，19（5）：557，569.］

点评： 同意本案处方。双大横两可之间。（林超岱腹针处方图181-1）

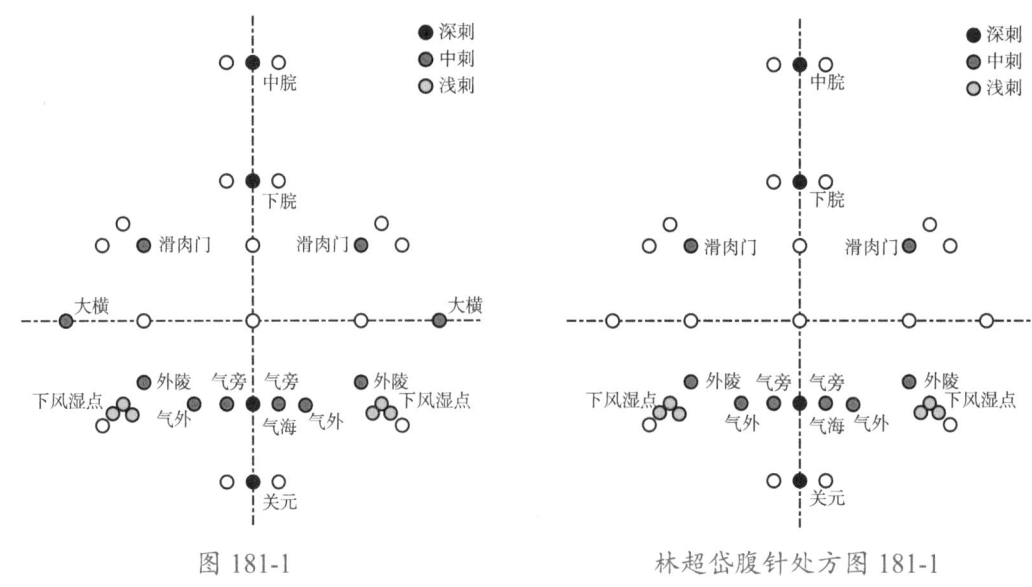

图181-1　　　　　　　　　　　　林超岱腹针处方图181-1

间歇性跛行

【182 案】

　　患者李某，男，74 岁。于 2013 年 5 月 27 日因步行困难 1 个月就诊于浙江金华中心医院针灸理疗科。主诉是步行数十米距离出现臀部胀痛、双下肢放射性疼痛，并伴有小腿无力感，休息片刻后症状稍缓解。CT 示：椎管中度狭窄，腰 4、5 神经根受压。经腹针治疗 1 疗程后（原文如此），症状完全消失。治疗方法：参照薄智云腹针理念，取任脉中脘、下脘、气海、关元为引气归元组合，具有调补五脏气血、补肝益肾功效，并能通调任督二脉，气海、关元培肾固本，中脘为胃之募穴，天枢、水道为足阳明胃经腧穴，补后天气血不足。诸穴进针宜深，以 3 寸针常规消毒，垂直进针，不提插、不捻转，留针 30 分钟。（图 182-1）

［郎俊涛 . 腹针治疗间歇性跛行的疗效观察［J］. 黑龙江医学，2014，38（1）: 51.］

> **点评**：本案处方基本正确。应当加双外陵中刺，双水道两可之间。3 寸针可能太长了，注意不要进入腹腔。（林超岱腹针处方图 182-1）

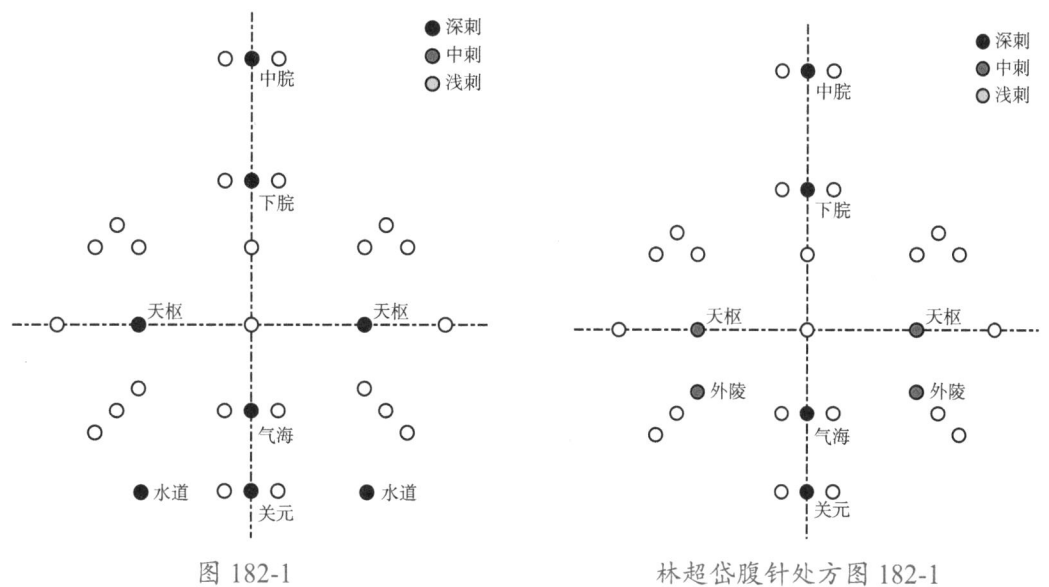

图 182-1　　　　　　　　　　　　林超岱腹针处方图 182-1

耳鼻咽喉科

耳聋耳鸣

【183案】

张华平，男，44岁。主诉：脑鸣5年。现病史：5年来因失眠焦虑服用百忧解及镇静安神药治疗，某日服药后持续入睡13小时，醒后自觉脑嗡鸣，呈持续性，后来我科以传统体针针灸治疗，经治1疗程后失眠缓解，脑部由嗡鸣声转为嗞嗞声，呈间断性。此后再针灸获效不显。今年9月初来我科，继续以传统体针治疗7次无效，遂改用腹针治疗。取穴：中脘（深刺）、下脘（深刺）、气海（深刺）、关元（深刺）、滑肉门（双，中刺）、阴都（双，浅刺）。经治3次，脑鸣大减，现仅于入睡前有极轻微嗞嗞声。（图183-1）

［艾宙.腹针疗法临床验案.首届全国腹针学术研讨会会议论文集，2007：141.］

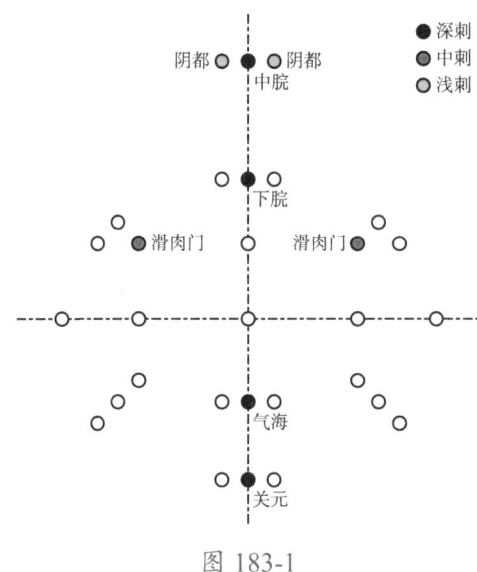

图 183-1

【184 案】

廖颖英，女，34 岁。主诉：脑鸣两年半。治疗经过：患者于两年半前顺产一女，产后出现左脑轰鸣，入夜尤显。传统针刺治疗 1 疗程后脑鸣减轻，继续第 2 疗程则无效，遂改用腹针治疗。取穴：中脘（深刺）、下脘（深刺）、气海（深刺）、关元（深刺）、滑肉门（双，中刺）、阴都（双，浅刺）。经治 3 次，脑鸣大减，现仅于安静状态偶有咝咝声。（图 184-1）

［艾宙.腹针疗法临床验案.首届全国腹针学术研讨会会议论文集，2007（3）：141.］

点评：上两案处方正确。效果明显。（林超岱腹针处方图 183、184-1）

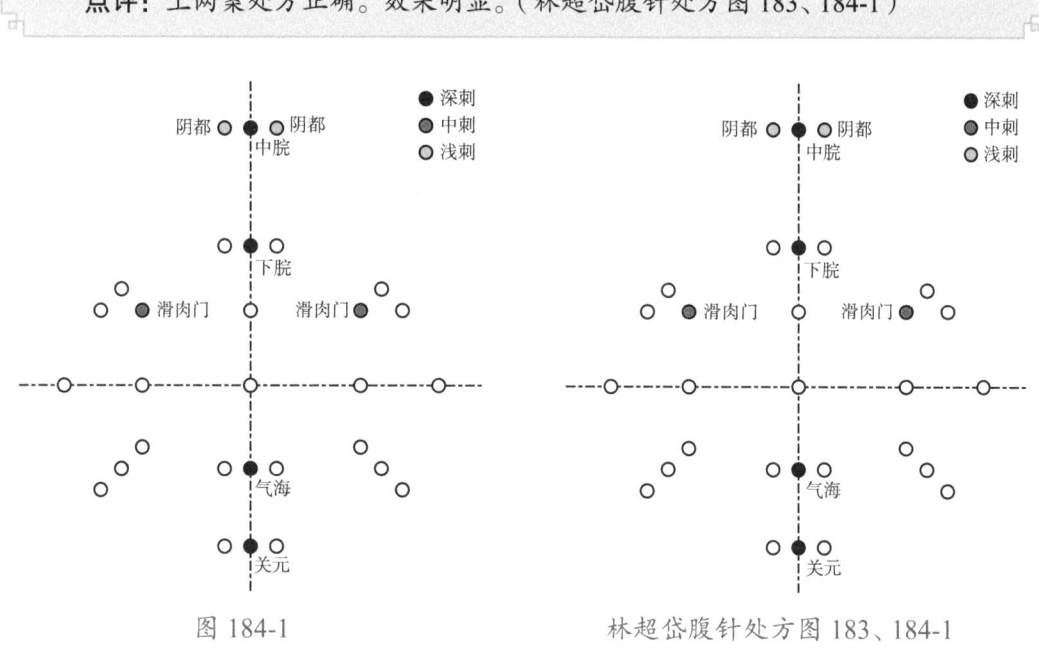

图 184-1　　　　　　　　　林超岱腹针处方图 183、184-1

【185 案】

陈子微，男，2.5 岁，山东淄博市来台镇义和村人。2003 年 8 月，市中心医院、市三院，诊断为神经性耳聋，伴语言障碍，9 月份北京儿童医院诊断为先天性神经性耳聋，听力测试 100 分贝时听不到声音。本人仔细问诊，患者是双胞胎，弟弟一切正常，为何哥哥听力、语言有障碍？经脉诊、舌诊观察，身体一切正常，又问是否外伤引起，父亲回想自己看孩子不小心，曾经两次从床上头朝下摔过。原因找到，是外伤损伤神经引起听力、语言障碍。我认为不是先天性神经性耳聋（一胎两儿怎么会是先天性？）经用腹针治疗（选穴：中脘、建里、双滑肉门、气海、关元、双外陵），加灸神阙 26 次，隔日 1 次。当时告诉孩子父母需治疗 3 个月时间，过年休息时，孩子父母到三院去测试听力，测试员从 100 分贝逐渐减到 70 分贝，孩子都能听到，母亲坚持再测 60 分贝，测试员不愿测，母亲求大夫给测一下，无奈，又测了 60 分贝，当测试员看到指示信号时说：不可思议，这么短时间能恢复这么快！连声说"奇迹、奇迹、太神奇了"。分析：中脘是口穴，解决语言；建里穴调理听神经；气海、关元、腹四关，先天后天互补调脾胃，调动肠神经细胞第二大脑，沿任督二脉，恢复脑神经。（图 185-1）

［陈军，刘娟，陈静，等.腹针治疗神经性耳聋验案.首届腹针国际学术研讨会论文汇编，2005：277.］

> **点评：**同意本案处方。疗效明显。2.5 岁孩子接受腹针治疗没有障碍，无需传统酸、麻、胀、痛得气感。（林超岱腹针处方图 185-1）

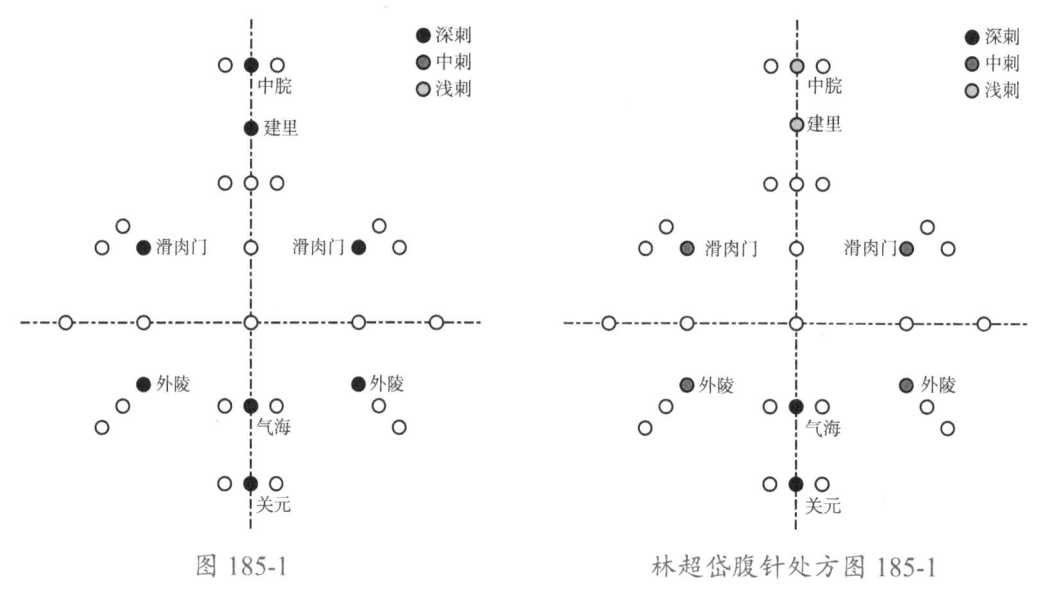

图 185-1　　　　　　　　　　林超岱腹针处方图 185-1

【186 案】

　　某患者，女，30 岁。2004 年 6 月 12 日初诊。双侧耳鸣，右侧甚于左侧，渐进加重 1 年余。1 年前，因患前庭神经炎，在市某医院五官科住院治疗后不久即发生耳鸣，起初症状不重，未予重视，后逐渐加重，右侧较左侧重，曾在五官科门诊给予扩管（药物不详）及维生素治疗未效。刻诊：耳鸣，声似蝉鸣，有时像飞机轰鸣声，有时体位改变（以卧位为主）后耳鸣减弱，心烦失眠，纳可，二便调。检查：外耳（－），听力正常，右颞部耳尖上方相当于率谷穴区约 1 元硬币范围有明显压痛，后项部相当于风池穴区有压痛，开口位 X 线片提示寰枢关节略显不对称。舌质红、苔薄黄、脉弦细。西医诊断：神经性耳鸣。中医诊断：耳鸣，辨证属少阳枢机不利，气机不畅。取外关（双）、足临泣（双）交叉行针手法，加风池（双）、率谷（右）针刺，每日 1 次，每次留针 30 分钟。治疗 1 周后耳鸣无明显减轻，因考虑本例病程较久，久病及肾，肾水不足而不能制约心火而致心肾不交，遂加用腹针：中脘、下脘、气海、关元、商曲（双）、滑肉门（双）、阴都（右）、大横（右）。治疗 1 次后，耳鸣即有减轻，效不更方，坚持治疗 21 天而愈。随访 1 年未发。按：耳鸣是五官科常见多发病，却又是难治性疾病，病因未明，多诊断为神经性耳鸣，治疗多乏有效措施。中医认为，耳乃肾之窍，足少阴之所主，然十二经之中除足太阳、手厥阴外，其余十经皆有经络入耳。《诸病源候论·耳鸣候》曰："劳动经血，而气血不足，宗脉则虚，风邪乘虚，随脉入耳，与气相击，故为耳鸣。"故治疗时当辨证分清虚实，叶天士曰："体虚失聪，治在心肾，邪干窍闭，治在胆经。"本例患者平时工作繁忙，劳心过度，起病之初为邪实之证，但久病及肾，肾虚，心火上扰不宁，出现心肾不交之象，故用常规方法乏效。而腹针八廓取穴法中，中脘为离卦属心火，关元为坎卦属肾水，右大横为震卦属雷，主肝胆，与下脘、气海相配，既有清心火滋肾水作用，又有疏利少阳气机作用，故能短期内取效，是治本之法。（图 186-1）

［杨贤海，柴进华，袁发慧.腹针治疗五官科疾病验案三则.中华中医药杂志，2007，22（8）：532.］

　　点评：同意本案腹针处方及其体会。（林超岱腹针处方图 186-1）

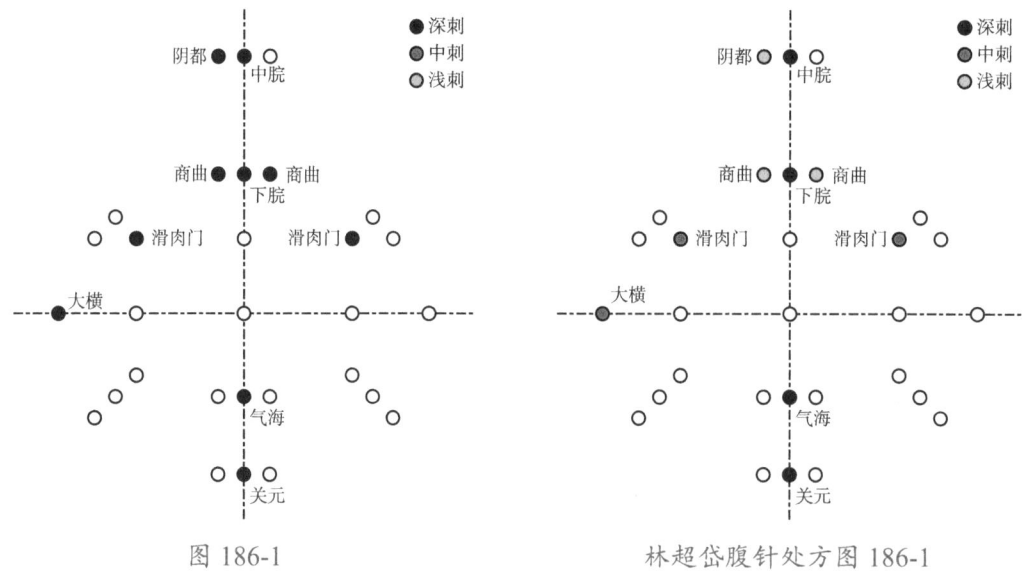

图 186-1　　　　　　　　　　　　林超岱腹针处方图 186-1

【187 案】

　　金某，男，65 岁，退休干部。2006 年 7 月 20 日初诊。自述 30 年前患感冒后出现耳鸣现象，后越来越甚。现左耳轰鸣完全失聪，且经常出脓水；右耳靠助听器可稍听到声音。头晕、头胀、面赤、二便正常。舌淡，舌尖红，苔白腻，舌体肥大边有齿痕，脉浮有力。诊断：耳聋耳鸣（脾肾阳虚）。治疗：主方为引气归元、腹四关、双大横、翳风，留针 30 ~ 40 分钟，每日 1 次，10 日 1 个疗程。针后患者诉说很舒服，和以往针灸（传统针灸）感觉不同，好像整个身体状况都在改善。治疗 2 个疗程后，发现患者不用助听器了。问之才知道不用助听器也可以听到声音了，右耳耳鸣声明显好转，似有开窍之感。3 个疗程后，患者高兴地告知，右耳可以在清晨听到小鸟叫声，安静的时候亦可以听到石英钟秒针滴答声，和正常耳朵无区别了。治疗 6 个疗程后，左耳耳鸣声减轻，不再流脓水，偶有开窍之感，但未取得全效。（图 187-1）

　　　　　［李仁淑.腹针"引气归元"、"腹四关"临床应用案例.首届全国腹针学术研讨会会议论文集，2007（3）：184.］

　　点评：本案腹针处方正确。（林超岱腹针处方图 187-1）

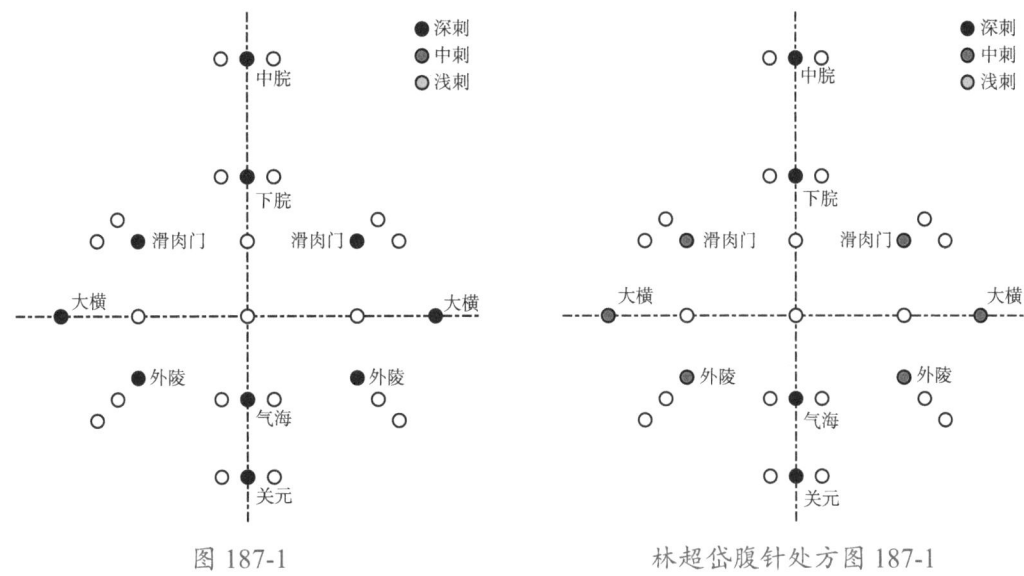

图 187-1　　　　　　　　　　　　林超岱腹针处方图 187-1

【188 案】

尹某，男，70 岁，退休干部。2006 年 7 月 29 日初诊。自述 10 年前链霉素过敏，渐耳鸣耳聋。现头晕不清，纳可，二便正常。舌淡红无苔，关脉稍有力，余弱。诊断：耳鸣耳聋。治疗：主方为引气归元、腹四关、双气穴、双商曲、双阴都，留针 30～40 分钟，每日 1 次，10 日 1 个疗程。针后耳部立刻有舒适感，感觉头清，两耳如开了扇大门，高呼"肯定有效"。1 个疗程后，和患者对话已不必高声。2 个疗程后，患者如常人，结束治疗。（图 188-1）

［李仁淑 . 腹针"引气归元"、"腹四关"临床应用案例 . 首届全国腹针学术研讨会会议论文集，

2007：184.］

点评：本案处方正确。187 案及本案处方主穴均为"引气归元""腹四关"，虽病情有差异，然都获良效，是因"引气归元"可以调整脏腑以产生气血，"腹四关"可以输布气血、疏通经气。我们再次体会到薄智云教授经典处方的伟大之处。（林超岱腹针处方图 188-1）

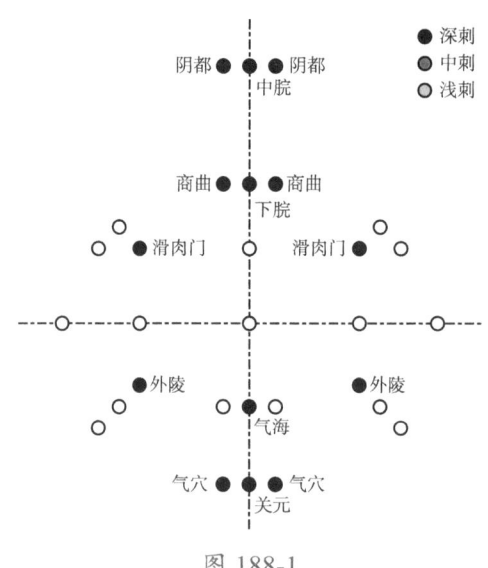

图 188-1

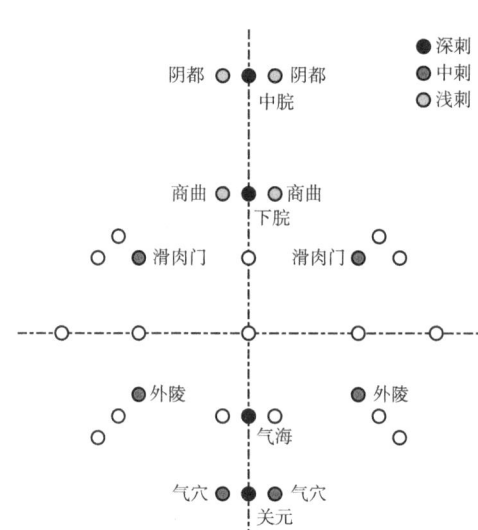

林超岱腹针处方图 188-1

耳　痛

【189 案】

杨某，女，75 岁。2013 年 3 月 15 日初诊。左耳刺痛 3 天。3 日前，患者无明显诱因出现左耳内刺痛，耳内无疱疹，耳内刺痛影响睡眠。患者有糖尿病史 16 年，平素服用拜糖平等药物控制血糖。曾行颈部 B 超检查示：颈动脉硬化，斑块形成。颈部 MRI 示：颈椎排列不齐，退行性改变。查体：左耳外耳无压痛，无流脓溢液。舌红、苔黄腻，脉弦数。诊断：耳痛，证属肝胆火旺，湿热内盛。治拟清肝泻胆、清热利湿。穴取：中脘（浅刺）、下脘（深刺）、水分（深刺）、气海（深刺）、关元（深刺）、患侧阴都（浅刺）、健侧商曲（中刺）、患侧滑肉门（中刺）。留针 30 分钟后，按针刺顺序起针，患者诉耳内刺痛消失。（图 189-1）

［刘菁，张舒雁. 腹针治疗急性痛证验案举隅. 山西中医，2013，29（9）：38.］

点评： 同意本案处方。（林超岱腹针处方图 189-1）

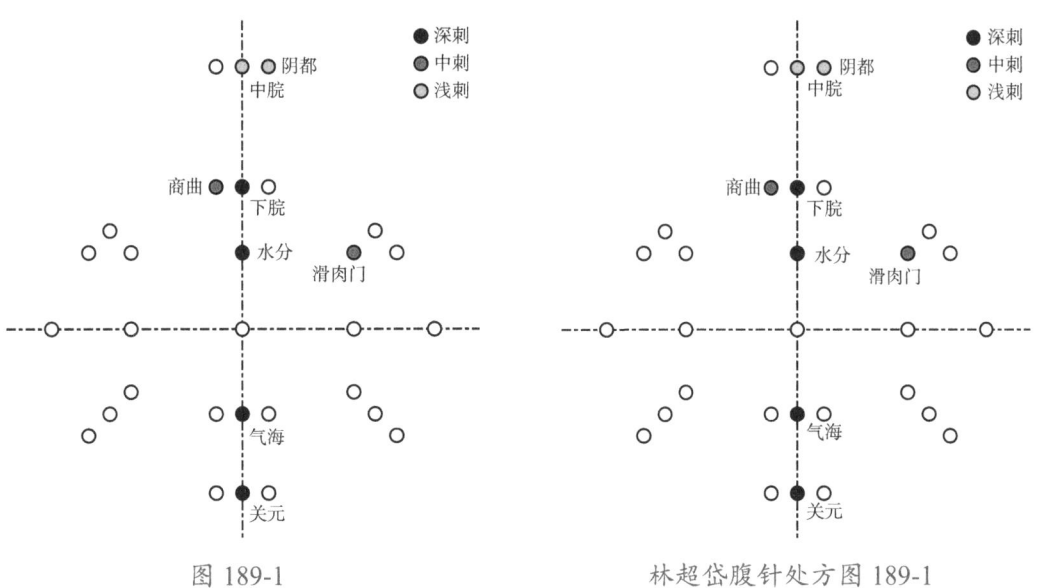

图 189-1　　　　　　　　　　林超岱腹针处方图 189-1

过敏性鼻炎

【190 案】

陈某，女，30 岁，职员，杭州宁波人。2010 年 10 月 18 日初诊。患者两年前冬季因工作压力过大，身体较虚弱，感冒后鼻塞、流涕、打喷嚏反复发作。后每遇寒冷及闻到刺激性气味便加重。后于宁波当地医院的五官科就诊，诊断为过敏性鼻炎。予抗过敏药物等治疗（具体不详），但疗效欠佳。今年入秋后，鼻塞、流涕、打喷嚏发作较前频繁。平素胃纳一般，大便偏稀，小便无殊。观其面色较为苍白，舌质淡红，苔薄白腻，诊其脉细。此乃正气不足，腠理疏泄，卫表不固，脾肺气虚则津液停聚，风邪、寒邪或异气侵袭，寒邪束于皮毛，阳气无从泄越，故喷而上。处方：中脘、下脘、气海、关元、双侧天枢，以脐部为中心，分别向坤卦、艮卦及乾卦方向斜刺；双侧迎香向上斜刺，留针30 分钟（图 190-1）。二诊（10 月 22 日）：患者自述针刺后两日，鼻塞、流涕、打喷嚏的发生频率较之前减少，舌质淡红苔薄白腻，脉细。处方与一诊同。三诊（10 月 28 日）：患者自述最近已很少出现每日长时间鼻塞的情况，近日天气变化明显，鼻塞、流涕、打喷嚏情况也未加重。处方：中脘、下脘、气海、关元、双侧天枢、建里两旁，并以脐部为中心，分别向坤卦、艮卦及乾卦方向斜刺；双侧迎香向上斜刺，留针 30 分钟（图 190-2）。后每周于门诊巩固治疗 1 次，随访病情控制好。

［宣丽华.腹针治疗过敏性鼻炎体会.第二届全国腹针学术研讨会论文汇编，2011：102.］

点评：本案处方正确。过敏性鼻炎为难治病，需较长时间调治。建议加开腹四关中刺。（林超岱腹针处方图 190-1）

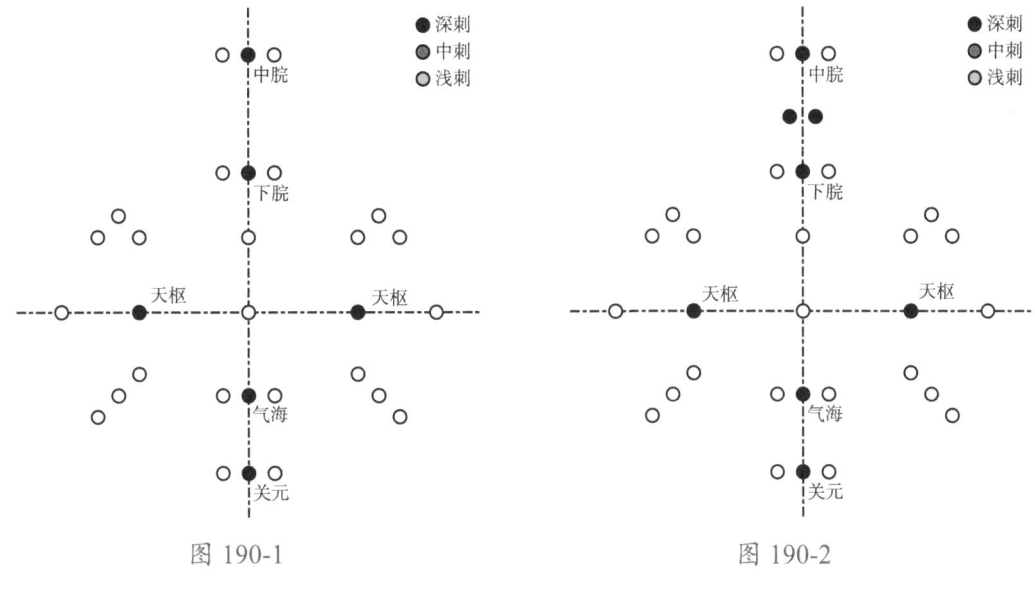

图 190-1   图 190-2

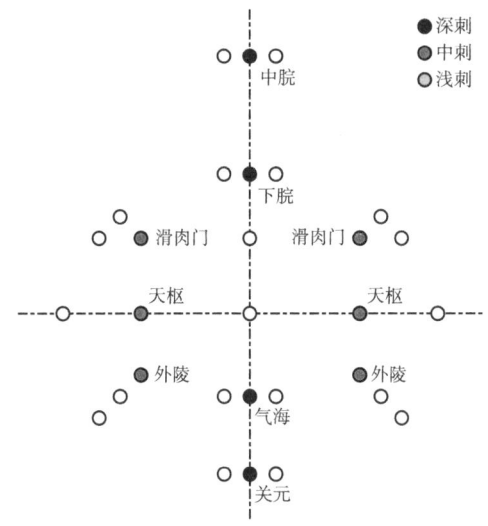

林超岱腹针处方图 190-1

【191 案】

黄某，男，25 岁。诉打喷嚏、流涕、鼻塞反复发作 5 年，加重半月。每年冬春两季过敏性鼻炎反复发作，每日发作累计 30 分钟，每年有将近半年的发作史。检查：鼻黏膜苍白水肿，双下鼻甲肿大，鼻中隔无明显偏曲，鼻道中未见脓性分泌物。诊断为常年性过敏性鼻炎。采用腹针疗法，针入 10 ~ 20 分钟后觉鼻塞症状减轻，流涕减少，1 疗程后（原文如此），症状基本消失，体征明显减轻；2疗程后，鼻甲水肿已消失，鼻黏膜颜色正常，临床症状和体征完全消失，随访2年未复发，临床判定为治愈。治疗取穴：引气归元（中脘、下脘、气海、关元）、商曲、滑肉门、上风湿点。配穴：中脘上穴。（图191-1）

［曾荣，陈晓玲，张艳勤.腹针治疗常年性过敏性鼻炎58例疗效观察.中医药导报，2009，15（1）：67.］

点评：本案处方正确。（林超岱腹针处方图191-1）

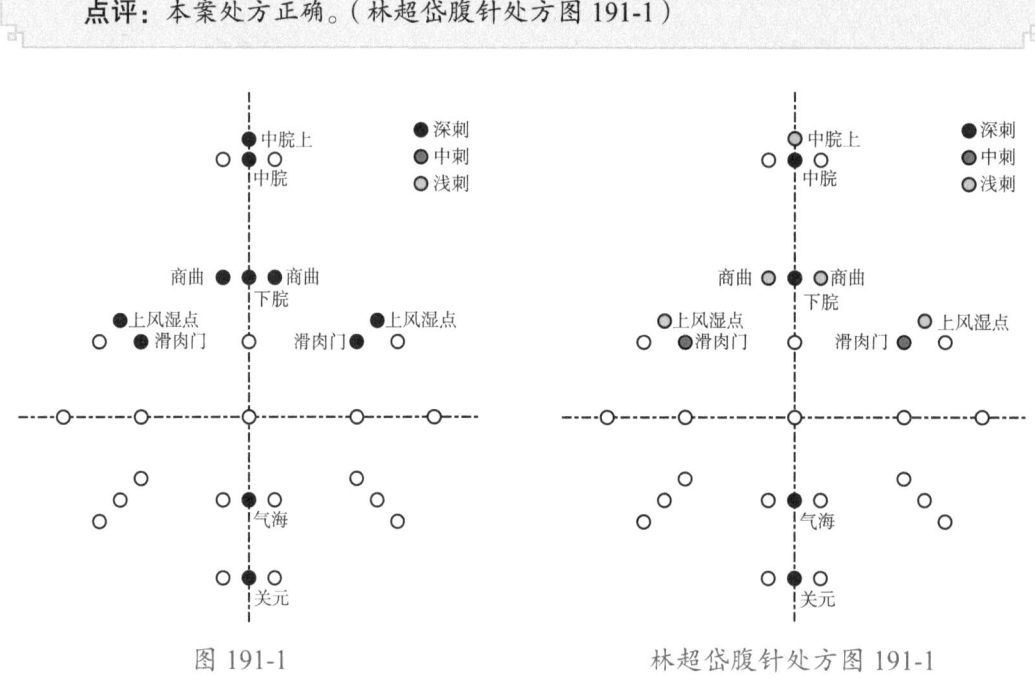

图191-1　　　　　　　　　　　林超岱腹针处方图191-1

【192案】

患者，女，50岁。因间断性鼻痒流涕4年余，于2013年5月12日就诊。患者于2009年春季出现鼻痒，喷嚏，流大量清水样涕，于北京某医院诊为过敏性鼻炎，予抗过敏药物口服治疗。近4年来，每年春季发病，采用口服抗过敏药物配合中药汤剂服用，症状控制尚可。本次就诊时患者诉鼻痒难忍，一次连续打喷嚏个数达10个以上，每日擤鼻次数达10次以上，鼻塞程度常需用口辅助呼吸，严重影响正常工作和生活。伴有眼痒、咽痒等不适，面色晦暗，眼周黑眼圈明显，乏力倦怠，少气懒言，纳少，眠差多梦，小便正常，大便溏。舌质淡暗，苔腻，脉沉细。诊断：过敏性鼻炎。辨证：肺脾气虚。治疗原则：健脾益肺通窍。取穴：引气归元（中脘、下脘、气海、关元）、气旁（双）、气穴（双）、滑肉门（双）、上风湿点（双）、中脘上。操作：使患者暴露腹部，常规皮肤消毒，选用 0.20mm×40mm 毫针针刺，留针 30 分钟，用红光灯照射腹部。每星期治疗 3 次。引气归元深刺，气旁、气穴、滑肉门中刺，上风湿点、中脘上浅刺。双侧迎香斜刺。第一次治疗后患者诉鼻塞好转，打喷嚏次数减少。按上方再针 3 次后，无明显鼻塞，一次连续喷嚏个数在 3 个以下，眼痒、咽痒程度明显减轻，乏力感减轻。共治疗 12 次，患者已无连续喷嚏，鼻痒、鼻塞流涕症状消失，眼痒、咽痒感消失，面色较就诊时有光泽，眼周黑眼圈变淡，夜间睡眠多梦情况好转，无明显乏力倦怠感，大便成形。（图 192-1）

［刘曦，刘云霞.腹针疗法治疗过敏性鼻炎临床体会.第十七届针灸对机体功能的调节机制及针灸临床独特经验研讨会会议论文集，2014：2.］

点评： 本案处方正确。与上案相比加了双气旁、双气穴，增强补肾功能，亦有道理。（林超岱腹针处方图 192-1）

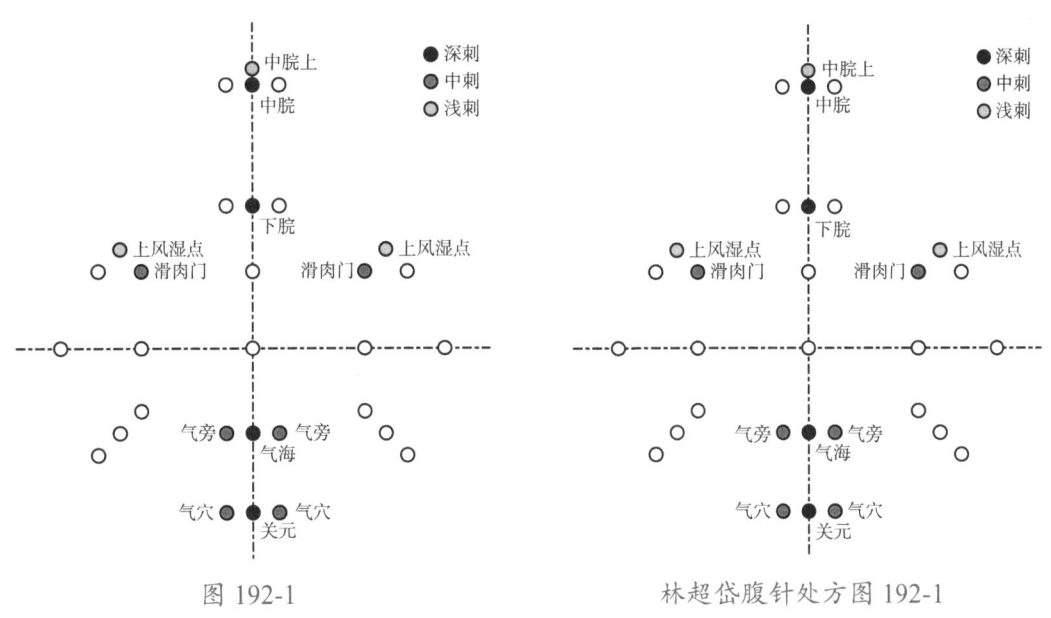

图 192-1   林超岱腹针处方图 192-1

鼻部不适

【193 案】

　　女性患者，35 岁，在我院神经科住院，患者自述鼻部自 10 余年前出现类似胀、塞的不适感，不适感常在平躺后出现，可经一两小时后自行缓解，曾在多家大型医院耳鼻喉科就诊，进行如鼻窦 CT 等检查均未发现鼻部异常，按照鼻窦炎进行治疗亦无任何效果，曾寻求针灸治疗，在鼻部附近取穴进行治疗亦无明显效果。因患者后至某大医院诊治，接诊医生考虑为神经系统疾病，故来我院神经科住院治疗。我院神经科医生亦无法做出准确诊断，考虑为神经官能症？笔者会诊后尝试以腹针治疗。取穴：引气归元、商曲（双，浅刺）。针刺时患者恰有以上不适，留针半小时后再去看病人，病人诉针刺后约 15 分钟自觉鼻部不适感马上消失。次日再去看病人，患者诉昨日整天未出现鼻部不适，再针刺 1 次后患者因经济原因临床出院，未能知其最终结局。（图 193-1）

［朱晓平 . 腹针临床应用心得 . 首届腹针国际学术研讨会论文汇编，2005：271.］

点评：本案处方正确。（林超岱腹针处方图 193-1）

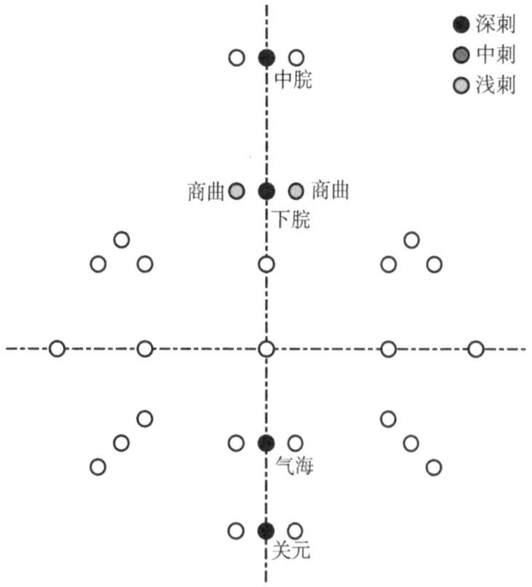

图 193-1 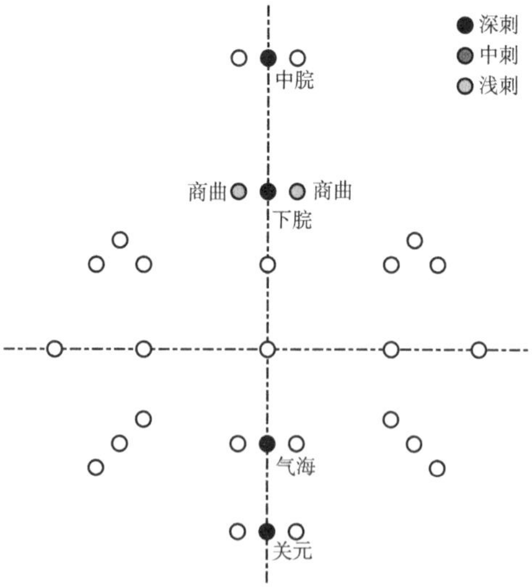　　　　　　　　　　林超岱腹针处方图 193-1

口腔溃疡

【194 案】

　　于某，36 岁。2006 年 1 月就诊。主诉：月经前期口腔溃疡两年，口服中药、西药疗效不明显，每月从排卵期开始出现口腔溃疡数个，面积为黄豆大小，多起在舌根或下唇内侧，说话、吃饭都受影响，情绪郁闷，痛苦异常，睡眠多梦，舌红少苔，脉弦紧。证属肝肾阴虚，冲任不足。治宜调补肝肾，益养冲任。取穴中脘、下脘、气海、关元、气穴（双）、右上风湿点，经两个周期（原文如此）治疗痊愈，随访半年未复发。体会：取引气归元组穴补脾益肾，双气穴加强补肾阴功能，右上风湿点是八廓穴的肝位，深刺能够疏肝理气，诸穴共用调肝补肾使冲任得养。月经前期口腔溃疡，西医认为是内分泌失调，多用补充维生素、口腔溃疡膜等对症治疗，难以根除。针灸疗法是自然疗法，无毒副作用，尤其腹针疗法，具有安全、无痛、高效、快捷的特点，更易被患者接受。（图 194-1）

［马学青 . 腹针验案两则 . 首届全国腹针学术研讨会会议论文集，2007：140.］

点评：同意本案处方及其体会。（林超岱腹针处方图 194-1）

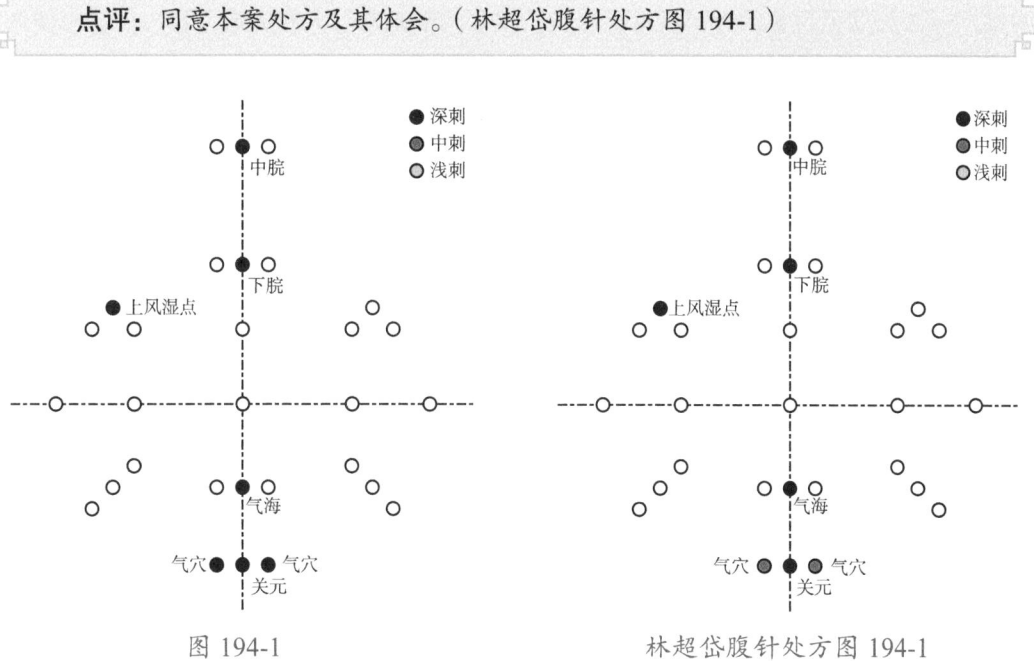

图 194-1　　　　　　　　　　　林超岱腹针处方图 194-1

【195 案】

患者，男，38 岁。患复发性口腔溃疡 30 余年。患者诉自儿童时期开始口腔溃疡反复发作，时轻时重，与情绪变化相关。近 20 年来口腔溃疡发作频率增高，终年不断，最多时起 9 个溃疡，小如米粒，大如玉米粒，散在分布于口腔内，溃疡边缘色红，表面附着有白色或黄色假膜，溃疡内陷，灼热疼痛，无法进食，若进食需用麻醉药漱口，严重影响生活质量，曾多次就诊于当地医院。经检查，除外白塞病，诊断为复发性口腔溃疡。每次发作时静点抗生素、激素或用口腔喷雾剂治疗，症状可以缓解。伴随症状：口干，唾液分泌少，头痛，失眠，心烦，纳差，因疼痛不愿进食，大便溏薄，日 2～3 次。舌质淡，舌尖红，苔薄白，脉沉细。取穴：中脘、下脘、气海、关元、大横、气穴、气旁、上风湿点、双神门。常规皮肤消毒，选用 0.18mm×40mm 毫针。中脘、下脘、气海、关元、气穴、气旁用深刺，大横、上风湿点用中刺，神门穴用泻法。留针 30 分钟，腹部用红光灯照射。第一周连续针刺 5 次，第二周针刺 3 次，第三周针刺 2 次。治疗第一次后患者诉自觉唾液分泌增多，口干症状减轻，睡眠好，感觉周身舒适。继续治疗 3 次后，口腔溃疡缩小，溃疡内陷程度减轻；治疗 2 周后患者诉溃疡个数减少，无新发溃疡。共治疗 10 次，原有溃疡均愈合，未见新发溃疡出现。饮食睡眠好，大便成形。随访患者一年，每当劳累时偶有新发口腔溃疡出现，且溃疡个数少，1～2 个，溃疡面很小，疼痛不明显，2～3 天即可自愈，无明显口干症状，饮食睡眠正常。大便成形，日一行，小便调。（图 195-1）

［刘云霞，张倩.薄氏腹针治疗复发性口腔溃疡 1 例.中国民间疗法，2013，21（4）：15.］

点评：同意本案处方。双神门不用亦可。（林超岱腹针处方图 195-1）

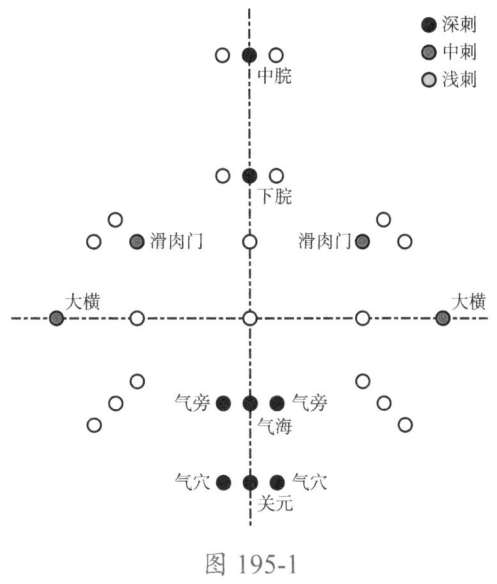

图 195-1

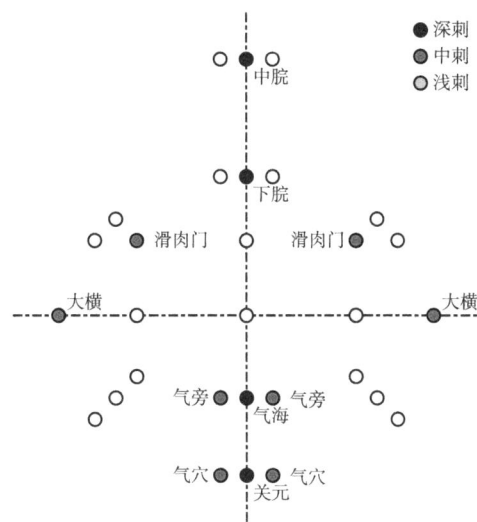

林超岱腹针处方图 195-1

声带麻痹

【196 案】

　　某患者，女，60 岁。2003 年 7 月 4 日初诊。感冒后出现声音嘶哑逐渐加重不能发声 1 个月，经我市某医院五官科诊断为左侧声带麻痹，给予相应治疗无缓解而转针灸科治疗。刻诊：除发声困难外，精神极度疲惫，需人搀扶行走，伴有心悸、胸闷、睡眠欠安、纳少，二便尚调。喉镜检查：见左侧声带位置低于右侧，吸气时左侧杓状软骨位置靠前，发声时则移向右侧声带之后，声门闭合不全。舌淡苔薄白，脉细弱无力。西医诊断：左侧声带麻痹。中医诊断：慢喉喑，肺脾气虚型。治疗以列缺、照海施交叉行针手法，加足三里、百会、天突治疗 3 天，精神略有好转，但仍不能发声。遂加用腹针治疗，取中脘、下脘、气海、关元为主，辅以商曲（双）、滑肉门（双）、中脘下 0.5 寸旁开 0.3 寸（左），按候气、行气、催气三步行针后留针 30 分钟，并于神阙穴加灸。起针后患者即觉精神大振，咽部清爽、舒适。如此治疗 21 天，患者发声正常，一切伴随症状消除。随访 3 年未发。按：声带麻痹是耳鼻喉科常见病，可发生于一侧或两侧，单侧发病左侧多于右侧，周围神经麻痹与感染、肿瘤、脑水肿、药物中毒等因素有关，约有 1/3 的患者找不到病因。西医针对病因治疗，疗效不一。中医认为本病属急喉喑、慢喉喑之类。实证按肺热、痰浊、瘀阻辨证，虚证则从肺肾阴虚、肺脾气虚入手。中脘、下脘均属胃脘，两穴具有理中焦、调升降的作用，因手太阴肺经起于中焦，故兼有主肺气肃降的功能。气海为气之海，关元培肾固本，肾又主先天之元气。因此，四穴合用寓"以后天养先天"之意，有治心肺、调脾胃、补肝肾的功能，是治疗慢性病、疑难病的有效处方。本证为肺脾气虚，以中脘、下脘培土生金，气海、关元大补元气则肺气足而金自鸣。（图 196-1）

［杨贤海，柴进华，袁发慧.腹针治疗五官科疾病验案三则.中华中医药杂志，2007，22（8）：532.］

　　点评：同意本案处方及其体会。其方解主要学习自薄智云教授的《腹针疗法》有关论述。（林超岱腹针处方图 196-1）

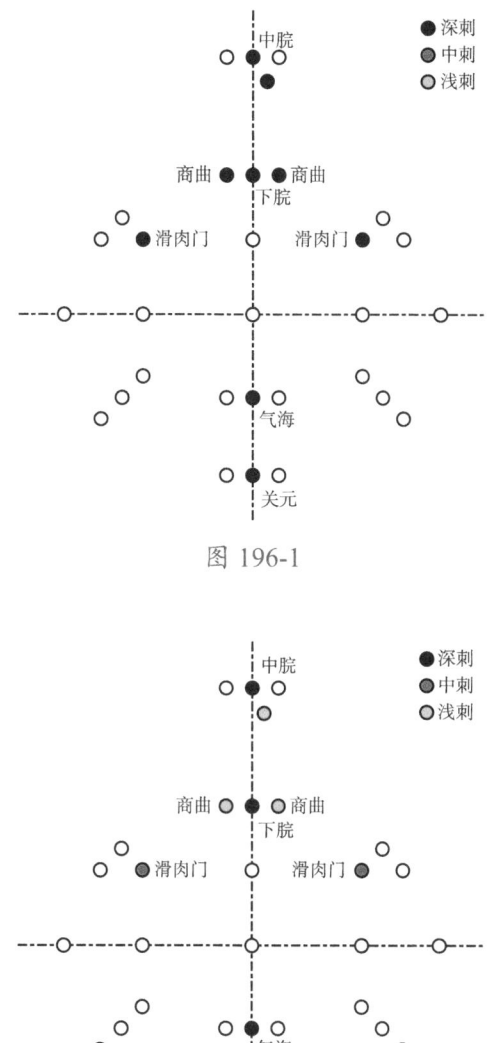

图 196-1

林超岱腹针处方图 196-1

甲状腺癌术后失音

【197 案】

患者，男，32 岁，主因"失音 2 个月余"于 2012 年 9 月 3 日就诊。患者于 2003 年因右侧甲状腺癌行右侧甲状腺部分切除术，术后无特殊不适。2012 年 7 月体检时发现左侧甲状腺癌，7 月 20 日于北京某医院行双侧甲状腺切除术，术中见右侧喉返神经周围组织严重粘连，喉镜示：声带不全麻痹。术后第二天即出现失音，完全不能发声，伴咽部堵塞感明显，饮水呛咳，气短乏力，严重影响正常工作和生活。患者身材较为瘦弱，纳少，多食后饱胀感明显，睡眠可，大便溏薄，小便调。舌暗，苔薄白，脉滑、沉取无力。辨证：脾肾气虚。治法：补脾纳肾。取穴：引气归元（中脘、下脘、气海、关元）、气旁（双侧）、气穴（双侧）、滑肉门（双侧）、大横（双侧）、商曲（双侧）、中脘下。操作：使患者暴露腹部，常规皮肤消毒，选用 0.18mm×40mm 毫针，腹部诸穴施以补法，留针 30 分钟，腹部用红光灯照射。每周治疗 3 次。针刺深度：引气归元、大横、商曲深刺，气旁、气穴、滑肉门中刺，中脘下浅刺。治疗效果：初诊次日患者即发声说话，但声音很小。按上方又针 3 次后，患者可发出较大声音，语音也较为清亮，饮水呛咳症状基本消失，但说话较多时仍有乏力感。继续针刺 3 次后，基本能正常发音，咽部堵塞感好转，饮水呛咳症状消失，至下午说话多后仍有气短乏力。共治疗 9 次后，患者发音已基本如常人，自觉恢复至术前声音的 90%，偶有咽部堵塞感，话多后乏力症状减轻，已可连续说话数小时。继续巩固治疗 3 次，患者声音完全恢复，气短乏力症状消失，食后无腹胀，大便成形，睡眠好，至 2012 年 10 月已经恢复正常工作。（图 197-1）

［刘云霞，杨媛.薄氏腹针治愈甲状腺癌术后失音 1 例.中医杂志，2013（7）：630.］

点评：同意本案处方。（林超岱腹针处方图 197-1）

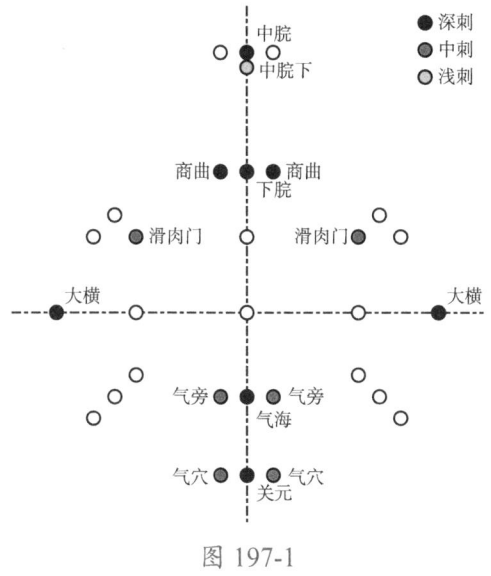

图 197-1

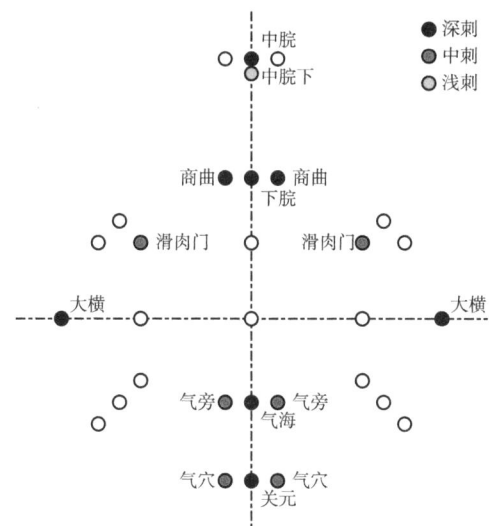

林超岱腹针处方图 197-1

痉挛性发声障碍

【198 案】

　　患者，女，51 岁。发声困难 3 年余，于 2012 年 9 月 6 日初诊。病史：患者于 2009 年 11 月份因感冒患急性喉炎，后又因连续出差劳累，在工作中突然出现声音嘶哑，发声困难，不能完整讲完一句话，最严重时表现为仅能说 2～3 个字，劳累后症状明显，伴有气短、周身乏力，严重影响生活和工作。曾就诊于北京多家三甲医院耳鼻喉科，诊断为"声带痉挛"。西医治疗方案是声带局部给予 BOTOX 封闭治疗，以缓解声带痉挛状态。患者拒绝该治疗方案，为求中医治疗就诊我科。症见：声音嘶哑，发声无力，嗓音颤动，发声不连贯，每次只能说 2～3 个字，气短乏力，面色萎黄。舌胖，边有齿痕，苔白，脉细。西医诊断：痉挛性发声障碍。中医诊断：喉喑（肺脾气虚）。予腹针治疗，取穴如下：引气归元、左大横（深刺），气旁、上风湿点（中刺），中脘下、商曲（浅刺）。使患者暴露腹部，常规皮肤消毒，选用 0.18mm×40mm 毫针。留针 30 分钟。当日治疗后，声音嘶哑明显改善。每周治疗 3 次。治疗 5 次后，患者说话无间歇，声调平和，无声音嘶哑，发音恢复如常。后改为每周治疗 2 次，继续治疗 5 次愈。至今随访，未见复发。（图 198-1）

［刘云霞，赖慧容 . 薄氏腹针治愈痉挛性发声障碍 2 例 . 针灸临床杂志，2013，29（12）：11.］

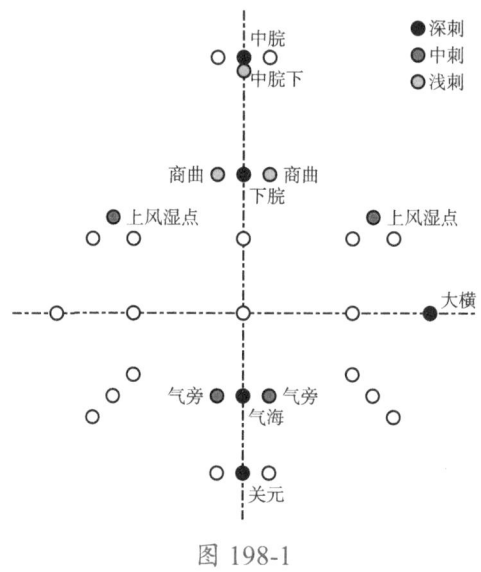

图 198-1

【199 案】

　　患者，女，24 岁。声音嘶哑颤抖、发声困难 2 个月，于 2012 年 12 月 17 日就诊。病史：患者于 2012 年 10 月份因感冒后引起急性喉炎，出现发声困难，就诊于北京某三甲西医院耳鼻喉科，诊断为"声带痉挛"，予强的松、阿昔洛韦等口服消炎、抗感染，症状未见好转，严重影响其工作，为求中医治疗就诊我科。症见：发声困难，声音颤抖，每次仅能说几个字，不能连续发音，喉中有异物感，周身倦怠乏力，纳可，大便黏腻。舌淡、苔白腻，脉细。西医诊断：痉挛性发声障碍。中医诊断：喉暗（肺脾两虚）。予腹针治疗，取穴如下：引气归元、双大横（深刺），气旁、上风湿点、水分（中刺），中脘下、商曲（浅刺）。使患者暴露腹部，常规皮肤消毒，选用 0.18mm×40mm 毫针。留针 30 分钟。当日治疗后，说话间断明显好转，仍有声音嘶哑。2 日后再针，说话流畅，倦怠乏力感明显减轻，但诉口干、咽干，故选穴在首日基础上去掉水分。后每隔 2 天治疗 1 次，前后共治疗 6 次，患者声音嘶哑完全消失。继续调理巩固 10 次，感觉良好，停止治疗。（图 199-1）

　　［刘云霞，赖慧容.薄氏腹针治愈痉挛性发声障碍 2 例.针灸临床杂志，2013，29（12）：11.］

> **点评：**同意上两案处方。（林超岱腹针处方图 198、199-1）

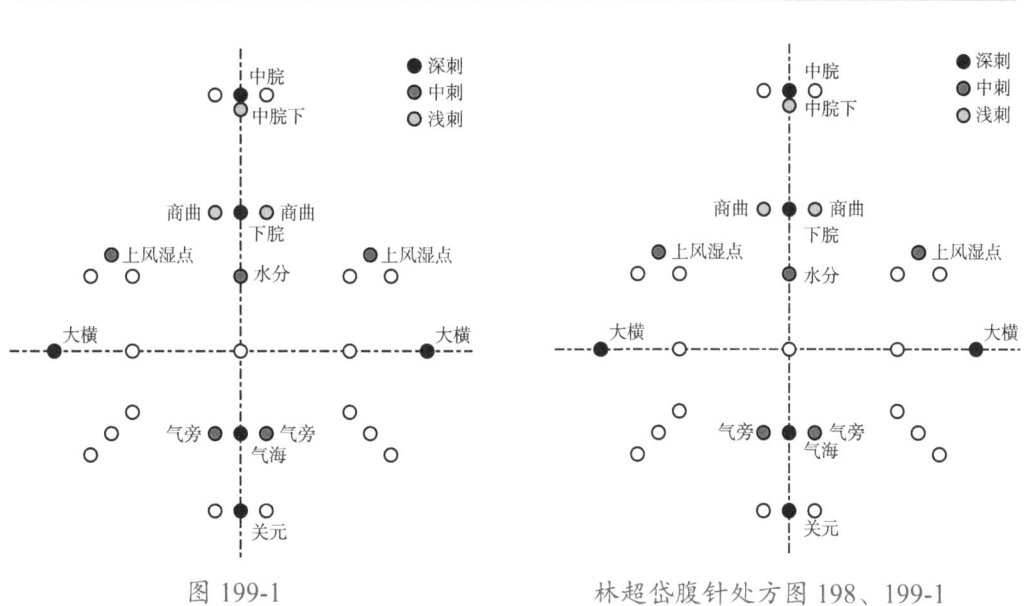

图 199-1　　　　　　　　　　　　　　　林超岱腹针处方图 198、199-1

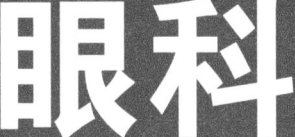

眼科

青 盲

【200 案】

患者，女，50 岁。2009 年 11 月 19 日初诊。主诉：视物模糊。病史：患者患白内障、青光眼、虹膜睫状体炎多年，高血压病史。近日视力较前下降，视物模糊明显，视物成双，右眼明显，纳可，眠安。舌红，苔白，脉弦滑。诊断：青盲，肝肾阴虚型。治疗：中脘、下脘、气海、关元、水分、双商曲、双天枢、右大横、右滑肉门、双气穴、双水道（图 200-1）。二诊：2009 年 11 月 26 日。针后视物成双、视物模糊、有黑点均减轻。治疗：中脘、下脘、水分、关元、双气穴、右中脘上 0.5 寸外 0.5 寸、双水道、双商曲、中脘下、关元下、双滑肉门（图 200-2）。三诊：2009 年 12 月 17 日。针后双眼视物云雾感减轻。治疗：中脘、下脘、气海、关元、水分、双中脘上 0.5 寸外 0.5 寸、双商曲、双天枢、双气穴、右滑肉门（图 200-3）。四诊：2009 年 12 月 19 日。视物较前清晰。治疗：中脘、下脘、水分、气海、关元、双商曲、右中脘上 0.5 寸外 0.5 寸、双气穴、双水道、右肓俞、右天枢、右大横、右滑肉门（图 200-4）。按：八廓中每一廓都对所主脏腑有独特的治疗作用，并对内脏的平衡调节起着重要的作用。此患者除主穴外，还加取大横、滑肉门。右大横为雷，为震，主肝胆。本患者肝肾阴虚，故取坎、震之位的穴位，调节肝肾。坎位有调节肝肾、使水火既济之功。

［李然，王丽平．王丽平腹针疗法治疗青盲经验．中国民间疗法，2013，21（1）：9.］

点评： 同意本案处方及其演变。"青盲"是难治病症，从本案四诊处方变化可深深感受到中医、腹针之妙。建议加双外陵中刺更宜。（林超岱腹针处方图 200-1）

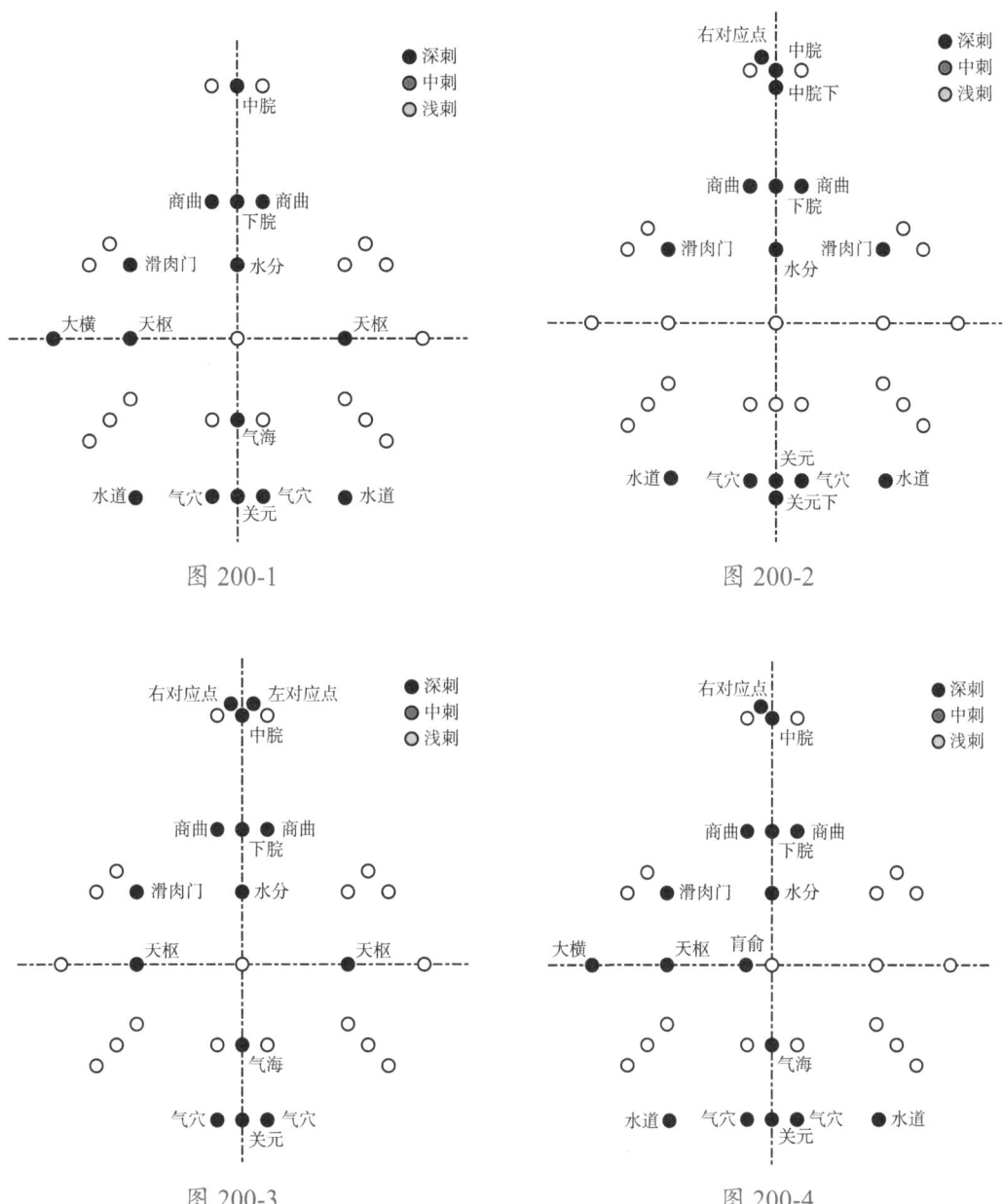

图 200-1

图 200-2

图 200-3

图 200-4

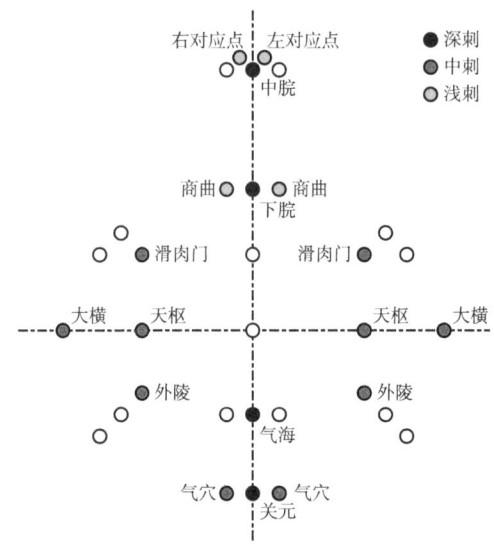

林超岱腹针处方图 200-1

【201 案】

患者，男，10 岁。初诊时间：2010 年 4 月 3 日。主诉：左眼视力下降 5 个月。现病史：患者 5 个月前体检时发现视力下降至左 0.8，右 1.0，时有眼干，视物不清，偶感胀痛，持续几秒钟自行缓解，偶感耳鸣如潮，无头晕、头痛。自诉学业较重，书写时间长，但看电视、电脑时间很少。曾就诊于多家医院。查眼压高，左眼 24mmHg，右眼 19mmHg。视力：左眼 0.5，右眼 1.0。查杯盘比大，考虑"生理性杯盘比大"，暂排除青光眼，未应用降眼压药物，于我院服中药后眼压降至 13 ～ 14mmHg。就诊于王丽平主任医师门诊。刻下症：左眼视物不清，情绪急躁易怒，纳食欠佳，眠可，多梦，小便黄，大便干，2 ～ 3 日一行。舌边尖红，苔白稍腻，脉弦。既往史：鼻窦炎病史 3 年，否认肝炎、结核等传染病史，否认药敏史。诊断：西医：眼压升高；中医：青盲。脾失健运，肝胃不和。治疗：针灸取穴：中脘、关元、双滑肉门、双外陵、双大横（图 201-1）。方药：茯苓 20g，白术 10g，肉苁蓉 15g，焦三仙 30g，鸡内金 6g，枳壳 6g，厚朴 6g，牡丹皮 6g，泽泻 9g，3 剂。二诊：2010 年 4 月 8 日。仍视力下降，眼胀痛。取穴：百会、中脘、关元、水分、双天枢、双滑肉门、双水道（图 201-2）。方药：茯苓 20g，白术 10g，肉苁蓉 15g，焦三仙 30g，鸡内金 6g，枳壳 6g，牡丹皮 6g，泽泻 9g，莱菔子 15g，黄芪 15g。3 剂。三诊：2010 年 4 月 15 日。无眼胀眼痛，无头晕、头痛，饮食较前好转，大便干好转。取穴：百会、神庭、双安眠、中脘、关元、水分、双滑肉门、双外陵、双大横、左水道（图 201-3）。方药：茯苓 20g，白术 10g，肉苁蓉 15g，焦三仙 30g，鸡内金 6g，枳壳 6g，牡丹皮 6g，泽泻 9g，莱菔子 15g，黄芪 30g，3 剂。按：从中医辨证角度来分析，该患儿虽为青光眼之病，但具形体消瘦、纳差等脾虚之证，采用腹针主要是从补虚调脾而治。造成眼压增高的主要原因是长期脾虚而致水液代谢失常，健脾利湿是其主要法则。取百会、神庭、安眠均可镇静安神，腹针中脘、关元以交通心肾，使肾水可上荣头目；取滑肉门、外陵以升清降浊、行气活血；取大横、天枢以健脾和胃。王丽平主任对于此类患者必取水道穴，以利水降压。同时该患儿配合中药补虚调脾，达满意疗效。

［李然，王丽平 . 王丽平腹针疗法治疗青盲经验 . 中国民间疗法，2013，21（1）：9.］

> **点评：**同意本案腹针处方及其演变。针药结合治疗"青盲"，效果会更有把握。
> （林超岱腹针处方图 201-1）

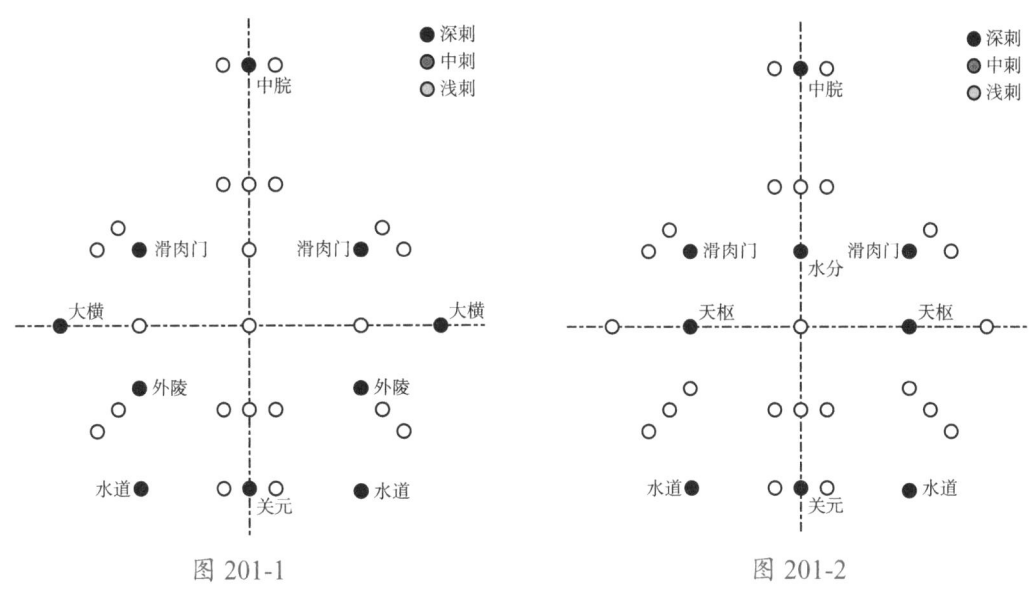

图 201-1　　　　　　　　　　　　　图 201-2

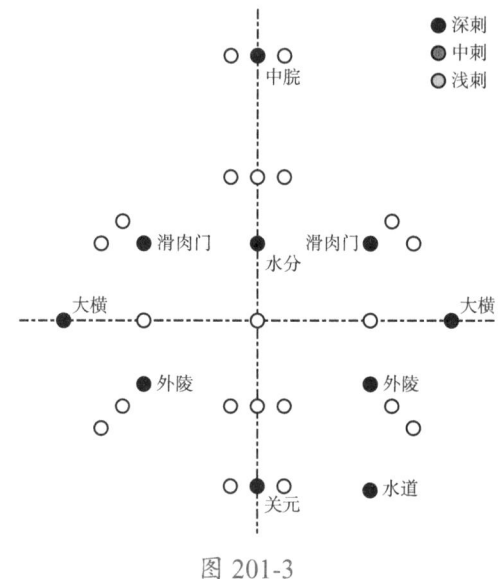

图 201-3

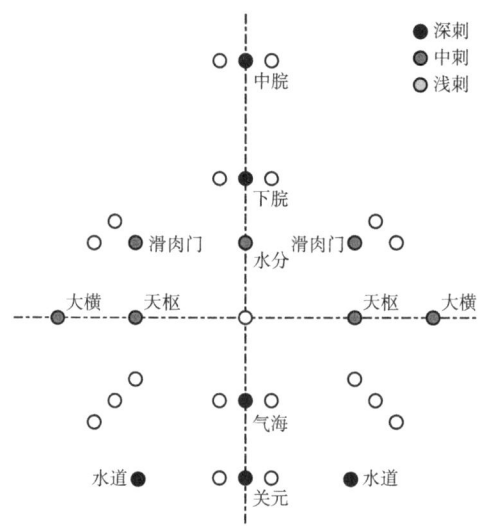

林超岱腹针处方图 201-1

特发性眶肌炎

【202 案】

马某，女性，70 岁。于 2014 年 3 月 3 日初诊。主因视物成双 1 月余来诊。现病史：患者 1 月前外感后出现双眼视物成双，右眼视物模糊伴有右侧头痛，右眼红肿伴轻度突出，无明显肢体活动不利，无眼睑下垂，就诊于北大医院。行眼眶 MRI 考虑为眶肌炎，患者拒绝激素治疗，为求针药治疗来诊。刻下症：右眼轻度肿胀，右眼内视、上视困难，形体肥胖，颜面轻度浮肿，头眩短气，喘息，小便少，大便可，夜寐尚安。舌质淡，苔白，脉沉弦。既往：高血压病史。辅检：头颅 MRI 示右眼内直肌、上斜肌、外直肌轻度不均匀肿胀，边界模糊，考虑为炎性改变。西医诊断：特发性眶肌炎。中医辨证：水湿停运、饮犯上焦。治以健脾治水，清利上焦。处方：茯苓 30g，桂枝 15g，白术 20g，甘草 12g，葛根 15g，蒲公英 20g。7 剂，水煎服，日 1 剂，分早晚两次温服。针灸：养老、合谷、复溜、百会、太阳、风池、引气归元、水分、双侧阴都、双侧滑肉门、双侧外陵、双侧水道，右眼代表区向病灶斜刺。患者针药结合治疗一次后复视基本消失。3 月 10 日复诊眼肌红肿明显缓解，视物模糊症状减轻，仍有轻度头眩，乏力气短，考虑热象渐清，气虚明显，故上方减蒲公英、葛根，加党参 12g，泽泻 12g，7 剂。3 月 17 日复诊右眼肿胀症状缓解，视物模糊明显好转，继续巩固治疗 1 个月后症状基本消失。按：以腹四关健脾，水分、水道利水，养老、复溜太阳少阴同用，一阴一阳，一表一里，配合腹部眼区穴位通阳化饮，腹三焦针刺上焦区以清热化饮。针药并用疗效显著。王丽平教授认为，影像学上眼肌增粗、模糊、水肿是水饮停留的证候表现，这也是本案治疗的切入点。治疗中抓住患者眼胀、面肿、头眩等饮犯上焦的特点，把水饮从三焦部位而论，有的放矢是本案取效的关键。（图 202-1）

［张树源，王丽平.王丽平教授应用苓桂术甘汤为主配合腹针临证经验.世界中西医结合杂志，2014，9（12）：1274.］

点评：同意本案腹针处方及其方义。（林超岱腹针处方图 202-1）

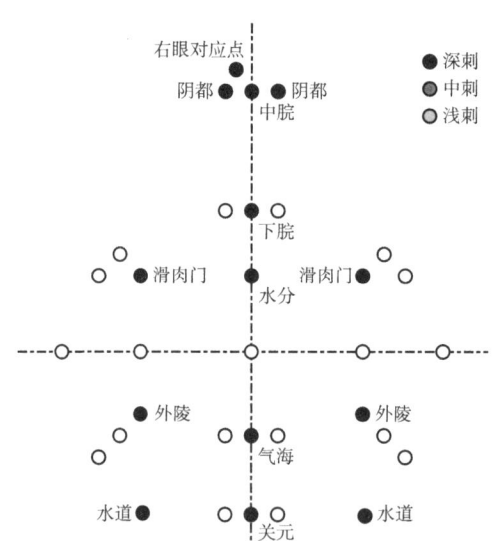

图 202-1

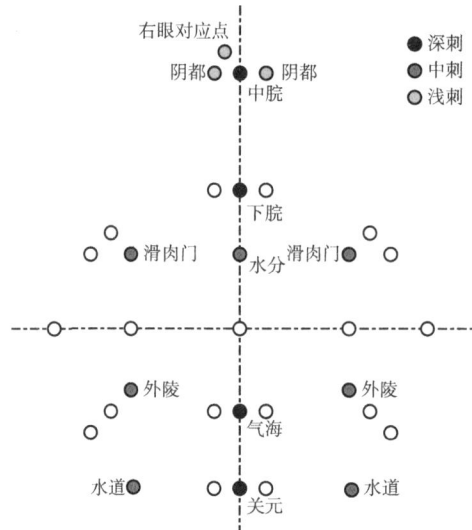

林超岱腹针处方图 202-1

皮肤科

黄 褐 斑

【203案】

张某，女，39岁，编辑。2005年5月13日初诊。有长期饮酒史，因工作紧张长期失眠。现病史：3个月前，患者出外游泳日晒后面颊及唇周出现淡褐色斑，并逐渐加重，尤以近1个月明显，伴有失眠，时头痛如针刺，月经先期，色暗有块，大便秘结，3～7日一行。曾自做面部按摩、面膜美容等，长期口服通便药，疗效不显。症见：面色晦暗灰黄，两颧、前额、眼周布满黄褐色斑，额部色斑呈深褐色，失眠、疲乏，右侧头部时有刺痛，胁肋胀痛，心烦易怒，月经周期不准，每次提前1～2周来潮，色暗有血块，大便秘结，舌质暗红、苔薄黄，脉沉细涩。腹针选穴：中脘、下脘、水分、滑肉门（双）、外陵（双）、上风湿点（双）。每周3次，治疗10次后患者色斑消退明显，尤以额部、眼周消退明显，睡眠良好，月经如期来潮，色红无血块，未服通便药，大便可1～2日一行。20次后患者颜面皮肤红润光泽，黄褐斑完全消退而告痊愈。（图203-1）

［米建平.腹针疗法为主治疗黄褐斑17例疗效观察.首届腹针国际学术研讨会论文汇编，2005：216.］

点评：同意本案处方。疗效不错。（林超岱腹针处方图203-1）

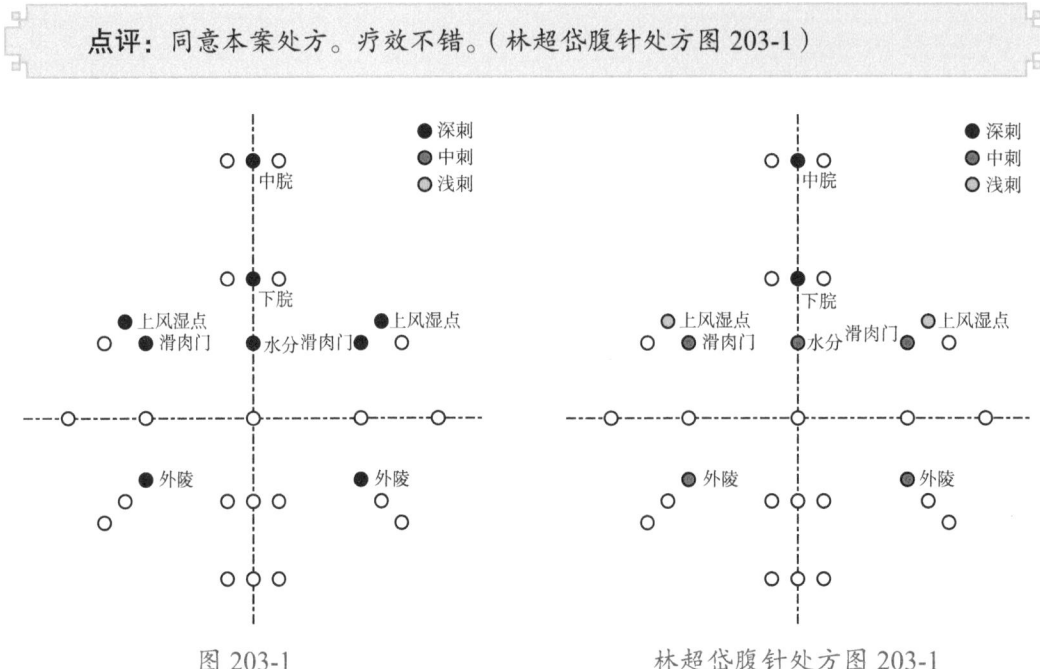

图203-1　　　　　　　　　　林超岱腹针处方图203-1

药源性色素沉着

【204 案】

　　患者，女，60 岁。面部色素沉着 3 年，2013 年 6 月 5 日初诊。病史：患者于 2011 年因急性胰腺炎就诊于某医院，行胆囊摘除术。术后 2 个月自觉两眼干涩，口干舌燥，于某医院诊断为"干燥综合征"，予以口服羟氯喹对症治疗。患者自诉服药 2 个月内，面部皮肤逐渐变暗，色如黑炭样，面无光泽，服药 3 个月后症状加重。后于某医院就诊，医生考虑是羟氯喹不良反应所致，停止口服羟氢喹，予以中药汤剂治疗，症状未见明显缓解。现患者为求进一步针灸治疗就诊于我科。刻下症见：面部色泽晦暗，色如黑炭样，眼眶周围呈鳖黑色，两颊部散在青色、紫色的色素沉着斑块，口干，口周脱屑，两眼干涩，大便溏，4 ~ 5 次 / 日，小便调。舌质红，苔薄白，舌苔中裂，脉沉。诊断：药源性色素沉着。予腹针治疗，取穴如下：引气归元、天枢、大横、气穴、商曲、中脘上。使患者暴露腹部，常规皮肤消毒，选用 0.22mm×40mm 毫针，留针 30 分钟。每周治疗 3 次。治疗 6 次后，患者额头、鼻部皮肤色泽明显改善，鼻尖发亮、变白。治疗 10 次后，两颊部散在的色素沉着较前变浅，两眼干涩及口干舌燥均有所缓解。（图 204-1）

　　　　［刘云霞，李雪 . 薄氏腹针治疗面部色素沉着 1 例 . 中国民间疗法，2015，23（1）：17.］

　　点评：同意本案处方。（林超岱腹针处方图 204-1）

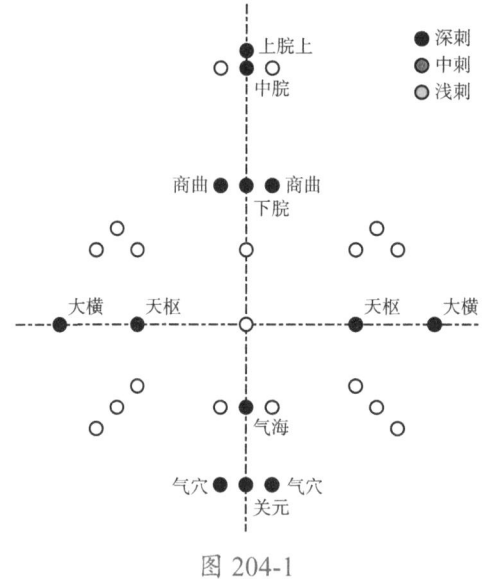

图 204-1

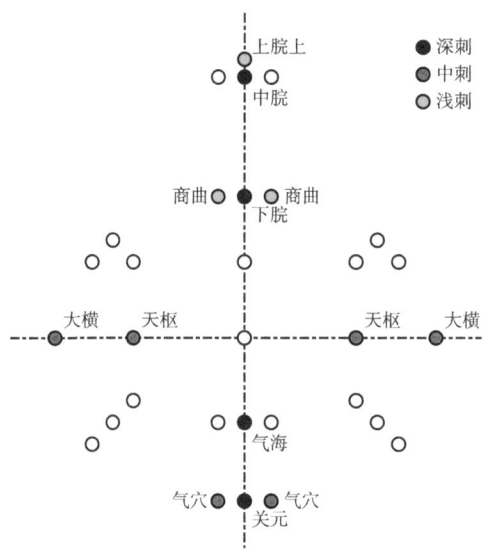

林超岱腹针处方图 204-1

红斑狼疮

【205 案】

杨某，女，43 岁，工人。因面部红斑，全身关节严重疼痛，在省医院住院 2 个月，给予强的松、硫唑嘌呤进行治疗，症状略有控制后又复发，后转北京、济南治疗，症状不但未见控制反而严重，面部红斑连及颈部，脸呈紫红色。予以引气归元、腹四关、大横并配合药包，经 3 个月持续治疗，症状消失，因现在也经常见面，5 年来未见复发。2002 年 5 月，病情复发到我门诊治疗，腹针疗法辅助中药药包透入 3 个月，痊愈上班，至今未复发。（图 205-1）

［陈军，刘娟，李道乾，等．腹针结合药包对红斑狼疮的治疗和保健．

第二届腹针国际学术研讨会论文汇编，2009：161.］

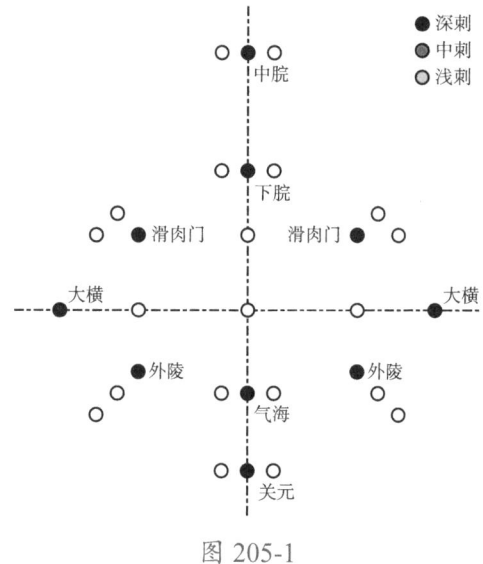

图 205-1

【206 案】

尹某，女，28 岁，工人。2004 年 1 月份被市中心医院诊断为红斑狼疮，西医治疗 1 个月未见好转。同年 3 月到我门诊治疗，腹针取穴（引气归元、腹四关、大横）并结合药包治疗，3 个月痊愈。当时中心医院确诊终身不能怀孕，经治疗生育，母女健康。（图 206-1）

［陈军，刘娟，李道乾，等 . 腹针结合药包对红斑狼疮的治疗和保健 .

第二届腹针国际学术研讨会论文汇编，2009：161.］

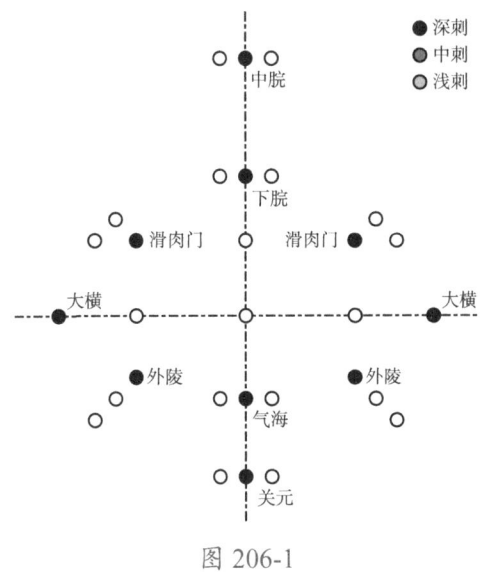

图 206-1

【207 案】

周某，女，37 岁，小学教师。得红斑狼疮 5 年，经西医治疗时好时坏，经常复发，痛苦难忍。2005 年 5 月，来我门诊接受治疗 2 个疗程（6 个月）痊愈，重返工作岗位。腹针取穴：引气归元、腹四关、大横。（图 207-1）

［陈军，刘娟，李道乾，等 . 腹针结合药包对红斑狼疮的治疗和保健 .

第二届腹针国际学术研讨会论文汇编，2009：161.］

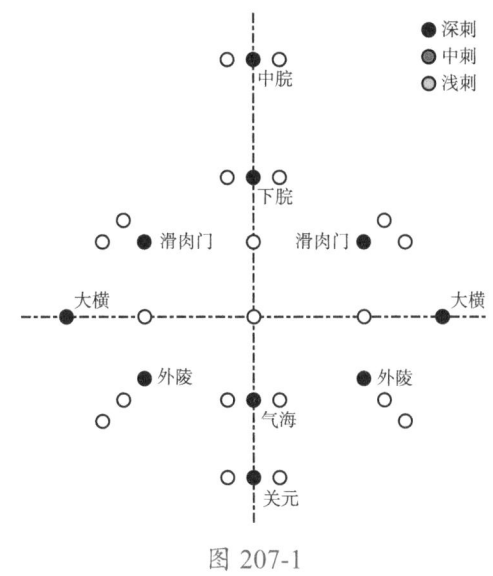

图 207-1

【208 案】

尹某，男，32 岁。2003 年 8 月 10 日来我处。患者红斑狼疮病史 10 年。自 10 年前患系统性红斑狼疮后，一直应用糖皮质激素治疗，病情每年都有活动，强的松用量在每日 20~60mg 之间，间断应用过中药汤剂、雷公藤多苷，硫唑嘌呤及环磷酰胺。入院前 1 个月，因感冒诱发疾病活动，发热，双下肢水肿。强的松用量加至每日 50mg，病情不见好转，就诊于我院。入院时主症：发热（体温 38° C 左右），自觉乏力，精神不振，面色白，恶风怕冷，腰痛腿软，四肢发凉，头发稀疏，双下肢、脚踝浮肿，压之凹陷，舌淡胖有齿痕，苔白，脉虚无力。化验：血沉 35mm/h，血中白细胞 2.7×10^9/L，血小板 138×10^9/L，红细胞 3.75×10^9/L，血红蛋白 89g/L，24 小时尿蛋白定量 3.4g，肝肾功能正常，抗核抗体（＋），滴度 1:160，抗 ulRNP 抗体（＋），免疫球蛋白系数偏低，心脏 B 超示心包少量积液，心电图大致正常。中医诊断：周痹。辨证：脾肾两虚，气血不足。经针灸治疗 3 个疗程（原文如此），巩固治疗，随访 1 年，能从事一般的家务劳动。腹针取穴：引气归元、腹四关、大横。2005 年 8 月 20 日来院复查，各项指标均正常，健康状况良好。随访至今无复发。（图 208-1）

[刘娟，陈军，张立强，等 . 腹针结合药包对红斑狼疮的治疗 . 第二届全国腹针学术研讨会论文汇编，2011：110.]

点评：上四案均称为"红斑狼疮"，需进一步确认。之所以收入本书，在于供大家思考。在此推介基础方，具体治疗中还需制宜。（林超岱腹针处方图205、206、207、208-1）

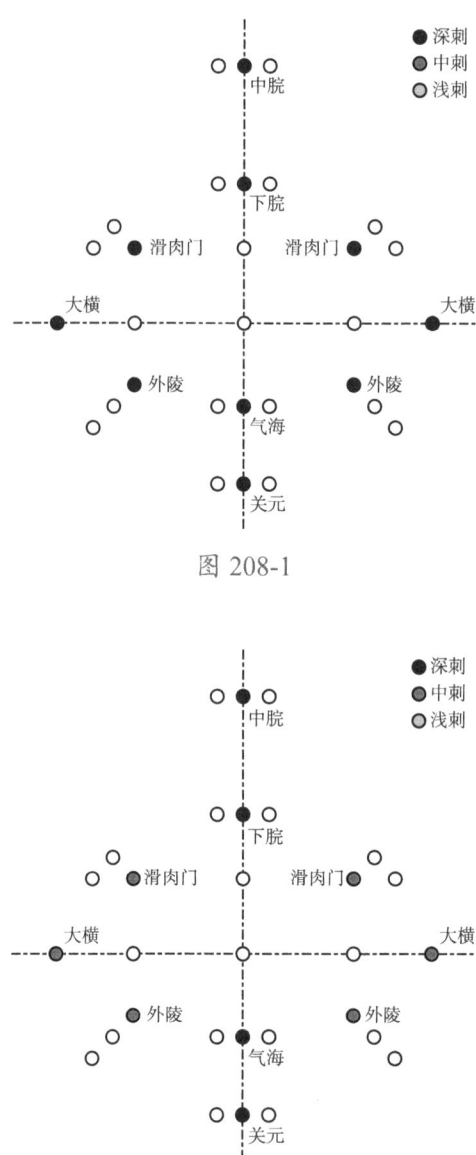

图 208-1

林超岱腹针处方图 205、206、207、208-1

湿 疹

【209 案】

　　赖某，女，55 岁，家庭主妇。2005 年 3 月就诊，当时病人曾在广州多家医院行中西医药物治疗，效果不佳，来院时双手掌部、双足底部皮肤多处糜烂、渗出、皲裂、红斑。双手接触水、肥皂、洗衣粉后加重。纳眠差，便溏，舌质淡，苔白腻，脉滑。按《壮医药线点灸疗法》中的方法，取长子（最先出现的或最瘙痒的部位）为主穴，配合曲池（双）、血海（双）等穴，采用广西中医学院壮医门诊部提供的二号药线（直径 0.7mm，使用范围最广，适用于各种病症）点灸长子 3 ~ 5 个部位及双侧曲池、血海穴，隔日 1 次。配合腹针取穴：引气归元、腹四关、上下风湿点、大横，隔日 1 次。治疗 1 个月后皮损溢水少，皲裂轻，灼热减轻，3 个月后治愈。随访 2 年未见复发。（图 209-1）

　　　[李红. 壮医药线点灸配合腹针治疗顽固性湿疹临床体会. 首届全国腹针学术研讨会会议论文集，

2007：184.]

> **点评**：本案腹针处方正确。多种方法配合可以起到协同作用。（林超岱腹针处方图 209-1）

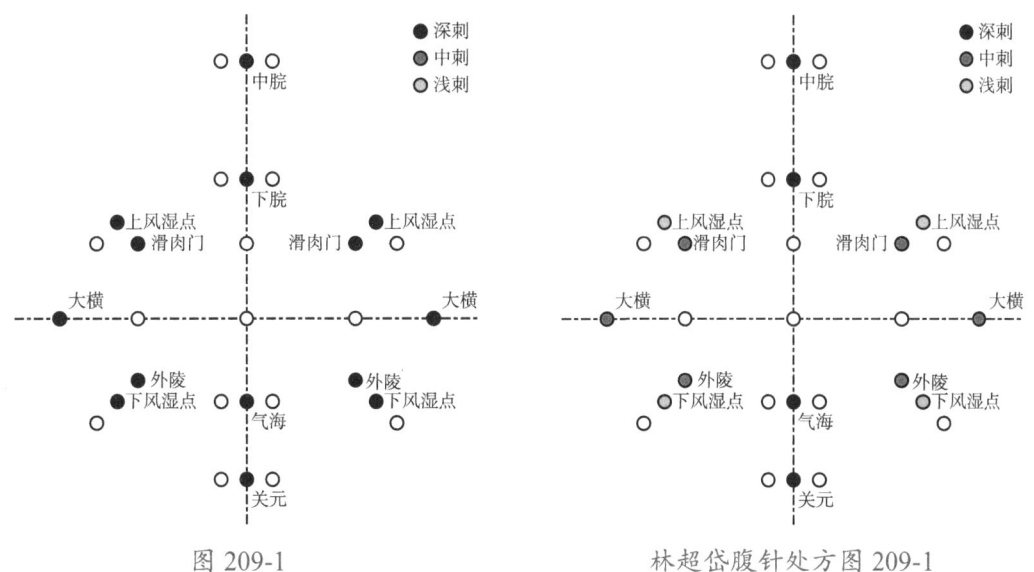

图 209-1　　　　　　　　　　　林超岱腹针处方图 209-1

【210 案】

患者，陈某，女，40 岁。慢性湿疹 3 年，加重 1 月余，于 2014 年 8 月 25 日初诊。病史：患者 2011 年无明显诱因腹部出现红色丘疹，瘙痒，当时未予以治疗，后症状间断发作。1 月前因食羊肉后症状加重，前胸出现红色皮疹，瘙痒难忍，无小水泡，无流脓水，蔓延至腹部、四肢，遂于我院皮科就诊，诊断为"湿疹"，予以口服中药治疗，症状有所缓解。患者诉停药后症状加重，今为求针灸治疗前来就诊。刻下症见：全身散在红色丘疹，瘙痒难忍，夜间加重，纳可，眠差，常因瘙痒而易醒，二便调。舌质红，苔黄腻，脉滑。专科查体：全身散在红色丘疹，高出皮肤，压之不退色，主要局限于四肢，对称分布，皮损多形性，潮红肿胀斑片、密集丘疹，边界弥漫不清，局部融合成片，因搔抓导致糜烂、结痂。中医诊断：湿疮湿热浸淫证。西医诊断：湿疹。予腹针治疗，取穴如下：引气归元、腹四关、大横、上风湿点、下风湿点。使患者暴露腹部，常规皮肤消毒，选用 0.22mm×40mm 毫针，留针 30 分钟。治疗 1 次后，患者诉夜间瘙痒症状明显缓解，可安然入睡；遂在原处方基础上稍加修改，继续治疗 2 次后，患者瘙痒症状基本消失，无新增皮疹部位，原皮疹面积逐渐缩小。后患者坚持每周治疗 2 次至今（原文如此），症状改善明显，无瘙痒，疗效满意。（图 210-1）

［李雪，刘云霞.薄氏腹针治疗慢性湿疹一例.中国针灸学会临床分会 2014 年年会暨第二十一次全国针灸临床学术研讨会论文集，2014：2.］

> **点评**：同意本案处方。（林超岱腹针处方图 210-1）

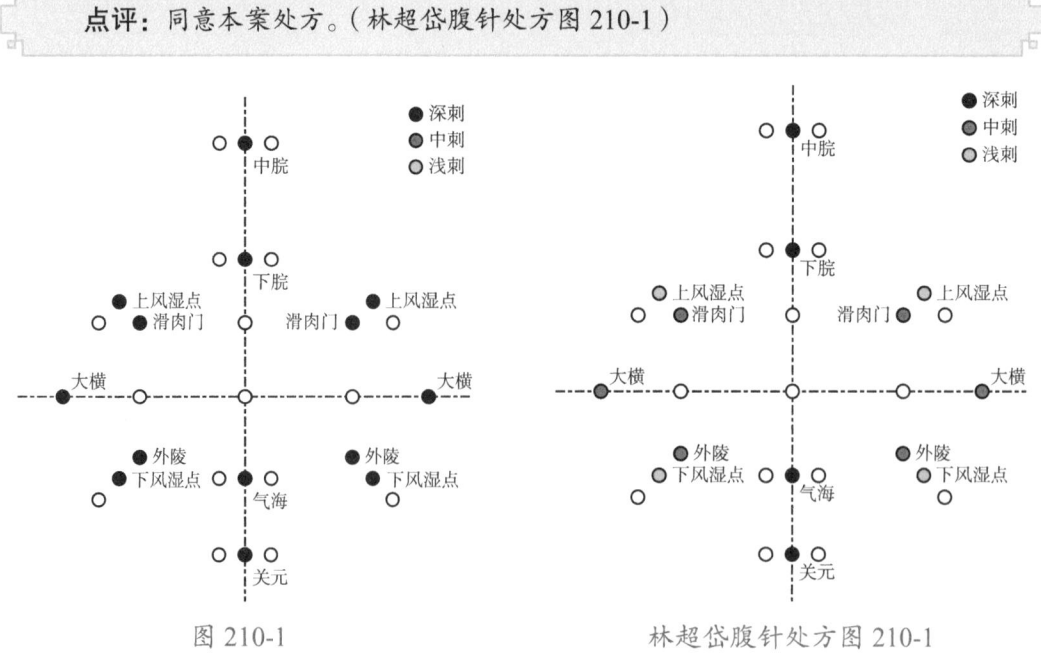

图 210-1　　　　　　　　　　　林超岱腹针处方图 210-1

【211 案】

患者，女，25岁，职员。初诊日期：2013年4月7日。自诉1个月前因旅游时进食干笋后出现面部皮疹，瘙痒难忍，抓后有水流出，口干、渴饮。舌红，苔薄白，脉滑。平素过敏体质。虽经抗过敏治疗但症状仍反复发作，皮肤粗糙，便溏。到我院求诊，经医生诊治考虑患者素有内热，进食干笋之湿毒之品诱发体内热毒，偏又适逢梅雨季节湿毒聚集，郁于皮肤肌表，因湿性黏滞，病程绵延不止，继续予抗过敏药物（开瑞坦 10mg，qd）治疗，配合腹针治疗，每周1次。腹针的取穴多以引气归元（中脘、下脘、气海、关元）和腹四关（双侧滑肉门、外陵）为主，配合双侧天枢、大横及右侧梁门为主，再结合以患者相关患病部位加减操作。选用一次性 0.22cm×15cm 毫针（原文如此），避开毛孔和血管进针，施术时要求轻而缓，一般采用只捻转不提插或轻捻转慢提插的手法，以免伤及内脏、血管，留针30分钟。1次治疗后瘙痒症状明显缓解。1个月后皮肤仅遗留少许色素沉着，其余症状均消退。（图 211-1）

[胡晨鸣，刘继洪.腹针治疗过敏性皮炎的理论初步.当代医学，2014，20（4）：154.]

> **点评：** 本案处方基本正确。梁门、天枢、大横两可之间。（林超岱腹针处方图 211-1）

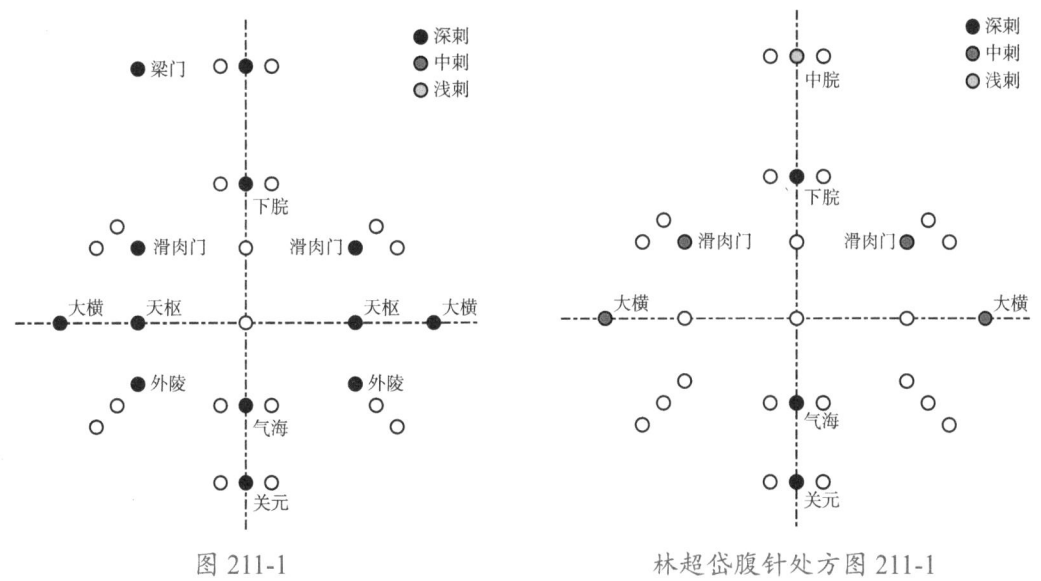

图 211-1   林超岱腹针处方图 211-1

带状疱疹

【212 案】

吴某，男，35 岁。2002 年 10 月 5 日就诊。主诉左侧胸胁肩背部皮肤灼痛，伴丘疱疹 2 天，患者 3 天前因劳累，自感左侧胸胁肩背部疼痛如针刺样，渐加重，呈灼热刺激痛感，局部不敢靠近衣服，稍一触摸，便觉疼痛，不能入睡，随后痛处出现豌豆状水泡，呈索带状分布，持续剧烈疼痛，尤以夜间更甚，夜不能寐。查：痛苦面容，左侧胸前、腋下、后背可见大小不一、呈葡萄状多个透明水泡悬挂于患部。水泡之间可见红色丘疹皮损，疱疹分布基本呈带状。治疗方法：刺络拔罐。首先在最末起的疱疹处常规消毒，用三棱针点刺 2～3 下，出血后拔罐（放血 2～5mL），同法在最初起的皮疹处刺血拔罐，再在两者之间皮疹范围内选取 1～3 处刺血拔罐，取罐后清洁局部皮肤。后遗神经痛者，在疼痛明显区刺血拔罐。隔日 1 次，一般治疗 1～3 次即可。腹针治疗取穴：引气归元（中脘、下脘、气海、关元）、滑肉门（双）、上肢加上风湿点、下肢加下风湿点。经上述治疗 1 次，疼痛明显缓解，夜间睡眠良好，疱疹全部结痂。治疗 3 次脱痂而愈。并无后遗神经痛，半年后随访未见异常。（图 212-1）

［闫素秋，李先桃．腹针配刺络拔罐治疗难治性带状疱疹．中华现代中西医结合，

2005，2（12）：120.］

> 点评：本案腹针处方基本正确。似应加左上风湿点浅刺为宜。（林超岱腹针处方图 212-1）

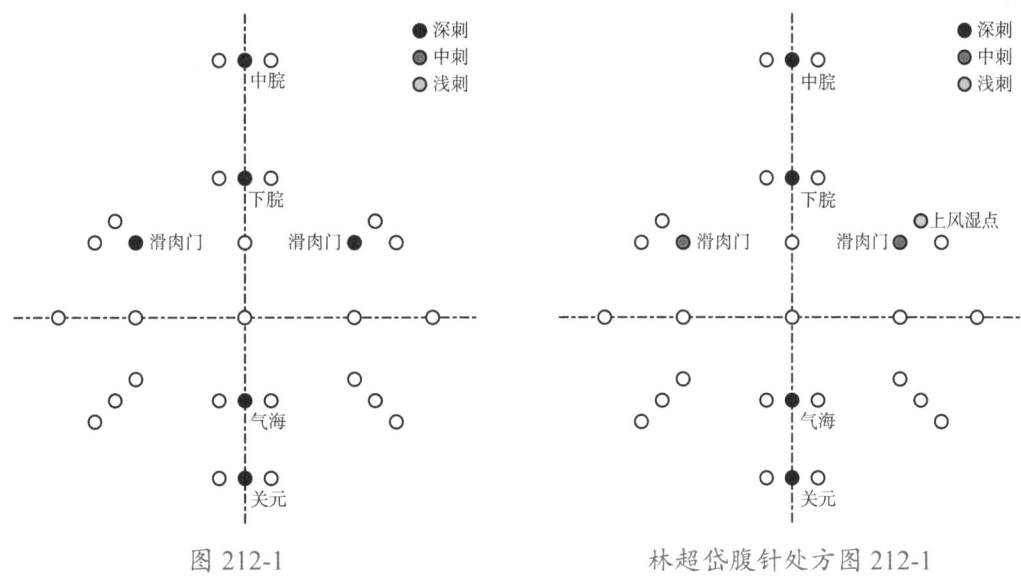

图 212-1　　　　　　　　林超岱腹针处方图 212-1

【213 案】

男，35 岁。2008 年 1 月 30 日就诊。患者 5 天前参加单位扫雪后自觉左大腿肌肉酸痛，以为是疲劳所致，未予以重视。2 天前肌肉酸痛处出现皮肤刺痛，而后起红斑和水泡，皮肤科诊断为"带状疱疹"，予阿昔洛韦口服、阿昔洛韦霜剂外涂，症状仍在逐渐加重，遂来我科请求针灸治疗。诊见：左大腿前面从左上至右下分布三簇水泡，大者如绿豆，小者如小米粒，基底红，疼痛如针刺，伴乏力、胃纳欠佳。查左腰 3 夹脊穴有明显压痛，舌胖大略有齿痕，苔薄黄微腻，脉细弦。辨证：脾虚湿盛，郁而化热。给予左腰 3 夹脊、疱疹局部刺络放血，取双侧足三里、阴陵泉健脾祛湿，患侧阳陵泉、合谷、太冲行气泻热。第 2 日再诊，疼痛略有减轻，但仍有新发疱疹。考虑到患者脾虚症状明显，遂给予腹针治疗。取穴：引气归元（深刺）、健侧商曲、气旁及患侧滑肉门（中刺），患侧外陵、下风湿点（浅刺），外陵做三角针。第 3 日，患者诉昨日治疗后胃口大开，乏力明显减轻，查所有疱疹均已干涸，疼痛轻微。再以前方治疗两次而愈。半年后随访，无任何不适。（图 213-1）

［苏静.腹针治疗带状疱疹有效性探讨.第二届腹针国际学术研讨会论文汇编，2009：175.］

点评：本案腹针处方基本正确。左滑肉门、右商曲、右气旁两可之间。（林超岱腹针处方图 213-1）

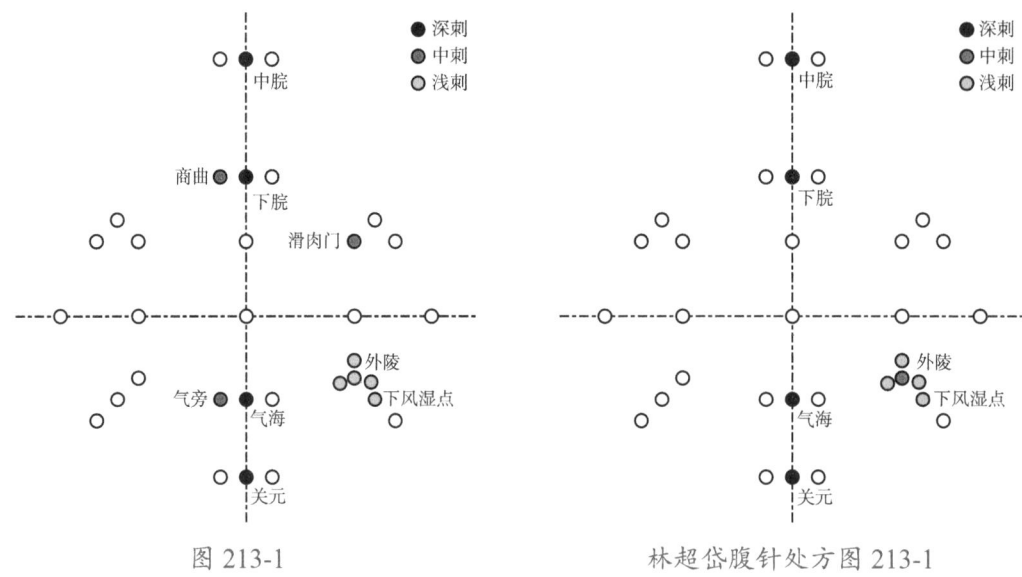

图 213-1　　　　　　　　　林超岱腹针处方图 213-1

【214 案】

男，68 岁。2007 年 7 月 9 日就诊。患者 15 天前胁肋部皮肤灼热疼痛，周身乏力，继而局部潮红，出现绿豆至黄豆大小的簇集成群水泡，疼痛难忍。赴某医院诊断为带状疱疹，给予药物并配合阿是穴及疱疹局部针刺、刺络拔罐等治疗，症状略有减轻，7 月 9 日来我科求诊。诊见：第 6 ～ 8 胸椎左侧可见簇集状疱疹，呈斜带状分布至剑突下、上腹部，疱疹大小不等，疱液浑浊，基底呈暗红色，时有胀痛感。胃脘痞闷，纳谷不香，口气重，大便溏，舌胖大，色暗红，苔黄滑腻，脉濡数。辨证：脾虚失运，湿热蕴结。予腹针治疗，取穴：引气归元深刺，双商曲、大横中刺，双侧滑肉门、患侧上风湿点及疱疹相应点浅刺。第 2 日再诊，患者诉诸症明显减轻。考虑到患者湿热较重，而腹针组方健脾益气力强，而化湿力弱，故取双侧曲池、合谷、阴陵泉、丰隆、天枢；疱疹局部根据情况选择围针、刺络放血、拔罐。上述处方与腹针方交替隔日进行。治疗 10 次后疱疹结痂脱落，诸症消失。一年半后随访，未留下后遗症。（图 214-1）

[苏静.腹针治疗带状疱疹有效性探讨.第二届腹针国际学术研讨会论文汇编，2009：175.]

点评： 本案腹针处方基本正确。双商曲、双大横两可之间。患者 68 岁，开腹四关似有必要。（林超岱腹针处方图 214-1）

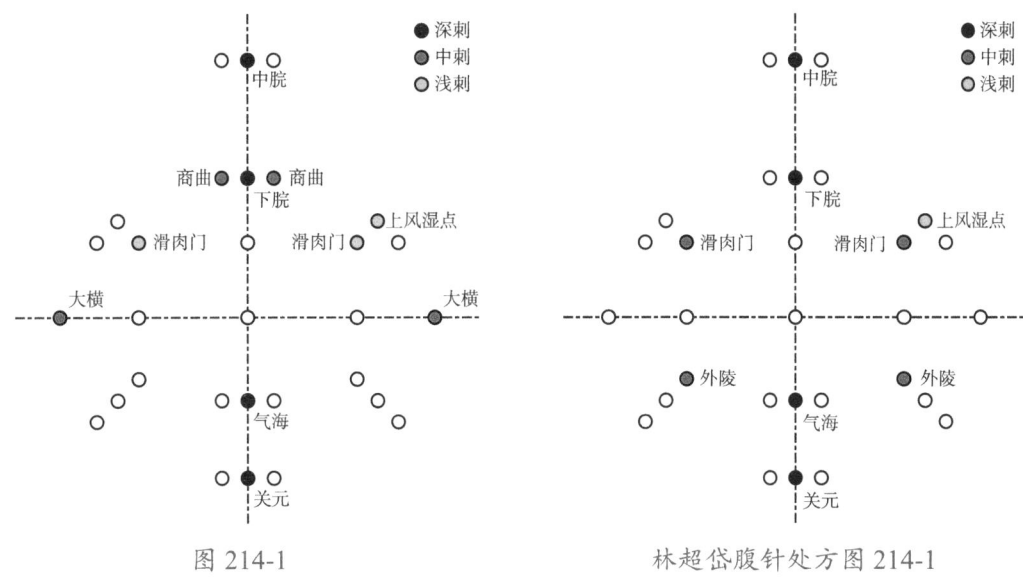

图 214-1　　　　　　　　　　林超岱腹针处方图 214-1

【215 案】

男，44 岁。2008 年 6 月 6 日就诊。患者因右侧外耳道发现疱疹 7 天，右眼露白，口角左歪 2 天收住入院，诊断为"Ramsay-Hunt 综合征"。予抗病毒、止痛、营养神经药物，并来我科会诊。诊见：右侧外耳道疱疹已结痂，右侧头皮循胆经所过有少量簇集性水泡，如米粒大；右眼露白 2mm，口角轻度左歪。舌尖右侧麻木，味觉减退。头昏晕，烦躁易怒，口干，舌红苔薄黄，脉弦。辨证：风火郁于少阳、厥阴，上循头面。每日取少阳经头窍阴、本神、翳风、天冲等 4 ~ 5 穴刺络放血，双侧合谷、阳陵泉、太冲清泄风火。经过 8 次治疗，患者面瘫症状基本消失，疱疹结痂，但仍觉头昏晕、口干、疱疹处时有跳痛，舌红苔白腻，脉细弦。予腹针调补正气，引气归元深刺，左商曲中刺，右阴都、滑肉门、上风湿点浅刺，配双阳陵泉、行间清利肝胆。第 2 日来诊，诉头部酸胀跳痛，口干苦，入睡难，大便干结，舌红苔黄腻，脉弦。仔细询问得知，患者工作压力大，平素就有口苦、胸胁胀痛不舒、急躁易怒等症，恐腹针方补气助火，取百会、风池、头临泣、耳尖、阳陵泉刺络放血，双行间、期门、三阴交、曲泉疏利肝胆、行气泻火。经两次治疗，除头部酸胀外诸症均有缓解。继续取双阳陵泉、丘墟、太冲、期门、曲泉、心俞、肝俞疏肝理气，治疗 3 次，诸症消失。半年及 1 年后随访两次，患者均诉口干苦、急躁易怒等症已消失，但劳累时右侧头部曾患疱疹处仍有轻微胀痛不适。（图 215-1）

［苏静.腹针治疗带状疱疹有效性探讨.第二届腹针国际学术研讨会论文汇编，2009：176.］

点评：本案腹针处方正确。左商曲似应改为右商曲。（林超岱腹针处方图 215-1）

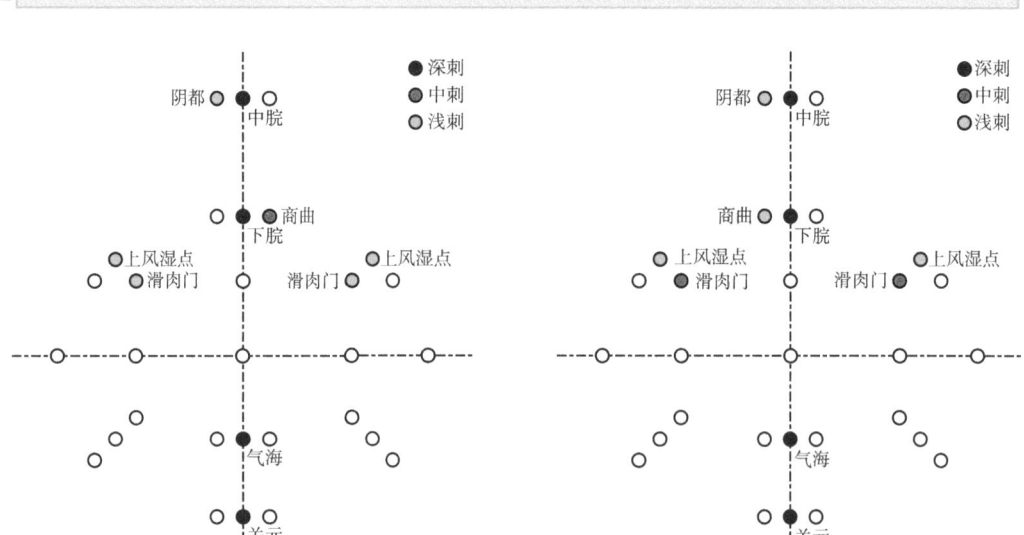

图 215-1　　　　　　　　　　　林超岱腹针处方图 215-1

【216 案】

倪某，男，67 岁。2005 年 2 月因腰腹部疼痛就诊。现病史：左侧腰腹部隐痛，时而有灼热感，曾在某医院治疗被诊为带状疱疹，曾服过抗病毒口服液约两周，静脉点滴阿昔洛韦 1 周，肌肉注射维生素 B_1 及维生素 B_{12} 各 30 支，治疗后到现在一直遗留腰腹部隐痛，时而有灼热感。诊断：带状疱疹后遗痛。腹针治疗：引气归元、滑肉门（双）、上风湿点（左），留针 30 分钟，每日 1 次。治疗 3 次后隐痛缓解，但时而仍有灼热感。第 4 天用拉罐从大椎穴拉至尾椎，拉罐后又继续腹针治疗，3 次后又再次拉罐，经 10 次腹针、两次拉罐后，自觉症状逐渐消失。（图 216-1）

［马淑芬 . 腹针验案两则 . 首届腹针国际学术研讨会论文汇编，2005：289.］

点评：本案腹针处方正确。左侧腰腹部隐痛似可加左侧外陵中刺。（林超岱腹针处方图 216-1）

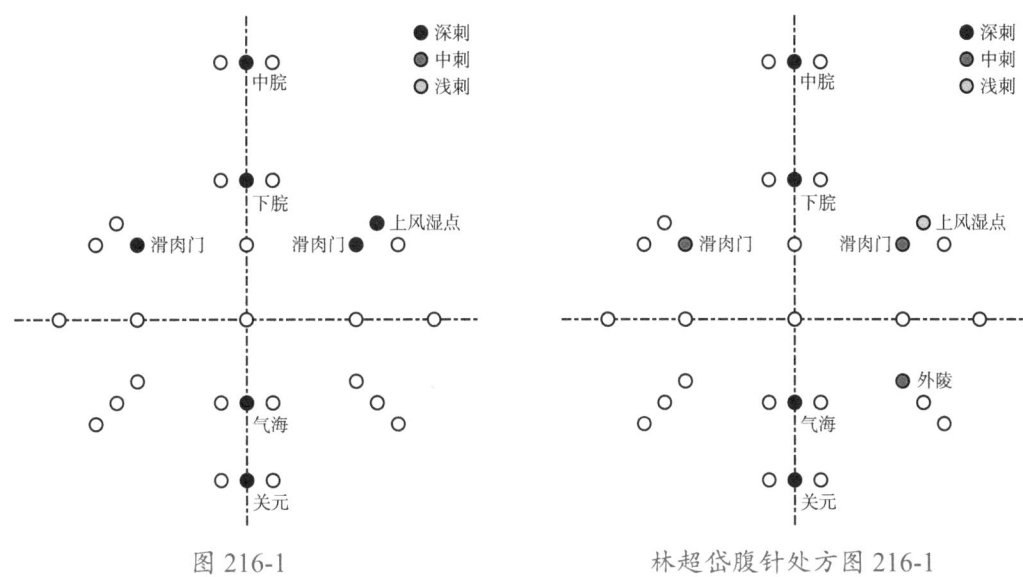

图 216-1   林超岱腹针处方图 216-1

【217 案】

鲁某，女，53 岁。2004 年 12 月 28 日以患带状疱疹后遗神经痛为主诉来我科就诊。患者 4 个月前因左侧前胸后背及腋下出现烧灼样刺痛，随后相继出现许多簇集的水泡，并迅速连成片，就诊于市某医院皮肤科，诊断为带状疱疹并收住入院，经抗病毒等治疗后，疱疹结痂渐愈，局部皮肤留下大片色素沉着，遗留剧烈的肋间神经痛，继续治疗一段时间，效果不佳而出院，后至市内另一所医院住院治疗近 1 个月，疼痛仍无明显减轻，尤其是每逢阴雨天疼痛更是难以忍受，前后住院 2 次近 2 个月，单方、偏方也试用了不少，疼痛不减，夜不入眠，十分痛苦，患者几乎丧失了生活信心，经人介绍来我科求治。采用腹针治疗，主要处方为引气归元（中脘、下脘、气海、关元）、双上风湿点，以及病变区对应点。病变侵犯臂丛神经加健侧商曲、患侧滑肉门，病变侵犯腰以下神经加患侧外陵。1 个疗程（10 次 1 疗程）后疼痛显著减轻，2 个疗程后痊愈。（图 217-1）

［柴林芳.腹针配合局部围刺灸治疗带状疱疹后遗神经痛 50 例.陕西中医，2007，28（8）：1062.］

点评： 本案处方正确。右上风湿点建议换为左滑肉门中刺。（林超岱腹针处方图 217-1）

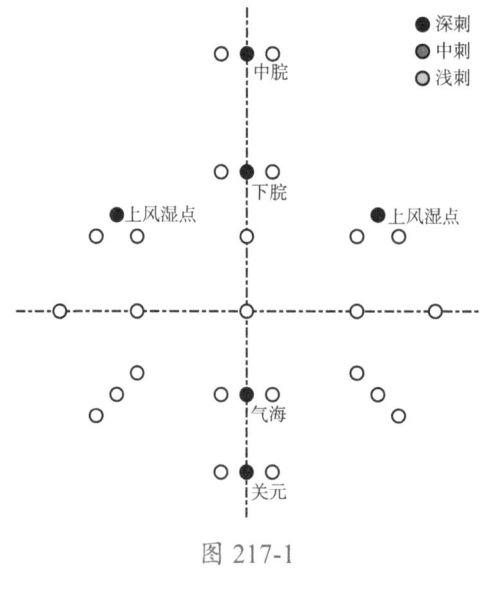

图 217-1

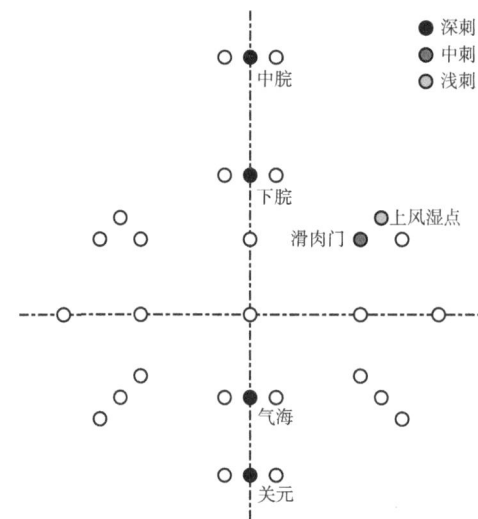

林超岱腹针处方图 217-1

老年性皮肤瘙痒

【218案】

李某，男，65岁，退休工人。2006年8月29日初诊。自述皮肤瘙痒3年，全身皮肤多处由瘙痒抓后变硬，曾多处求医（中、西医），诊断为老年性皮肤瘙痒，虽然多方治疗，但是没有获得一点效果。经朋友介绍来我处接受腹针治疗。诊断：老年性皮肤瘙痒。处方：引气归元（深刺），腹四关（中刺），大横（中刺），曲池。留针30分钟，每日1次。10天为1个疗程。针刺后，患者立刻感觉全身皮肤舒适。次日来言：瘙痒缓解很多。腹针6天瘙痒感消失，巩固治疗4天，共1个疗程（10天）。3个月后患者邻居来就诊，打听得知该患者一直感觉良好。（图218-1）

［李仁淑.腹针"引气归元"、"腹四关"临床应用案例.首届全国腹针学术研讨会会议论文集，2007：185.］

点评：本案腹针处方正确。效果不错。（林超岱腹针处方图218-1）

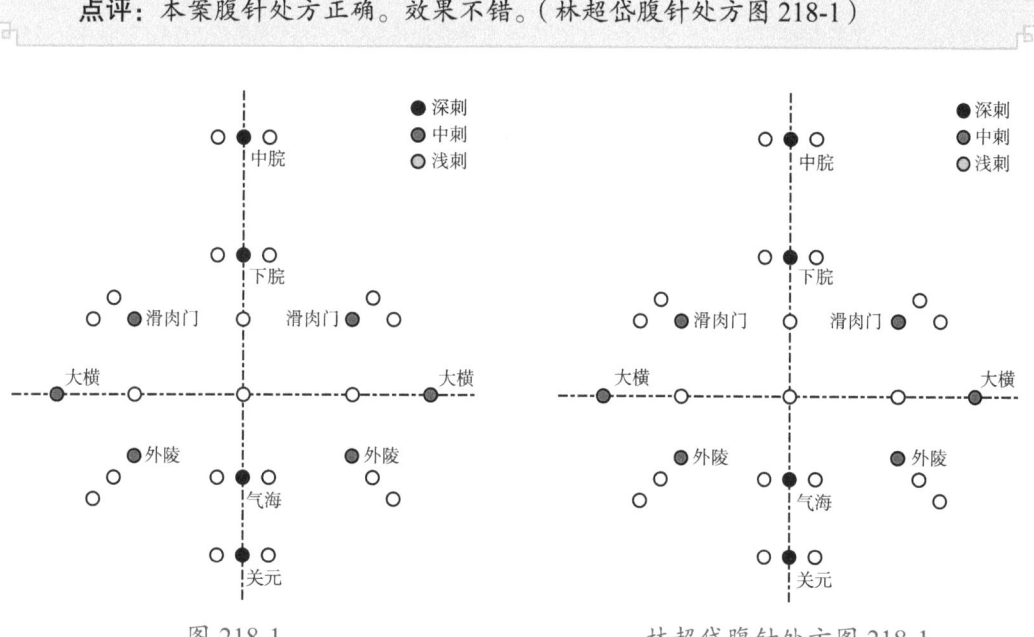

图218-1　　　　　　　　　　　　林超岱腹针处方图218-1

过敏性皮炎

【219 案】

　　患者，男，36 岁，业务员。初诊日期：2012 年 11 月 3 日。自诉 2 个月前因进食海鲜、啤酒后面部及全身出现风团样皮疹，瘙痒，高出皮肤，边界清楚，口臭，便干。舌红，苔厚。患者平素应酬较多，烟酒过度，既往荨麻疹病史多年。在本院治未病中心就诊后，经诊断考虑肥甘厚腻阻滞肠胃运化功能，加之既往慢性荨麻疹病史，且平日疏于锻炼体质较差，正气不足，遇到高蛋白饮食之邪便发为过敏反应。遂予山楂消脂胶囊及抗过敏药物（开瑞坦 10mg，qd），配合腹针治疗，每周 1 次。腹针的取穴多以引气归元（中脘、下脘、气海、关元）和腹四关（双侧滑肉门、外陵）为主，配合双侧天枢、大横及右侧梁门为主，再结合以患者相关患病部位加减操作。选用一次性 0.22cm×15cm 毫针（原文如此），避开毛孔和血管进针，施术时要求轻而缓，一般采用只捻转不提插或轻捻转慢提插的手法，以免伤及内脏、血管，留针 30 分钟。在第 1 次治疗后瘙痒症状缓解，大便通畅。1 个月后完全治愈，至今未再发病。（图 219-1）

［胡晨鸣，刘继洪 . 腹针治疗过敏性皮炎的理论初步 . 当代医学，2014，20（4）：154.］

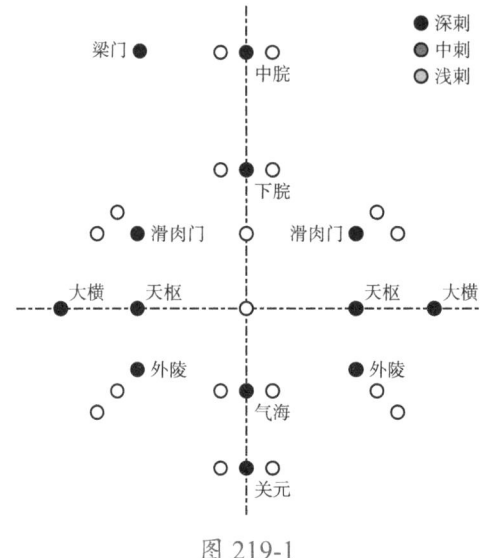

图 219-1

【220 案】

患者，女，32 岁，医生。初诊日期：2013 年 4 月 26 日。自诉半年前因使用化妆品致痤疮，经中药外敷后曾出现过敏反应，之后抗过敏治疗后症状仍反复发作，10 天前因敷自制柠檬水面膜后面部出现大片红色斑疹，肿胀瘙痒，伴有脱屑、疱疹、渗液，经过敏药物（开瑞坦 10mg，qd）治疗后好转，再次因进食大量肉类而致症状加重，且情绪烦躁，瘙痒难眠，口干咽痛。舌尖红，苔稍厚，脉弦滑。在本院诊治后认为肠胃消化功能较差，加之湿热内蕴、气血瘀阻，外发于肌表而致过敏性皮炎。遂在抗过敏药物治疗基础上增加腹针治疗清泻脾胃脏腑之热，调理脾胃运化功能，调畅气血。腹针的取穴多以引气归元（中脘、下脘、气海、关元）和腹四关（双侧滑肉门、外陵）为主，配合双侧天枢、大横及右侧梁门为主，再结合以患者相关患病部位加减操作。选用一次性 0.22cm×15cm 毫针（原文如此），避开毛孔和血管进针，施术时要求轻而缓，一般采用只捻转不提插或轻捻转慢提插的手法，以免伤及内脏、血管，留针 30 分钟。初始 3 天，每天腹针 1 次，配以神灯照射。患者面部皮疹瘙痒完全缓解，红肿消退，渗液减少，且睡眠质量提高，胃纳佳。之后改为 3 天 1 次腹针治疗，治疗 1 周后症状完全缓解；之后每周 1 次腹针调理脾胃脏腑运化功能，则痤疮印痕明显淡化，皮肤日渐红润。（图 220-1）

[胡晨鸣，刘继洪. 腹针治疗过敏性皮炎的理论初步. 当代医学，2014，20（4）：154.]

点评： 上两案腹针处方正确。梁门两可之间。（林超岱腹针处方图 219、220-1）

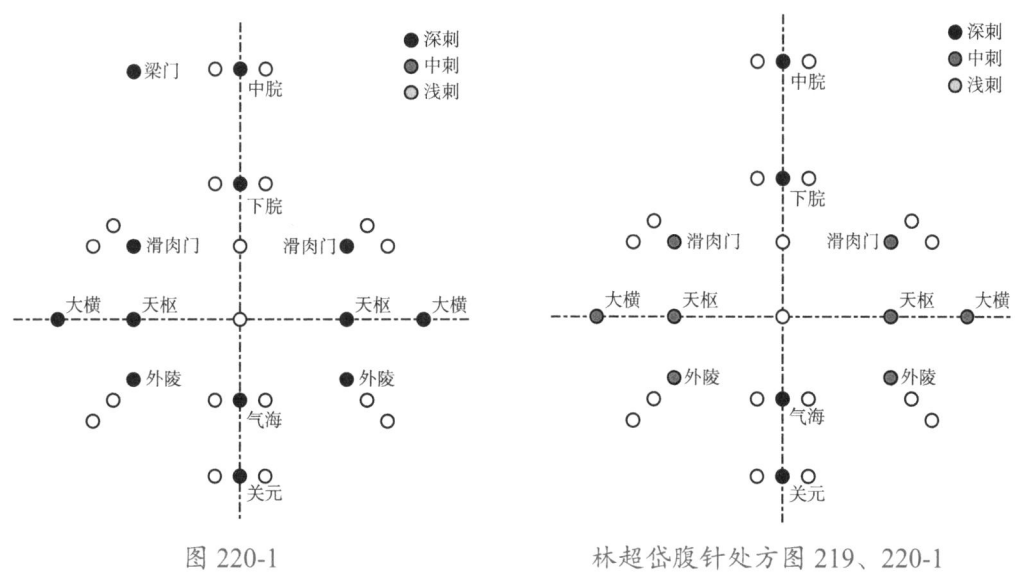

图 220-1　　　　　　　　　　林超岱腹针处方图 219、220-1

结节性痒疹

【221 案】

张某，女性，76 岁。2014 年 4 月 3 日初诊。主因皮肤瘙痒伴发皮丘疹 4 月余，加重 1 周来诊。患者 4 个月前情绪波动后自觉双上肢瘙痒，伴淡粉色黄豆大小丘疹，压之不褪色，瘙痒下午始作，至夜尤甚，此后瘙痒及丘疹遍及后背，面积逐渐增大，且反复发作。就诊于北大医院皮肤科，诊断为结节性痒疹，经专科诊治疗效不显来诊。刻下：双上肢后背多发丘疹，以上肢伸侧为著，高出皮肤，压之不褪色，瘙痒夜间重，局部皮肤可见用药物及丘疹消退后色素沉着，皮色较暗，抓破后轻度流水、流血，反复发作。口干不欲饮，纳食可，小便少，大便干。舌淡，苔白，脉弦滑。既往史：哮喘病史。西医诊断：结节性痒疹。中医诊断：水湿内停，湿热蕴于肌肤，治以清热健脾祛湿。方药：茯苓 30g，白术 30g，甘草 12g，桂枝 3g，薏米 20g，苦参 20g。7 剂，水煎服，日 1 剂，分早晚两次温服。选穴：引气归元、腹四关、阴都、肓俞、气穴、大横、尺泽、阴陵泉、合谷、行间。4 月 10 日复诊：患者诉针药后皮疹消退，局部干燥，瘙痒仍在，夜间明显，大便秘结。舌淡红苔薄，脉沉弦。考虑水湿渐去，阴虚有热，故予上方加丹皮 12g，胡连 3g，7 剂。4 月 17 日复诊：患者诉皮肤瘙痒已无，皮肤可见丘疹基本消失。五诊患者告愈。按：王丽平教授认为，本案关键在于抓住患者皮肤病损的特点，颜色晦暗、结节样改变、伴破溃流液，此表现均是水湿痰饮流注肌肤的表现，是前人关于皮肤"水斑"论述的进一步发挥。针药结合是本案迅速起效的捷径，紧紧抓住"脾湿"为患的根本病机，同是根据患者化热伤阴的特点，药用健脾祛湿清热，辅以针灸肾经三焦三穴滋阴清热，也充分体现了王丽平教授针药一体的临床思维特点。（图 221-1）

［张树源，王丽平. 王丽平教授应用苓桂术甘汤为主配合腹针临证经验. 世界中西医结合杂志，2014，9（12）：1274.］

> **点评：** 同意本案腹针处方。针药一体效果好。（林超岱腹针处方图 221-1）

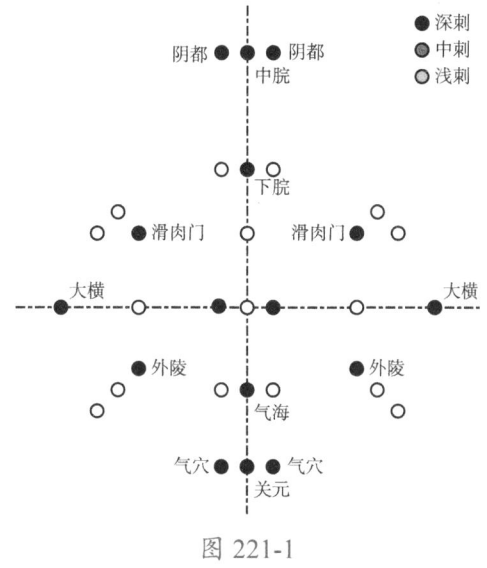

图 221-1

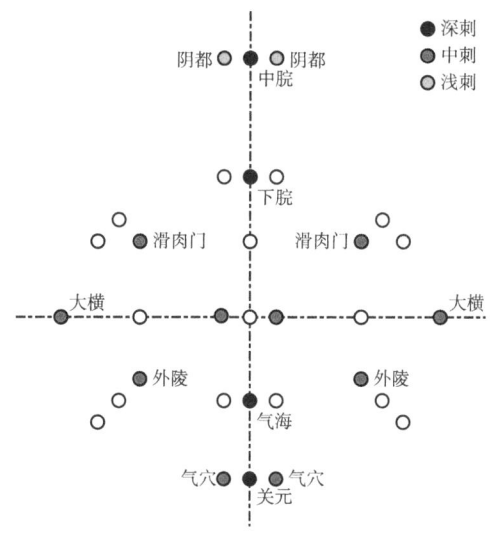

林超岱腹针处方图 221-1

痤 疮

【222 案】

李某，男，21 岁，学生。2008 年 8 月 2 日初诊。面部痤疮 3 月余，以前额、面颊较为密集，呈粟粒状红色小丘疹，轻度刺痒，小便调，大便秘结，2 日一行。曾用抗生素、维生素类及外用药膏治疗，效果不佳。舌尖略红，苔薄黄，脉浮数。既往体健，平素喜食辛辣之品。辨证属肺经血热。取穴：中脘（腹针梅花刺）、下脘、关元、滑肉门（双）、外陵（双）、上风湿点（双）、双下风湿点采用中刺法，中脘周边穴浅刺法。治疗 3 次后，面部丘疹减少，1 疗程（10 次）后，丘疹基本消退，面现光泽。按：患者正值青春期，平素喜辛辣之品，肺肠积热日久，则大便秘结，热性炎上，而见面部红色小丘疹，故治疗以宣清肺热、通肠腑为法，取主穴配伍左、右下风湿点，以清上焦肺经血热，兼调下焦肠腑积热。（图 222-1）

［于川，徐寅平.徐寅平腹针治疗痤疮临床经验.中国中医药现代远程教育，2013，11（15）：103.］

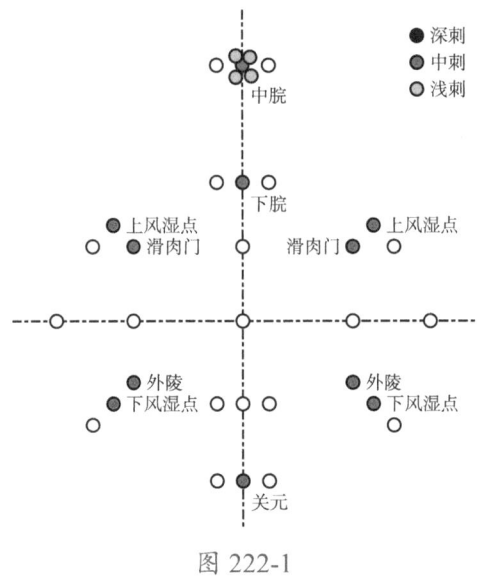

图 222-1

【223 案】

张某，男，29 岁，干部。2008 年 9 月 6 日初诊。面部痤疮 2 年余，面部反复出起暗红色丘疹、脓疱，背部亦可见丘疹，皮肤干燥、无光泽。舌暗红或有瘀斑（原文如此），苔黄腻，脉弦滑。既往体健，平素喜食辛辣甜食。辨证属痰瘀互结。取穴：中脘（腹针梅花刺）、下脘、关元、滑肉门（双）、外陵（双）、上风湿点（双）、气海、天枢（双）采用中刺法，中脘周边穴采用浅刺法。治疗 10 次后，面部丘疹减少。4 疗程（40 次）后，丘疹大部分消退。按：患者平素饮食不节，脾失健运，聚湿生痰，痰湿互结，阻滞经络，血行不畅而生瘀血，痰瘀互结，凝滞肌肤，而成痤疮，因瘀血内停，不能濡养皮肤，则见皮肤干燥无光泽，湿聚痰结，瘀血凝滞，则丘疹色暗红伴有脓包，故治疗以健脾除湿、活血化瘀为治则，取主穴配伍天枢、气海以健脾化痰、补气活血通络。（图 223-1）

［于川，徐寅平 . 徐寅平腹针治疗痤疮临床经验 . 中国中医药现代远程教育，2013，11（15）：103.］

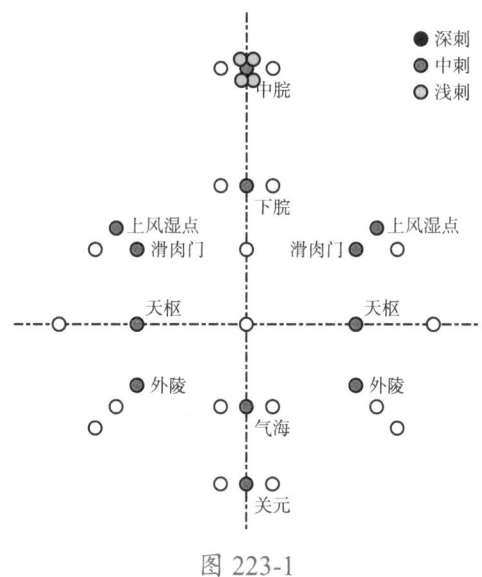

图 223-1

【224 案】

张某，女，25 岁，教师。2009 年 3 月 11 日初诊。面部痤疮 1 年余，颜面部反复出现红色小丘疹，多有脓头，面部皮肤油腻光亮，身倦懒动，口干喜冷饮，大便秘结，小便黄。舌红，苔黄厚腻，脉滑数。既往体健，平素喜食生冷、辛辣之品。辨证属脾胃湿热。取穴：中脘（腹针梅花刺）、下脘、关元、滑肉门（双）、外陵（双）、上风湿点（双）、天枢采用中刺法，中脘周边穴采用浅刺法。治疗 5 次后，面部丘疹范围缩小，脓头明显减少。2疗程（20次）后，丘疹基本消退。按：患者平素喜食辛辣生冷，饮食不节致脾失健运，中焦湿热内生，胃热壅盛则口干喜冷饮，热灼津液，则大便干、小便黄。湿热循经上侵面部则生痤疮，故治疗以健运中焦、清利湿热为法。取主穴配伍天枢以调脾胃、清湿热。（图224-1）

［于川，徐寅平.徐寅平腹针治疗痤疮临床经验.中国中医药现代远程教育，2013，11（15）：103.］

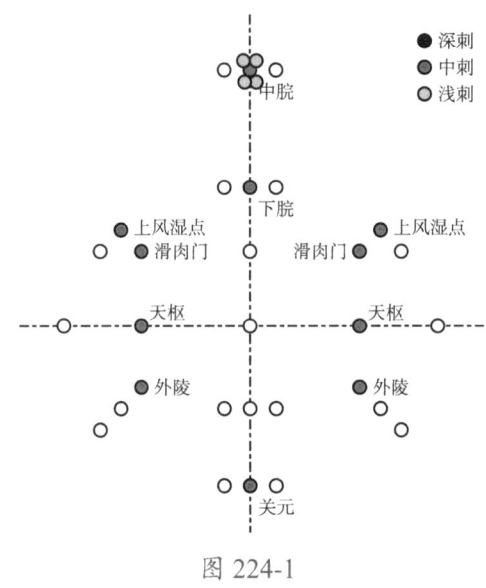

图 224-1

【225案】

徐某，女，35岁，干部。2012年4月8日初诊。面部痤疮2年余，面颊部反复出现暗红色丘疹，情绪波动及月经前症状加重，伴有口苦、胸胁胀痛。舌红，苔黄，脉弦细。辨证属肝郁化火。取穴：中脘（腹针梅花刺）、下脘、关元、滑肉门（双）、外陵（双）、上风湿点（双）、右大横、右下风湿点采用中刺法，中脘周边穴采用浅刺法。治疗10次后，面部丘疹减少。6疗程（60次）后，丘疹大部分消退。按：患者平素情绪波动较大，肝气不舒则胸胁胀痛，肝失疏泄，肝郁化火上攻颜面则现面部小丘疹伴口苦。故治疗以疏肝解郁为原则。取主穴配伍右下风湿点、右大横以疏肝气、清心肺之热。（图225-1）

［于川，徐寅平.徐寅平腹针治疗痤疮临床经验.中国中医药现代远程教育，2013，11（15）：103.］

点评：同意上四案处方。一般而言，取用引气归元深刺更为稳妥。（林超岱腹针处方图222、223、224、225-1）

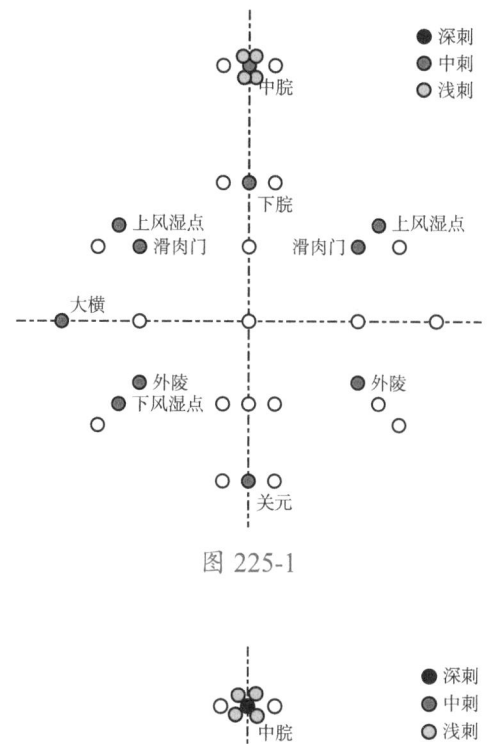

图 225-1

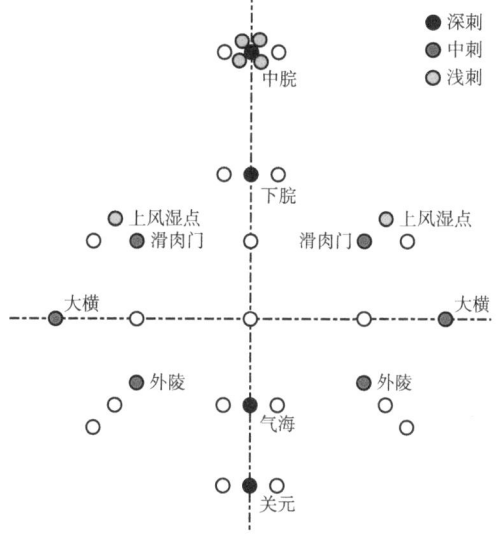

林超岱腹针处方图 222、223、224、225-1

附录

本书穴位取穴部位及主治

穴名	取穴部位	主 治
A		
安眠	在项部，在翳风穴与风池穴连线之中点处	失眠、头痛、眩晕；心悸；癫狂
B		
百会	后发际正中直上7寸，或当头部正中线与两耳尖连线的交点处	痴呆、中风、失语、瘛疭、失眠、健忘、癫狂病证、癔症等神志病症；头风、头痛、眩晕、耳鸣等头面病症；脱肛、阴挺、胃下垂、肾下垂等气失固摄而致的下陷性病症
贲门（耳穴）	耳轮脚下方后1/3处，即耳甲3区	贲门痉挛，神经性呕吐
本神	入前发际0.5寸，督脉（神庭穴）旁开3寸	癫痫，小儿惊风，中风，头痛，目眩等内、外风邪为患的病症
C		
肠遗	中极穴旁开2.5寸	阴茎痛，睾丸炎，月经不调，附件炎，遗溺等
尺泽	在肘区，肘横纹上，肱二头肌腱桡侧缘凹陷中	咳嗽、气喘、咯血、咽喉肿痛等肺系实热性病证；肘臂挛痛；急性吐泻、中署、小儿惊风等急症
冲门	位于腹股沟外侧，距耻骨联合上缘中点3.5寸，当髂外动脉搏动处的外侧	腹痛，疝气，崩漏，带下
垂前（耳穴）	耳垂正面前中部，即耳垂4区	神经衰弱，牙痛
攒竹	眉头凹陷中，约在目内眦直上	头痛，眉棱骨痛，眼睑瞤动，眼睑下垂，口眼歪斜，目视不明，流泪，目赤肿痛，呃逆
D		
大敦	足大趾末节外侧，距趾甲角0.1寸（指寸）	疝气，遗尿，崩漏，阴挺，癫证

穴名	取穴部位	主　　治
大横	脐旁开 3.5 寸处取之	大风逆气，多恐善悲，惊悸，心忪少力，下痢，洞泄，便秘，小腹寒痛，中焦虚寒四肢不举，小腹热，欲走太息等
大巨	石门穴旁开 2 寸处取之	小腹胀满，烦渴，小便难，癔疝，四肢不收，惊悸不眠，肠梗阻，尿潴留，膀胱炎，遗精等
大迎	下颌角前方，咬肌附着部的前缘，当面动脉搏动处	齿痛，颊肿，牙关紧闭，口㖞
大杼	在背部，当第 1 胸椎棘突下，旁开 1.5 寸	咳嗽，发热，头痛，颈项拘急，肩背痛
大椎	后正中线第 7 颈椎棘突下凹陷中	外感病症，骨蒸潮热，癫狂痫等神志病，项强，脊痛，风疹，痤疮
带脉	侧卧，第 11 肋骨端直下，与脐平线相交处取之	妇人少腹坚痛，月经不调，赤白带下，肠疝痛，腰肋背痛，偏坠，下利，腰腹重痛，足痿瘛疭等
膻中	当胸部前正中线上，平第 4 肋间，两乳头连线的中点	咳嗽，气喘，咯唾脓血，胸痹心痛，心悸，心烦，产妇少乳，噎膈，鼓胀
地仓	在面部，口角外侧，上直对瞳孔	口歪，流涎，眼睑瞤动
犊鼻	屈膝，在膝部，髌骨与髌韧带外侧凹陷中	膝痛，脚气，下肢麻痹，犊鼻肿
E		
耳尖	在耳郭的上方，当折耳向前，耳郭上方的尖端处	目赤肿痛，急性结膜炎，角膜炎，偏正头痛
F		
肺俞	在背部，当第 3 胸椎棘突下，旁开 1.5 寸	咳嗽，气喘，咯血，鼻塞；骨蒸潮热，盗汗；皮肤瘙痒，隐疹
风池	在颈部，当枕骨之下，与风府相平，胸锁乳突肌与斜方肌上端之间的凹陷处	头痛，眩晕，颈项强痛，目赤痛，目泪出，鼻渊，鼻衄，耳聋，气闭，中风，口眼歪斜，疟疾，热病，感冒，瘿气
丰隆	外踝尖上 8 寸，条口穴外 1 寸，胫骨前嵴外 2 横指处	头痛，眩晕，咳嗽痰多等痰饮病症，癫狂，下肢痿痹
府舍	冲门穴上 7 分，前正中线旁开 3.5 寸处取之	疝痛，腹肋满痛，上下抢心，积聚，髀中急痛，附件炎，少腹痛，厥逆，霍乱等

穴名	取穴部位	主　　　治
腹哀	大横穴上3寸，建里穴旁开3.5寸处取之	腹寒痛，饮食不化，绕脐痛，抢心膝寒，泻痢，便结或下痢脓血
腹结	府舍穴上3寸，大横穴下1.3寸，前正中线旁开3.5寸处取之	绕脐腹痛，腹寒泻痢，咳逆，心痛，疝痛
复溜	在小腿内侧，太溪直上2寸，跟腱的前方	肾炎，睾丸炎，尿路感染；小儿麻痹后遗症，脊髓炎；功能性子宫出血，腹膜炎，痔疮，腰肌劳损
腹泻	脐下0.5寸	腹泻
G		
肝俞	在背部，当第9胸椎棘突下，旁开1.5寸	黄疸，胁痛，脊背痛；目赤，目视不明，夜盲；吐血，衄血；眩晕，癫狂
膈俞	在背部，当第7胸椎棘突下，旁开1.5寸	神经性呕吐，胃炎，胃溃疡，肝炎，肠炎，肠出血；心动过速，心脏肥大，心内外膜炎；食道癌，胃癌，食道狭窄，淋巴结结核，胸膜炎；哮喘，支气管炎；贫血，慢性出血性疾患，膈肌痉挛，荨麻疹，小儿营养不良
公孙	在足内侧缘，当第1跖骨基底的前下方	胃痛，呕吐，腹痛，腹泻，痢疾，心烦失眠，狂证，逆气里急，气上冲心等
关门	建里穴旁开2寸处取之	积气腹胀，肠鸣切痛，泻痢不食，夹气急痛，疟疾，遗溺，水肿等
关元	脐下3寸，中极穴上1寸处取之	诸虚百损，脐下绞痛，腹痛腹泻，肾炎，月经不调，痛经，盆腔炎，血崩，子宫脱垂，遗精，阳痿，遗尿，经闭，带下，不孕，尿路感染，产后恶露不止，疝气等
关元下	关元穴下3分	腰骶椎疼痛，麻木，下肢无力，疼痛等
归来	中极穴旁开2寸处取之	奔豚七疝，阴丸上缩入腹，妇人血脏积冷，经闭，不孕，带下，阳痿
H		
合谷	位于手背第1、2掌骨间，当第2掌骨桡侧的中点处	头痛，目赤肿痛，鼻出血，牙痛，牙关紧闭，口眼歪斜，耳聋，疟腮，咽喉肿痛，热病无汗，多汗，腹痛，便秘，经闭，滞产
护宫	气海穴旁开2.6寸	不孕症，附件炎，卵巢囊肿，睾丸炎等
滑肉门	水分穴旁开2寸处取之	癫痫，呕逆吐血，重舌舌强，胃肠火等

穴名	取穴部位	主　治
环跳	在股外侧部，侧卧屈股，当股骨大转子最凸点与骶骨裂孔的连线的外 1/3 与中 1/3 交点处	坐骨神经痛，下肢麻痹，脑血管病后遗症，腰腿痛，髋关节及周围软组织疾病，脚气，感冒，神经衰弱，风疹，湿疹
肓俞	在腹部，脐中旁开 0.5 寸	腹痛绕脐、腹胀、腹泻、便秘等胃肠病症；疝气；月经不调
J		
夹脊穴	第 1 胸椎至第 5 腰椎，棘突下旁开 0.5 寸，一侧 17 个穴，左右共 34 穴	上胸部穴位治疗心肺部及上肢病症，下胸部穴位治疗胃肠部病症，腰部穴位治疗腰、腹及下肢病症
颊车	在面颊部，下颌角前上方，耳下大约一横指处，咀嚼时肌肉隆起时出现的凹陷处	牙痛，面神经麻痹，腮腺炎，下颌关节炎
肩髃	肩峰端下缘，当肩峰与肱骨大结节之间，三角肌上部中央	急性脑血管病后遗症，肩周炎，高血压，乳腺炎，荨麻疹
建里	脐上 3 寸取之	急慢性胃炎，心绞痛，腹水，腹胀，身肿呕逆不食等
交感（耳穴）	在对耳轮下脚末端与耳轮内缘相交处，即对耳轮 6 区前端	胃肠痉挛，心绞痛，胆绞痛，输尿管结石，自主神经功能紊乱
解溪	足背踝关节横纹中央凹陷处，当拇长伸肌腱与趾长伸肌腱之间	下肢痿痹、踝关节病、垂足等下肢、踝关节疾患；头痛、眩晕、癫狂、腹胀、便秘
金河	气海穴旁开 0.5 寸，即气旁穴	小儿腹股沟疝
L		
廉泉	在颈部，当前正中线上，结喉上方，舌骨上缘凹陷处	舌强不语，舌缓流涎，舌下肿，哑，暴喑
梁门	中脘穴旁开 2 寸处取之	胸胁积气，饮食不思，气块疼痛，大肠滑泄，完谷不化，胃脘痛，疝痛，脱肛等
梁丘	屈膝，在大腿前面，当髂前上棘与髌底外侧端的连线上，髌底上 2 寸	急性胃病；膝肿痛、下肢不遂等下肢病症；乳痈、乳痛等乳疾

穴名	取穴部位	主治
N		
内关	于前臂正中，腕横纹上 2 寸，在桡侧屈腕肌腱同掌长肌腱之间取穴	心痛，心悸，胸闷气急，呃逆，胃痛，失眠，孕吐，晕车，手臂疼痛，头痛，眼睛充血，恶心想吐，胸胁痛，上腹痛，心绞痛，月经痛，呃逆，腹泻，精神异常等
内庭	在足背，当第 2、3 趾间，趾蹼缘后方赤白肉际处	急慢性胃炎，急慢性肠炎，齿龈炎，扁桃体炎，趾跖关节痛等
P		
髀关	在大腿前面，当髂前上棘与髌底外侧端的连线上，屈股时，平会阴，居缝匠肌外侧凹陷处	下肢瘫痪，股内外肌痉挛，下肢麻痹疼痛，膝关节痛，重症肌无力，腹股沟淋巴结炎
脾俞	在背部，当第 11 胸椎棘突下，旁开 1.5 寸	腹胀，黄疸，呕吐，泄泻，痢疾，便血，水肿，背痛
皮质下（耳穴）	在对耳屏内侧面，即对耳屏 4 区	痛证，间日疟，神经衰弱，假性近视，失眠
偏瘫穴	耳尖上 2 寸	脑血管意外引起的中风昏迷，中风后遗症——偏瘫；偏头痛，面神经麻痹，面瘫后遗症，面肌痉挛，三叉神经痛
Q		
期门	在胸部，当乳头直下，第 6 肋间隙，前正中线旁开 4 寸	胃肠神经官能症，肠炎，胃炎，胆囊炎，肝炎，肝脏肿大；心绞痛，胸胁胀满，癃闭遗尿，肋间神经痛，腹膜炎，胸膜炎，心肌炎，肾炎，高血压
脐四边	脐上下左右各 1 寸	急慢性肠炎，胃痉挛，水肿，消化不良，小儿暴痛
气海	脐下 1.5 寸，当脐与关元穴连线之中点处取之	下焦虚冷，呕吐不止，腹胀，腹痛虚阳不足，惊恐不卧，神经衰弱，奔豚七疝，癥瘕结块，脐下冷气，阳脱欲死，阴证伤寒阴缩，四肢厥冷，肠麻痹，遗尿、尿频、尿潴留，遗精，阳痿，赤白带下，月经不调，痛经
气旁	气海穴旁开 0.5 寸	腰肌劳损，腰部疼痛，酸困，下肢无力等症
气外	气海穴旁开 1 寸	经验穴。调理下焦，通调气血，改善下肢血液循环

穴名	取穴部位	主　治
气穴	关元穴旁开 0.5 寸处取之	奔豚痛引腰脊，泻痢，月经不调，带下，不孕症，尿路感染，腹泻等
丘墟	在足外踝的前下方，当趾长伸肌腱的外侧凹陷处	胸胁痛，胆绞痛，胆囊炎，胆结石，腋窝淋巴结炎，足内翻，踝关节扭伤，高血压
曲池	在肘横纹外侧端，屈肘，当尺泽与肱骨外上髁连线中点	手臂肿痛、上肢不遂等上肢病症，热病，高血压，癫狂，腹痛、吐泻等肠胃病症，咽喉肿痛、齿痛目赤痛等五官疼痛，隐疹、湿疹、瘰疬等皮、外科病症
曲骨	从脐至耻骨上缘作 5 寸，量脐下 5 寸至腹横纹中央取之	月经不调，子宫脱垂，睾丸炎
曲泉	在膝内侧，屈膝，当膝关节内侧面横纹内侧端，股骨内侧髁的后缘，半腱肌、半膜肌止端的前缘凹陷处	高血压，肾炎，前列腺炎，子宫脱垂，阴道炎，阴痒
颧髎	在面部，目外眦直下方，颧骨下缘凹陷处	口眼歪斜，齿痛，面部疼痛，面部肿痛，眼睑瞤动，目赤，目黄，面神经麻痹，三叉神经痛，鼻炎
R		
人中	位于上嘴唇沟的上 1/3 与下 2/3 交界处	癫狂痫，中风昏迷，小儿惊风，面肿，腰背强痛等
S		
三阴交	在小腿内侧，当足内踝尖上 3 寸，胫骨内侧缘后方	腹痛，肠鸣，腹胀，泄泻，便溏，月经不调，崩漏，带下，阴挺，经闭，不孕，难产，遗精，阳痿，遗尿，疝气，足痿，隐疹，失眠，神经衰弱，荨麻疹，神经性皮炎
商曲	下脘旁开 0.5 寸处取之	腹中切痛，积聚不嗜食，目赤痛从内眦始，腹膜炎等
上风湿点	滑肉门旁开 0.5 寸上 0.5 寸	肘关节疼痛，肘臂麻木，屈伸不利，网球肘等
上风湿上点	下脘旁开 3 寸	手腕及手指僵直，活动不利，麻木等
上风湿外点	滑肉门旁开 1 寸	腕关节炎，手关节活动不利，麻木等
上巨虚	在小腿前外侧，当犊鼻下 6 寸，距胫骨前缘一横指（中指）	阑尾炎，胃肠炎，泄泻，痢疾，疝气，便秘，消化不良；脑血管病后遗症，下肢麻痹或痉挛，膝关节肿痛

穴名	取穴部位	主　治
神府	耳垂下缘水平线与耳后发际交点处	经验穴。安神定志
神门	在腕前区，腕掌侧远端横纹尺侧端，尺侧腕屈肌腱的桡侧缘	心痛、心烦、惊悸、怔忡、健忘、失眠、痴呆、癫狂痫等心与神志病症；高血压；胸胁痛
神门（耳穴）	在三角窝后 1/3 的上部，即三角窝 4 区	失眠，多梦，戒断综合征，癫痫，高血压，神经衰弱
神阙	脐之正中取之	急慢性肠炎，慢性痢疾，肠结核，水肿鼓胀，中风脱证，中暑，小儿乳痢脱肛，风痛角弓反张，妇人血冷不受胎气等
神庭	在头部，前发际正中直上0.5 寸	癫狂痫、失眠、惊悸等神志病症；头痛、目眩、目赤、目翳、鼻渊、鼻衄等头面五官病症
肾（耳穴）	在对耳轮下脚下方后部，即耳甲 10 区	腰痛，耳鸣，神经衰弱，肾盂肾炎，遗尿，遗精，阳痿，早泄，哮喘，月经不调
肾俞	在腰部，当第 2 腰椎棘突下，旁开 1.5 寸	肾炎，肾绞痛，遗尿，尿路感染，阳痿，早泄，遗精，精液缺乏；肾下垂，膀胱肌麻痹及痉挛，胃出血，肠出血，痔疮，肝脏肿大；月经不调，腰痛，哮喘，耳聋，贫血，肋间神经痛，脑血管病后遗症等
石关	建里穴旁开 0.5 寸处取之	呕逆，脊强腹痛，气淋，小便不利，大便燥秘，目赤痛，妇人无子，脏有恶血腹痛，食道痉挛等
石门	脐下 2 寸，关元穴上 1 寸取之	腹胀坚硬，水肿，尿潴留，小便赤不利，小腹痛，泄泻，身寒热，咳逆上气，呕血，疝气疼痛，产后恶露不止，崩漏，闭经，乳腺炎等
率谷	在头部，当耳尖直上入发际1.5 寸，角孙直上方	头痛，眩晕，呕吐，小儿惊风；偏头痛，三叉神经痛，面神经麻痹，眩晕；顶骨部疼痛，胃炎，小儿高热惊厥
水道	关元穴旁开 2 寸处取之	三焦热结，大小便不利，疝气，小腹胀痛，腰腹痛，胞中有瘕，子门虚寒，腹水，肾炎，膀胱炎及睾丸疾病等
水分	脐上 1 寸取之	腹水，呕吐，腹泻，肾炎，肠鸣泻痢，小便不通等
水泉	在跟区，太溪直下 1 寸，跟骨结节内侧凹陷中	月经不调、痛经、阴挺等妇科病症；小便不利，淋证，血尿

穴名	取穴部位	主 治
四白	在面部，瞳孔直下，当眶下孔凹陷处	三叉神经痛，面神经麻痹，面肌痉挛；角膜炎，近视，青光眼，夜盲，结膜瘙痒，角膜白斑，鼻窦炎；胆道蛔虫症，头痛，眩晕
四满	石门穴旁开 0.5 寸处取之	积聚疝瘕，肠中切痛，石水，奔豚，脐下痛，女子月经不调
四神聪	位于头顶部，当百会穴前、后、左、右各开 1 寸处	头风，头痛，目眩，眼疾，失眠，健忘，癫痫
T		
太白	在足内侧缘，当足大趾本节（第 1 跖趾关节）后下方赤白肉际凹陷处	胃痛，腹胀，呕吐，呃逆，肠鸣，泄泻，痢疾，便秘，脚气，痔漏等
太冲	在足背侧，当第 1 跖骨间隙的后方凹陷处	头痛，眩晕，疝气，月经不调，癃闭，遗尿，小儿惊风，癫狂痫证，胁痛，腹胀，黄疸，呕逆，咽痛嗌干，目赤肿痛，膝股内侧痛，足跗肿，下肢痿痹，夜晚磨牙
太溪	在足内侧，内踝后方，当内踝尖与跟腱之间的凹陷处	牙痛，心痛，喘息，呕吐等
太阳	在耳郭前面，前额两侧，外眼角延长线的上方，在两眉梢后凹陷处	头痛，偏头痛，眼睛疲劳，牙痛等
太乙	下脘穴旁开 2 寸处取之	心烦，胃脘痛，肠疝，脚气，遗尿，精神病等
天冲	在头部，当耳根后缘直上入发际 2 寸，率谷后 0.5 寸处	头痛，齿龈肿痛，癫痫，惊恐，瘿气
天枢	脐正中旁开 2 寸处取之	奔豚，呕吐，泄泻，赤白痢，食不化，水肿腹胀肠鸣，冷气绕脐切痛，烦满便秘，赤白带下，月经不调，淋浊，不孕，癫痫
天突	在颈部，当前正中线上，胸骨上窝中央	打嗝，咳嗽，呕吐，神经性呕吐，咽喉炎，扁桃体炎
通里	在前臂掌侧，当尺侧腕屈肌腱的桡侧缘，腕横纹上 1 寸	心痛，心悸，怔忡，暴喑，舌强不语，腕臂内侧痛，肘及前臂疼痛，头痛，目眩，面赤热，遗尿，月经过多，狂症等

穴名	取穴部位	主治
头临泣	在头部，当瞳孔直上入前发际 0.5 寸，神庭与头维连线的中点处	头痛，目眩，目赤痛，流泪，目翳，鼻塞，鼻渊，耳聋，小儿惊痫，热病
头窍阴	在头部，当耳后乳突的后上方，天冲与完骨的中 1/3 与下 1/3 交点处	头痛，眩晕，颈项强痛，胸胁痛，口苦，耳鸣，耳聋，耳痛
W		
外关	在前臂背侧，当阳池与肘尖的连线上，腕背横纹上 2 寸，尺骨与桡骨之间	目赤肿痛，耳鸣耳聋，鼻衄牙痛，上肢关节炎，桡神经麻痹，急性腰扭伤，踝关节扭伤，颞颌关节功能紊乱，落枕，脘腹胀痛，大便秘结，肠痈霍乱，热病，感冒，高血压，心脑血管病，偏头痛，失眠，脑血管后遗症，遗尿
外陵	阴交穴旁开 2 寸处取之	腹痛心下如悬，下引脐痛，疝气，月经痛等
委中	在腘横纹中点，当股二头肌腱与半腱肌肌腱的中间	坐骨神经痛，小腿疲劳，肚子疼痛，脖子酸痛，腰部疼痛或疲劳，臀部疼痛，膝盖疼痛
胃（耳穴）	在耳轮脚消失处，即耳甲 4 区	胃痉挛，胃炎，胃溃疡，消化不良，恶心呕吐，前额痛，牙痛，失眠
胃俞	在背部，当第 12 胸椎棘突下，旁开 1.5 寸	胃炎，胃溃疡，胃扩张，胃下垂，胃痉挛，肝炎，腮腺炎，肠炎，痢疾，糖尿病，失眠等
X		
膝眼	屈膝，在髌韧带两侧凹陷处，在内侧的称内膝眼，在外侧的称外膝眼	膝痛，腿脚重痛，脚气及膝关节及其周围软组织炎，下肢麻痹等
下风湿点	气海旁开 2.5 寸	膝关节疼痛，鹤膝风，膝关节活动困难等
下风湿内点	气海旁开 1.5 寸	膝关节内侧疼痛、无力、活动困难等
下风湿下点	石门旁开 3 寸	小腿外侧疼痛、活动不利、麻木等
下关	在面部耳前方，当颧弓与下颌切迹所形成的凹陷中	耳聋，耳鸣，聤耳，牙痛，口噤，口眼歪斜，三叉神经痛，张嘴困难，口眼歪斜，颞颌关节炎等

穴名	取穴部位	主治
下巨虚	在小腿前外侧，当犊鼻下 9 寸，距胫骨前缘 1 横指（中指）	急慢性肠炎，急慢性肝炎，胰腺炎，癫痫，精神病，肋间神经痛，下肢瘫痪，下肢麻痹痉挛
下脘	脐上 2 寸取之	消化不良，胃痛，胃下垂，腹泻，癖块连脐，反胃等
下脘上	下脘穴上 0.5 寸	颈项强直，落枕，眩晕，手足麻木等
心（耳穴）	在耳甲腔正中凹陷处，即耳甲 15 区	心动过速，心律不齐，心绞痛，无脉症，神经衰弱，癔症，口舌生疮
心俞	在背部，当第 5 胸椎棘突下，旁开 1.5 寸	惊悸，健忘，心烦，癫狂痫，失眠，咳嗽，吐血，风湿性心脏病，冠心病，心动过速或过缓，心律不齐，心绞痛等
行间	在足背侧，当第 1、2 趾间，趾蹼缘的后方赤白肉际处	宿醉不适，眼部疾病，腿抽筋，夜尿症，肝脏疾病，腹气上逆，肋间神经痛，月经过多，黏膜炎等
悬钟	在小腿外侧，当外踝尖上 3 寸，腓骨前缘	胸腹胀满，颈项强急，落枕，偏头痛，半身不遂，腰腿疼痛，脚气，坐骨神经痛，下肢瘫痪等
血海	在大腿内侧，髌底内侧端上 2 寸，当股四头肌内侧头的隆起处，屈膝取穴	月经不调，经闭，痛经，崩漏，功能性子宫出血，带下，产后恶露不尽，贫血，睾丸炎，小便淋涩；气逆，腹胀；风疹，隐疹，湿疹，皮肤瘙痒，神经性皮炎，丹毒；股内侧痛，膝关节疼痛，腹痛，体倦无力，便溏腹泻等
Y		
阳白	在前额部，当瞳孔直上，眉上 1 寸	面神经麻痹，夜盲，眶上神经痛，头痛，眩晕，视物模糊，目痛，眼睑下垂，面瘫
阳陵泉	在小腿外侧，当腓骨头前下方凹陷处	半身不遂，下肢痿痹，麻木，膝肿痛，脚气，胁肋痛，口苦，呕吐，黄疸，小儿惊风
养老	在前臂后区，腕背横纹上 1 寸，尺骨头桡侧凹陷中	目视不明；肩、背、肘、臂酸痛
腰阳关	在腰部，当后正中线上，第 4 腰椎棘突下凹陷中	腰骶疼痛，下肢麻痹，月经不调，带下，遗精，阳痿等
翳风	在耳垂后耳根部，颞骨乳突与下颌骨下颌支后缘间凹陷处	耳鸣，耳聋，口眼歪斜，口噤，颊肿，牙痛，瘰疬，暴喑，牙车急痛，耳中湿痒，耳红肿痛，视物不清

穴名	取穴部位	主　　治
阴都	中脘旁开 0.5 寸处取之	心烦闷恍惚，气逆，肺胀，大便难，肋下痛，目痛，腹膜炎，疟疾，腹胀，腹痛，妇人无子，脏有恶血腹痛
阴交	脐下 1 寸，石门穴上 1 寸处取之	腹痛冲心，不得小便，水肿，疝痛，阴汗湿痒，奔豚，腰膝拘挛，月经不调，崩漏，带下，子宫脱垂，产后恶露不止，绕脐痛
阴陵泉	在小腿内侧，当胫骨内侧髁后下方凹陷处	腹胀，泄泻，水肿，黄疸，小便不利或失禁，膝痛
殷门	在大腿后面，当承扶与委中的连线上，承扶下 6 寸	坐骨神经痛，下肢麻痹，小儿麻痹后遗症，腰背痛，股部炎症等
印堂	在额部，当两眉头之中间	头痛，眩晕，鼻炎，鼻渊，鼻衄，目赤肿痛，小儿惊风，失眠，面神经麻痹，三叉神经痛，高血压，神经衰弱
迎香	在鼻翼外缘中点旁，当鼻唇沟中	鼻塞，鼻衄，口眼歪斜，面痒，鼻流清涕；也可以缓解盲肠炎、面浮肿、唇肿、喘息不利、鼻息肉等疾患
鱼际	在手外侧，第 1 掌骨桡侧中点赤白肉际处	咳嗽、咯血、咽干、咽喉肿痛、失音等肺系热性病证；掌中热；小儿疳积
鱼腰	在额部，瞳孔直上，眉毛中	目赤肿痛，眼睑跳动，眼睑下垂，目翳，近视，急性结膜炎，面神经麻痹，三叉神经痛，眉棱骨痛
Z		
照海	在足内侧，内踝尖下方凹陷处	咽喉干燥，痫证，失眠，嗜卧，惊恐不宁，目赤肿痛，月经不调，痛经，赤白带下，阴挺，阴痒，疝气，小便频数，不寐，脚气
支沟	在前臂背侧，当阳池与肘尖的连线上，腕背横纹上 3 寸，尺骨与桡骨之间	胁痛，习惯性便秘，暴喑，咽肿，耳聋耳鸣，目赤目痛，习惯性便秘，呕吐泄泻，经闭，产后血晕不省人事，产后乳汁分泌不足，上肢麻痹瘫痪，肩背部软组织损伤，急性腰扭伤，肋间神经痛，胸膜炎，肺炎，心绞痛，心肌炎，急性舌骨肌麻痹
中渚	在手背部，当环指本节（掌指关节）的后方，第 4、5 掌骨间凹陷处	目眩，站立时头昏眼花，耳鸣，肋间神经痛，后颈沉重感

穴名	取穴部位	主治
中极	脐下 4 寸，曲骨上 1 寸取之	遗精，遗尿，尿潴留，阳痿，早泄，月经不调，白带过多，妇女不孕，肾炎，尿道感染，盆腔炎，腹中脐下结块，阴痒，阴痛，产后恶露不止，胎衣不下，经闭，水肿，血崩等
中脘	脐上 4 寸取之	胃炎，胃溃疡，胃下垂，胃扩张，急性肠梗阻，胃痛，呕吐，腹胀，腹泻便秘，消化不良，高血压，神经衰弱，精神病，虚劳吐血，五膈五噎，痢疾，气喘，黄疸等
子宫	在下腹部，当脐中下 4 寸，中极旁开 3 寸	子宫下垂，月经不调，痛经，功能性子宫出血，子宫内膜炎，不孕症等
足临泣	在足背外侧，当第 4、5 趾间，趾蹼缘后方赤白肉际处	头痛，目外眦痛，目眩，乳痈，瘰疬，胁肋痛，疟疾，中风偏瘫，痹痛不仁，足跗肿痛
足三里	在小腿前外侧，当犊鼻下 3 寸，距胫骨前缘 1 横指（中指）	胃痛，呕吐，腹胀，肠鸣，消化不良，下肢痿痹，泄泻，便秘，痢疾，疳积，癫狂，中风，脚气，水肿，下肢不遂，心悸，气短，虚劳羸瘦

第一封感谢信誊清件、原信照片

尊敬的林老师：

从拜读（《腹针临床效案点评》）到接触合影留念（2016 年 5 月 16 日在林超岱办公室合影），北京之行感受颇多，受益匪浅，终身难忘。文化有限的我找不出用何种词语表达，真是憾事一桩，只能说您是我们家的福音。腹针效案点评和薄老开创的腹针疗法，毫不夸张地可以使留心此书的人充满底气，我是最大的收益者。非常荣幸，自然也不会忘记中国中医药出版社。

往事历历在目，挥之不去，孩子到今天也实属不易。追其根源，乃襁褓中不满百天断奶，食美国雀巢奶粉，大便不通，引发高烧，险性命不保。至二岁半左右发现孩子和别人家不同，观察多日，到武汉同济医大耳科确诊，刘教授断言：世上没人能治愈你家小孩的耳朵，除非换脑壳。无奈而内心又不干（甘）。今天想来，可能是伤其脾胃，损其根本，火毒上攻。一孔之见，万望更正。并由此开始了到处打听，漫无目标地寻医问药。真是一人不幸，全家受累。而对于当时我工作的工资 300 元左右，也是力不从心。扎针灸，寻妙法，有点钱就折腾。苦啊！记得生二胎，政府有关部门根本就不相信，面对那些不知道什么痛苦缺德的工作人员心如刀绞，可怜的孩子总是没有反应。在不知不觉中岁月把孩子渡到上学的年龄段，此时时常见她本能的手语，无从是好，痴心一片。试图把孩子送到当地学校，以防没伴玩，孩子也满心欢喜，没想到却遭到了无情的拒绝，没办法，只得搬兵，谈条件，交学费，但不参加考试，为防受其它（他）小朋友的欺负，书包里长期备好几套玩具。白天在学堂，晚上（放学）在身旁：寸步不离。为了学启蒙拼音，先后在本市音响店购倪萍（播音员）的"跟我学拼音"的磁带，并用大扩音器，并做嘴巴舌头模具，教其模仿，总之，有办法总比没办法好。也是在这一年，因单位关系接触当地一养蜂户聊及养蜂，有几多好处，因些（此）弄了箱蜂回家，没多久，多年风湿病不治而愈，并激起了我对蜂疗的关注。多方打听，从北京人民卫生出版社购得房柱先生之作《中国蜂针疗法》。为了女儿，参加了七天的培训，根本就没学到什么，仍然东不知西不晓，只管照着书本上的穴位，往女儿身上试针扎针。当时所用穴位：百会、哑门、听宫、听会、耳门、迎香、合谷，年复一年，始终没离开我的身边。渐渐地孩子听力有所改变。孩子真听话，但蜂针有几大缺点，让人无法忍受其疼痛，巨痒与难受，我深有体会，真不知孩子是怎样挺过来的。叫爸爸叫妈妈叫婆婆，虽不太清楚，但心中无比地高兴。白天上班，晚上补。到升初中，考试居然没落伍，当时很是欣慰。可就是不会说话，比以前雷打不动强多了，字音不准不成句，听她说话苦劳神，例念"上海"，不知道听成"伤害"，"上高山下火海"，搞成"上刀山下朵歹"，很多很多。不明白为了弄清，只得再去武汉同济听力测试，恰巧，又是那位当年的刘教授。面对女儿的表现也惊奇，虽不能发正常音，一问一答搞的（得）刘教授丈二和尚摸不着头脑，这孩子怎么会有听力了？只得如实细说这些年的努力，扎针训练，跟班读书等情况。测试后，嘱这孩子有恢复的可能，要我们继续努力。也弄清了发音不准的原因，是听力上的差异造成的，就好比正常眼睛和有问题的眼睛看东西的感受一样。（孩子）读初中我下岗，为谋生计又中断了三年，而她又不得不到仙桃读技校。几年下来，在完成学业的同时，因就业加之耳朵上的缺陷，又不得不回家。前思后想，又不得不重新考虑。花一万四千多元配一德国西门子助听器，没想到，一个多月，弄巧成拙，后经测试，听力下降了很多，让我大伤脑筋，只得重新开始治疗。就在这苦恼的时候，巧遇一杂志上有关腹针治疗疾病的介绍，很是新颖，思维不得（不）关注，开始收集有关腹针信息，到处留意。后在一书店偶遇《脸上的真相》，作者田原介绍民间中医有关薄老的"深入腹地"，尔后，相继购得《腹针疗法》、古中医圆运动（《圆运动的古中医学》）、火神派黄元御《四圣心源》，虽没工夫细读，心里清楚，这些都是前人给（后）世留下的宝贵精品。然而没想到的是《腹针临床效案点评》，也在一次逛新华书店购得，翻着其中的医案，试着应用，没想到效果神速，惊叹！接着在女儿（身）上试针，没想到很快将助听器造成丢失的（听力）补了回来。感激呀，内心产生了一定要见识为之耗费心血，毫无保留向社会传播大慈大悲之福音人，女儿也由此对中医产生了浓厚兴趣。至于怎样知道针后听力的提高呢，家里虽没高科技，但土办法就是敲东西的声音和电视调音大小，针后与一段时间的对比。可谓是费尽心机，渡到现在。同时也深切地体会到人如果不具备一定的中医知识，将来是要吃大亏的，这（么）多年来她从不感冒，如果都这样，好多医务室都要倒闭。目前我想把家里装修，让她从事理疗，望日后期盼您在她前行的路上给予帮助，（仅）目标远大不行，还需要有硬翅膀。这是我一个当爸期望的梦想。腹针是带给每一个家庭福音之术，只要照规矩一点一按都会让人快乐。深切的体会。

　　感谢薄老及所有传播大慈大悲的工作者。

刘振华 2016 年 6 月 2 号

仙桃市西流河大街 65 号

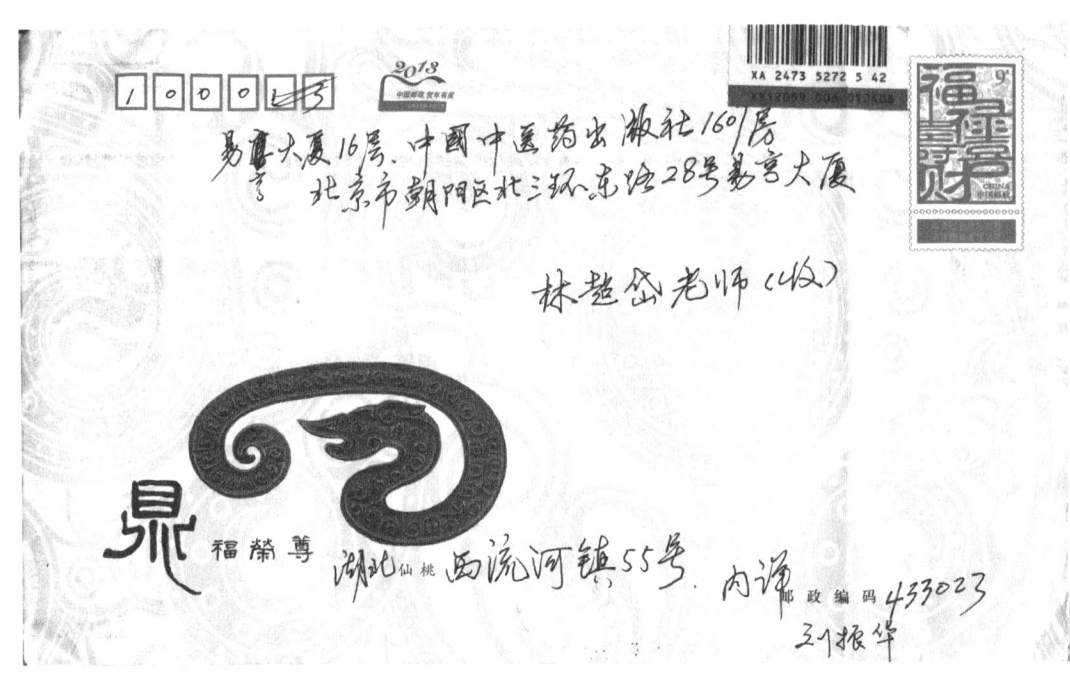

尊敬的林老师：

从师演讲，并触合影留念，北京之行感受颇多，受益匪浅，终身难忘。文化有限的我找不出用何词种词语表达，真是感事一桩，只能说您是我们家的福音。腹针效案点评和薄老开创的腹针疗法，毫不夸张地可以使偏心此书的人充满底气。我最大的收益者非常荣幸，自然也不会忘记中国中医药出版社。

往事历历在目，挥之不去，孩子到今天也实属不易，追其根源，万般揣摩中不满面天断奶食美国雀巢奶米，大便不通，引发高烧，险性命不保，至二岁半左右发现孩子和别人家不同，观察多日，到武汉同济医大耳科确诊，从刘教授断言，世上没人能治愈你家小孩的耳朵，除非换脑壳，无奈，内心又不平，今天越来，可能是伤其脾胃，损其根本，大喜上改，一孔之见，万望更止。并由此开始了到处打听，漫无目标地寻医问药，真是一人不幸，全家受累，而对于当时我工作的工资300元左右，也是力不从心，扎针灸，寻妙法，有点钱就折腾

苦何！记得生二胎，政府有关部门，根本就不相信，面对那些不知道什么痛苦缺德的工作人员如此如此，可怜的孩子总是没有反应。在不知不觉中发现把孩子送到上学的年龄段，此时束无他虑的亲切的手语，无从是好，痴心一片，试图把孩子送到当地学校，以防没伴玩，孩子也满心欢喜，没想到却遭到了无情的拒绝，没办法，只得搬家，逃走件，去多学，但不参加考试，为防受其他小朋友的欺伤，书包里长期备好儿童玩具，白天在学堂，晚上（孩子）在车旁，寸步必离。为了学启蒙拼音先后在本车音响店购低库（播音员）的碟找出拼音的碟带，并用扩音器，苦做（嘴巴舌头模具，教其横仿），忘之有办法总心恶思流好，也是在这一章，因单位关系接触首如一养蜂户聊及养蜂有几乎妙处，因此买了箱蜂回家，没多久多年风湿差不治尚愈，并带起了我对蜂疗的天涯，多方打听，从北京人民卫生出版社购得薄桂先生工作中国蜂针疗法，为幼儿参加了七天的培训，根本就没学到什么，仍然半知半解西不晓，只是陪着书本书的忧住，往女儿身上试针扎针为

时所用完位，已会喊门听宫听会耳门近香合谷、车臭一年，始终没离开我的身边。渐渐地孩子听力有所改变，孩子真听话，但毫针有几大缺点，让人无法忍受其疼痛，巨痒与难受。我深有体会真不知孩子是怎样挺过来的，叫爸爸叫妈妈叫爷爷虽不太清楚，但心中无比地高兴。白天上班，晚上针，到初中考试居然没落伍，当时很是欣慰。可就是不会说话，比以前虽好不少强多了，字音不准不成句，听她说话苦劳神，例念上海，不知道听成伤害，上高山下火海，搞成上刀山下油锅，很多很多，不明白。为了弄清，只得再去武汉同济听力测试，恰巧又是那位当年的刘教授，面对女儿的表现也惊奇，虽不能发正常音，一问一答，搞的刘教授丈二和尚摸不着头脑，这孩子怎么会有听力了，只得如实细说这些年的努力，扎针训练、跟班读书等情况。测试后，确定孩子有恢复的可能，要我们继续努力，也弄清了发音不准的原因是听力上的差异造成的，就好比正常眼睛和有问题的眼睛看东西的感觉一样。读初中我下岗为谋生计

年 月 日 第 页 共 页

又中断了三年，而她又不得不到仙桃读技校。几年下来，在完成学业的同时，因就业加之耳朵上的缺陷，又不得不回家。前思后想，又不得不重新考虑，花一万千多元配一德国西门子助听器，没想到一个多月，弄巧成拙，后经测试，听力下降了很多，让我大伤脑筋，只得重新开始治疗。就在这苦恼的时候，巧遇一杂志上有关腹针治疗疾病的介绍，很是新颖，思维不得关注，开始收集有关腹针信息，到处留意，后在一书店偶遇《脸上的真相》作者田原上介绍民间中医有关薄老的，深入腹地，尔后相继购得《腹针疗法》、《古中医圆运动》、《火神派》、《黄元御四圣心源》，虽没工夫细读，心里清楚这些都是前人给世留下的宝贵精品。然而没想到的是《腹针教案点评》也在一次逛新华书店购得，翻看其中的医案，试着应用，没想到效果神速，惊叹。接着在女儿上试针，没想到很快将助听器造成丢失的补了回来。感激呀，内心产生了一定要见识，为之耗费心血，毫无保留向社会传播大慈大悲之福寿人。女儿也由此对中医产生了浓厚兴趣。至于怎样知道

年 月 日 第 页 共 页

针后听力的提高呢，家里虽没高科技，但土办法就是敲东西的声音和电视调音大小、针后与一段时间的对比，可谓是费尽心机，渡到现在。同时也深切地体会到人如果不具备一定的中医知识，将来是要吃大亏的。这多年来她从不感冒，如果都这样，好多医务室都要倒闭。目前我想把家里装修，让她从事理疗，望日后期盼您，在她前行的路上给予帮助，目标远大不行，还需要有硬翅膀；这是我一个当爸期望的梦想。腹针是带给每一个家庭福音之术，只要照规矩一点一按都会让人快乐。深切的体会。

感谢薄老及所有传播大慈大悲的工作者。

刘振华

2016年6月2号

仙桃市西流河大街65号

年 月 日 第 页 共 页

第二封感谢信誊清件、原信照片

端午节好：

几次易信稿，皆因文化水平不足，且又不是专科，思索几天，只得将这些年来从腹针开始到现在，只能如实汇报，请不吝赐教，因不是科班专业的。

我是 2013 年，因有事去城里，由于心中之忧之事，加之早已有了有关腹针信息，自然是到处留意，习惯地往书店里跑，后在一书店里巧遇，情不自禁翻开点评（《腹针临床效案点评》），在阅读"奉献与分享"时高兴，然此时正是我困惑劳神之际，能不说是我心中的一盏明灯吗？回家品读，照书行事，告诉女儿，这就是方案，我把大师搬来了。没想到儿子回家，说脑壳犟着了，转不了。按着方法，经一番工夫，标出整个腹针图穴，就去抓蜂子。待我回家见之，（女儿）她好玩用笔在肚子上画出了一个人来，我见之非常吃惊，要女儿施展，告诉她，哪儿不舒服，你就在哪儿（扎）一针，交给你。没（一会儿）工夫她就对图颈部一针，没想到，（儿子）瞬间马上就说好多了，不固执了，轻松多了。（儿子）他下去给他妈妈看，没想到遭（招）来一顿戏落，无聊。那个这样，肚子上画地吓死人，也只好不理她。女儿一旁笑个不停，拉着我帮我（她）扎。躺在床上便开始，事先定好位置、敲声音，然后施针（均按您的 203 页之法），中脘、下脘、气海、关元、滑肉门双、外陵双、大横、阴都、商曲、建里，针后，女儿流泪说，耳内发热并还颤动，说声音在变大。就这样，没多少时间（天）的工夫和以前不可同日而语，可谓效果非凡。您的至诚之举真是：德义厚施，腹为苍生。

穴的定位可直接影响疗效优劣，我深有体会。记得在去年九月下旬，当地一照相朋友举着吊瓶见我就道：我这感冒你治不治的（得）好？我道：只要你把针拔掉。他说你这是款鬼话，这一瓶几十元听你的拔了，别人还说我有神经。那没办法，你带回家享受吧，各走各的。事后六七天，（他）有意来我家，满腹冤曲（屈）"硬是难得好"，该你想办法，听别人说你有二（两）下子。那好吧，先握手，在我房间里躺下，定好穴位，中脘一针，就这行了。没想到片刻功（工）夫，它（他）浑身开始有暖意了，你这是么样，不同了你再摸我的手，热的，喉咙里发痒，没得了。"你这很地很地，老子几百元看样子打了水漂"，爬起来象

（像）猴子，弄的（得）我一家笑的（得）不可开交，因动作太滑稽了。明天下午五点钟一个狗肉火锅，都去吃。事后一月开外，邻居患咽喉炎难受上门，也同样令其躺下，中脘、天枢右、中脘下，那真是用秒来算，不留针，当场就说比吃润喉片还快。那好吧，那我再动动手，将针中脘上、左天枢，马上又叫起来，"你成心折磨我"，随即又调之前的穴置，又舒服了，我说看你以后再胡说。至此内心清楚了，胡乱施针，不知理论规律不行，是打不了胜仗的，不可大意，正如您说失之毫厘，谬之千里。

林老师，女儿不是您的方案确不能到今天，天注定与您有缘，论学识专业，我何敢启齿，只不过是尽一个（父亲）最大的责任罢了，但心里永远装着您著书的恩德。然如今女儿对中医非常执着，论年龄她还（有）空间，虽语言不尽人意，但很听话，尊师重道是她的优点，盼日后您帮助这可怜的孩子，这是我最大的期望！

祝你全家好。

刘振华
二〇一四（六）年六月十一日
仙桃市西流河

今天来电万分高兴，谢谢。
上次门号是65号，而现在是55号。已更正。

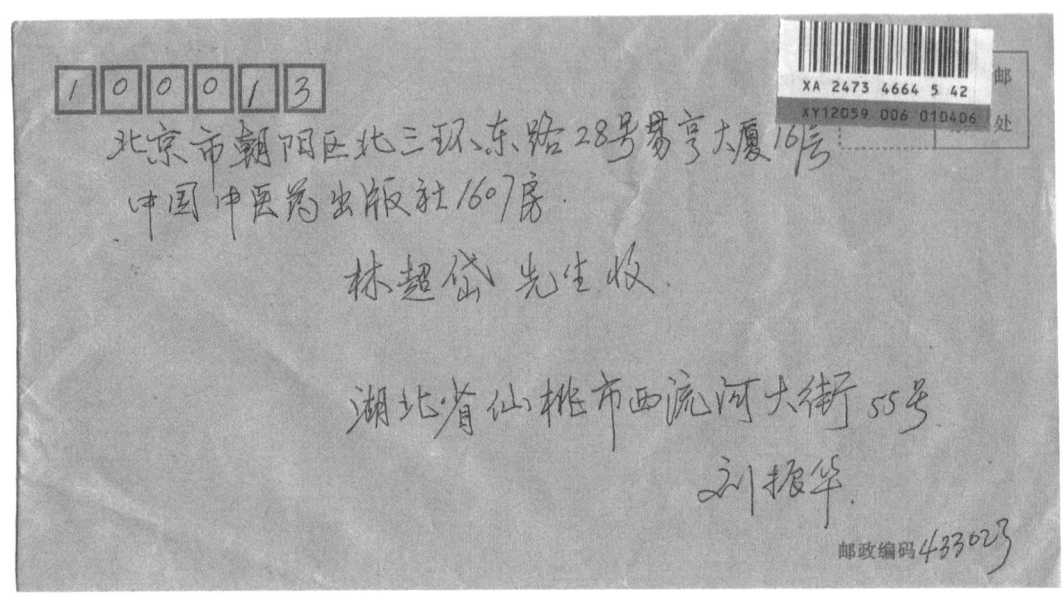

端午节好！

　　几次易信稿，皆因文化水平不高又不是专科思索几天，只得将这些年来从腹针开始到现只能如实汇报，请不吝赐教，因不是科班专业的。

　　我是二〇一三年回省亲去城里，由于心中之烦之事，加之早已有了有关腹针信息，自然是到处留意习惯地往书店邂逅里跑，后在一书店里巧遇，情不自禁翻开点评，在阅读奉献与分享时高兴，然此时正是我国威务神之际，能不说是我心中的一盏明灯吗！回家品读熟书行事，告诉女儿这就是方案，我把大师搬来了，没想到儿子回家，说稿太繁着了，转不了，按着方法，经一番工夫，标出整个腹针图穴，就去抓蜂子，待我回家无之地，好玩用笔在肚子上画出了一个人来，我无之，非常吃惊，要女儿施灸告诉她，哪儿不舒服你就在那儿一针，交给姥，没见夫，地就对围颈部一针，没想到、瞬间马上就说好多了不

困扰了，轻松多了。他下去给她好好肩，没想到遇来一颈戒落无脚，围那个这样，秸子上通地上下光人，也只好不理地，女儿一旁笑个不停，扶着我都我扎，躺在床上便术始，事先定好位置，故声音，然后旋针，《摆摆您的203页》之法，中脘、下脘、气海、关元、滑肉门双、外陵双、大横、阴都、商曲、建里，针后女儿流泪说，身内发热并还颤动说，非常在意人，就这样，没多少时间（天）的工夫和以前不可同日而语，可谓效果非凡，您的至诚之举真是德载厚施，厥为苍生。

　　穴的定位可直接影响疗效优劣，我深有体会，记得在去年九月下旬，当地一熊相朋友，举着吊瓶无我就道，我这感冒你治不治的好，我道，只要你把针拔掉，他说都这是鬼话，过一瓶几十元听你的拔了，别人还说我有神经那没办法你带回家，享受吧，各走各的，事后六七天有凫来我家满张，冤曲硬是难得好，该你想来法，听别人说，你有二下子，那好吧，先握手，在我房间

里脘下，定好穴位，中脘一针，就这行了。没超到片刻工夫，它浑身开始有暖意了。你这是怎样，不同了，你再摸我的手，热的。唉哟里是舞没得了。你这捉地很地，老子几百元看样子打了水漂，爬起来象猴子弄的我一家笑的不可开交。因动作太清稚了，明天下午五点钟，一个狗肉火锅都去吃。事后一月开外，邻居患咽喉炎难受上门也同样先脘下、中脘天框右中脘下。那真是妙不可算。不留针，当场就说比吃润喉还快。那好吧，那我再动劲手将针中脘上左天框右上又叫起来。你感心捱磨我，随即又调之看的位里又舒服了。我就看你以后再胡说。至此内心清楚了，胡乱施针，不如理论规律不行。是打不了胜仗的，不可大意。正如你说头之重逗 缈之千里。

林老师，女儿不是迷的方案，确不能到今天天注定与您有缘。论学识专业我何救启迟，只不过是尽一个最大的责任罢了，但心里永远装着您的恩德。然，如女儿对中逛邦势执着，论年龄她还空间用语言不尽人意，但很听话，尊师重道靠她的优点，盼今后

您帮助这可怜的孩子这是我最大的期望！

祝你全家好

刘振华

二〇一四年六月十日
仙桃市西流河

今天来电万分高兴。谢：
上次门号是65，而现在是55号
这就是。